武简侯

WUJIANHOU

ZHONGYI ERKE WAIZHI BEIYAO

中医儿科外治备要（第二版）

武简侯◎著

武维春◎整理

中国中医药出版社

·北京·

图书在版编目（CIP）数据

武简侯中医儿科外治备要 / 武简侯著；武维春整理
. -2版. -北京：中国中医药出版社，2019.6（2022.7重印）
ISBN 978-7-5132-5518-9

Ⅰ.①武… Ⅱ.①武… ②武… Ⅲ.①中医儿科学—
外治法 Ⅳ.①R272.05

中国版本图书馆CIP数据核字（2019）第060366号

中 国 中 医 药 出 版 社 出 版
北京经济技术开发区科创十三街31号院二区8号楼
邮政编码　100176
传真　010-64405721
山东百润本色印刷有限公司印刷
各地新华书店经销

*

开本 880×1230　1/32　印张 11.125　字数 226 千字
2019 年 6 月第 2 版　2022 年 7 月第 2 次印刷
书号 ISBN 978-7-5132-5518-9

*

定价　49.00 元

网址　www.cptcm.com
如有印装质量问题请与本社出版部调换（010-64405510）
版权所有　侵权必究
服务热线 010-64405510
购书热线 010-89535836
微信服务号　zgzyycbs
微商城网址　https://kdt.im/LIdUGr
官方微博　http://e.weibo.com/cptcm

此书为余创作，系经过数十年苦心经营而写成的，不但医家宜用，即一般普通人民，亦可按法使用。比用内服药治病，无流弊而多速效，子孙其宝之。保存勿失、利人利己，勿作寻常书稿观可也。切嘱，切嘱。

武简侯手书

内容提要

　　武简侯（1892—1971），名国良，字简侯，江苏泰州人。江苏省首批名老中医。其一生著述宏丰，编撰医稿约200万字。

　　本书为武简侯先生晚年之作，因其有感中药内服不如外治稳健而多效，故专留意古今各家外治诸法，录而存之。又因儿科疾病，不同于大人，故将儿科外治单成一书，专门予以介绍。小儿疾患，虽因饮食、风寒外感者为多，但因先天、胎毒者亦有，由于生后处理失当、调护不周而引起身体衰弱与疾病者亦不少。因此本书先设新生儿处理概述、诊察大要、保育大要等章，为事先预防之计；以后如发生疾病，则按症施治，故设一般应用疗法一章。有特别病证者，有一般病证者，有属于初生、乳儿、幼儿不同时期之病者，故单列新生儿疾病、乳儿期疾病、幼儿期疾病、儿童期疾病、时行疾病、一般外科疾病等章，病机兼采西医学说，治疗则网罗前人各种外治经验，间附其个人经验，供医家、病家参考。本书适合中医医师、中医爱好者阅读参考。

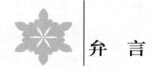

弁　言

　　古代医家，治疗儿科疾病，特辟儿科一门，与大人异治者，以其全体组织机能，均未健全，因之往往所生之病，不同于大人，即使所生之病相同，亦不与大人同其药物、药量。在乳儿尚须乳母服其大半，仅以少许给小儿饮之。张景岳云："小儿诸病，若屡用药饵，则脏腑阴损，多变败症……至于离乳之幼儿，虽能服药，亦仅取少量而已，多服则伤及身体，此治小儿病用药物疗法之大较也。"东西洋各国儿科学家，同以药物治疗小儿各病，然比诸中国小儿科医法则远逊（日人渡边熙博士说）。最近我国各医家所编著之儿科书籍，其于辨证治疗、处方、用药，尤加精审，而犹有谓尽美未尽善者。其言曰："药物疗法，不若针灸之优越。"（日人《针灸学各论》）。又有谓，针灸疗法，尚不如推拿者，其言曰"小儿口不能言（称为哑科）脉无可凭；

脏腑未充，药物不能任受；其骨骼尚脆（称为芽儿），针砭尤非易施。误用医术，便伤生理。独推拿一法，为施治小儿诸病之良方（《小儿百病推拿法》序言）。更有谓针灸推拿外，有不需用内服药物者，尤须甄采备用，其言曰：中医针灸推拿之外，其不用药物之法，自必不少，若能加以实验，制为纪录，流布于社会，以备甄采，其于儿科治疗当不无小补；愿钱君进而研究，搜集儿科不用药之法，择其确有实效者，录而传焉。倘亦减少儿童死亡率之一助欤（钱今阳编《中国儿科学》再版陈郁序言）。是诚窥见内服不如外治之稳健而多效。我有志于斯久矣，在二十年前，曾留意各家外治诸法，录而存之，嗣见陈序中语，时往各书肆查询，有无此类书籍，竟未之闻，未之睹也。

当1964年，《经方随证应用法》一书告竣后，亟思整理问世，只因体衰多病，诊务分心，精神不易集中，蒙我院领导照顾，允许非至极难之病，不予挂号诊治，于是来诊者渐少，而有余隙可以从事于斯矣。熟思小儿疾患，由于饮食、风寒外感者固多，由于先天、胎毒者亦有。其由于生后处理失当，调护不周而引起身体衰弱与疾病者亦不少。此实小儿出世初基，应先提及，次则考验其生理，诊察其情况，借为先事预防之计，以后如发生疾病，则按症施治。有特别者，有一般者，有属于初生、乳儿、幼儿不同时期之病者，为之分期分类，兼采及西医学说，网罗前人各种外治经验，间附我个人经验，供医家、病家参考。自愧读书无多，才疏学浅，未敢认为完备，故暂定名曰《备要》，以俟当代医家予以补正，是所望也，更所愿也。

抑又有进者，当此社会革命时期，党和政府重视培养后一代优秀儿女，为父母者，宜如何保育勿失；为医家者，宜如何治疗有方，由赤子而至成人，身体获保健康，疾疢无由侵害，则将来献身国家，必能做出许多非常事业。否则根基不固，病魔难胜，易致夭折，即幸获生存，亦多羸衰不振，对于国家有何贡献之望。自中华人民共和国成立以来，人民日受党和政府涵养，生活改善，疾患潜消，若再从初生时期，按照保育方法，加意调护，自能保持健康，即遇外邪侵袭，亦不难以外治诸法治愈。其所以用外治易于治愈之理，则以小儿身体各部诸脏器，与脉管、神经等之抵抗力极为薄弱，只需轻微之外治与器械之刺激，其感受性较诸成人特别旺盛，可使内脏神经、血液，均获得调整正常。设使外用之法稍差，犹可随时变换无害也。至于内服之药，设有贻误，则为害滋多。编者鉴于以上诸说，与个人之体会，而为此草创之作，仅就管窥所及，未克遍搜博采，至希国内诸大医家匡其谬误，补其挂漏，俾能完成一种外治全书，其有裨于后代小儿，当非浅显矣。有人问，治病专恃外治，有先例否？答之曰：不但小儿宜取外治疗法，即使大人疾病，亦有专恃外治者，如清代吴尚先专以薄贴治疗男妇各病，称其疗效，往往超过内服方药，以有时内服方药不能直达病所，而薄贴得直达之，《理瀹骈文》一书可按也。编者每遇内服方药难达之病及针灸所不能施者，屡用外治取效。由是观之，则外治疗效可知矣。

泰州市中医院医师　武简侯

时年七四

1965 年春于泰州北门外凌家院 1 号

目　录

第一章　　**新生儿的处理概述** ············**001**

成熟儿和未成熟儿················ 002

生后洗浴 ····················· 004

洗涤口眼 ····················· 005

清除黏物 ····················· 005

挤去魔乳 ····················· 006

扎断脐带 ····················· 006

开乳解毒 ····················· 007

第二章　　**诊察大要**················**010**

望　诊 ······················ 011

闻　诊 ······················ 021

问 诊 ………………………… 022

切 诊 ………………………… 023

第三章　　保育大要…………………**027**

抱 持 ………………………… 028

安 静 ………………………… 029

襁 褓 ………………………… 030

睡 眠 ………………………… 030

日 光 ………………………… 031

喂 养 ………………………… 031

运 动 ………………………… 035

清 洁 ………………………… 037

第四章　　一般应用疗法……………**039**

小儿发热 …………………… 040

小儿发热二三日 …………… 041

小儿风痰闭塞 ……………… 042

小儿痰嗽 …………………… 042

小儿胸有寒痰 ……………… 043

小儿虚脱大证 ……………… 043

小儿忽尔手足厥冷··············043

小儿胸口饱闷················044

小儿为风寒所中··············044

小儿喉肿··················044

通治小儿五脏蓄热············045

小儿有风寒积滞··············045

第五章　新生儿疾病··················048

不　啼··················049

不　乳··················051

吐乳吐不止，吐涎············053

眼闭不开················054

脓漏眼··················055

胎赤眼··················056

胎烂眼··················057

噤口　锁口（马牙）　撮口····058

胎　黄··················063

胎　赤（附：胎弱）··········063

胎　寒··················065

脐　风··················066

脐　湿··················069

脐 疮……………………………………071

脐出血…………………………………072

脐 突（附：脐疝）……………………073

脐 烂（与脐湿参看）…………………074

脐 肿…………………………………075

胎 惊…………………………………076

胎 疝…………………………………078

胎 痫（可与胎惊参看）………………079

鹅口疮…………………………………081

重龈 重腭（附：悬痈）………………083

口疮 口糜……………………………087

重舌 木舌……………………………088

多 啼…………………………………092

夜 啼…………………………………093

小便不通………………………………096

大便秘结………………………………099

大便不通………………………………101

二便不通（大小便血）………………103

连 舌（附：舌笋、痰包）……………105

吐舌 弄舌……………………………106

盘肠气痛………………………………107

初生面红………………………………109

初生壮热惊掣（附：初生鼻塞）……109

硬皮症·······················110

解　颅·······················110

囟　陷·······················112

囟　填·······················113

肤裂出血·····················114

毛孔开张·····················115

肾囊和阳物缩入···············115

足指向后·····················115

手足蜷缩·····················116

天柱骨倒·····················116

肚皮青黑·····················117

吐沫不乳·····················117

第六章　　**乳儿期疾病**·················**118**

滞　颐·······················119

乳　积（乳滞）···············120

口　疮·······················121

客　忤·······················124

瘛　疭·······················125

搐搦症（抽风）···············126

伤　风·······················127

两眼肿赤·····················128

肛 结 ……………………… 130

痰 迷 ……………………… 130

内伤发热 ………………… 131

头 热 ……………………… 132

面 赤 ……………………… 133

足 冷 ……………………… 134

乍寒乍热 ………………… 134

丹 毒 ……………………… 134

疳 瘰 ……………………… 140

诸 疳 ……………………… 145

脚 气 ……………………… 154

泄 泻 ……………………… 156

第七章　**幼儿期疾病**………………**159**

急惊风 …………………… 160

慢惊风 …………………… 167

慢脾风 …………………… 172

夜 惊 ……………………… 173

痞 积 ……………………… 174

脱 肛（附：肛痒）………… 176

肺风痰喘 ………………… 180

佝偻病（鸡胸、龟背）……………… 188

雀　目……………………………… 191

目外障……………………………… 192

大小便不禁………………………… 193

食　积（附：吐泻）……………… 193

腹　胀……………………………… 196

五　软……………………………… 197

小儿阴肿…………………………… 197

阴囊肿坠…………………………… 198

阴　癀……………………………… 200

多汗　盗汗………………………… 200

猝　死（中恶）…………………… 201

蛔虫症……………………………… 203

蛲虫症……………………………… 206

夜　尿……………………………… 210

第八章　　**儿童期疾病**………………**211**

咳　嗽……………………………… 212

鼻　塞……………………………… 216

鼻　衄……………………………… 219

鼻　蚵 ……………………………… 220

黄　疸 ……………………… 224

哮　喘 ……………………… 229

腹部痞块 …………………… 231

水　肿 ……………………… 234

遗　尿 ……………………… 239

第九章　**时行疾病**…………………**242**

百日咳（鸡咳）…………………… 243

痉　病（流行性脑脊髓膜炎）……… 247

麻　疹（附：急疹）………………… 250

丹　痧（猩红热）…………………… 260

风　疹 ……………………………… 264

隐　疹 ……………………………… 265

白　喉 ……………………………… 266

水　痘 ……………………………… 269

痢　疾 ……………………………… 271

霍　乱 ……………………………… 277

痄　腮 ……………………………… 284

疟　疾 ……………………………… 285

流行性感冒 ………………………… 291

小儿瘫痪症 ………………………… 293

第十章　**一般外科疾病** ·················· **297**

胎　毒（附：胎垢、胎风、胎剥）···· 298

产下无皮 ······························· 303

胎　瘤 ································· 304

黄水疮 ································· 305

天疱疮 ································· 307

湿　疹（附：红丝胎疮）··············· 308

发癣　黄癣（秃疮）··············· 312

胎瘹疮（附：胎癞）··············· 314

猴疳　猴袋 ······················· 315

月蚀疮（耳后生疮）··············· 316

瘰　疬 ································· 317

鼻　痔 ································· 322

小儿痔 ································· 325

疣　目（猴子）··················· 326

本书主要征引和参考书籍 ··· **328**

后　记 ························· **332**

第一章

新生儿的处理概述

成熟儿和未成熟儿

未成熟儿，系属早产儿与虚弱儿，体重在 2.5 千克以下，身长在 45 厘米以内，头与躯干比较是不相称的。除大囟门外，还有小囟门和侧囟门，两耳非常软，并紧贴于颅骨上，皮肤干燥多皱纹，且露有胎毛，爪甲有时未达到爪床末端，睾丸往往尚未下降到阴囊内，在女孩小阴唇突出于大阴唇之外，声音弱而尖，有时像猫叫，毛细血管可透视而潮红，皱纹多为灰白色，而现贫血状，呼吸微弱，浅而间断，哺乳能力薄弱，体温常随外界冷热而改变，此种小儿，抵抗疾病力极薄弱，即患轻微小病亦多变为重症而死亡。

成熟儿，系属足月儿。体重、身长、头与躯干等均恰合婴儿正常生理，试就其啼声洪大，皮肤色赤，脂肪、筋、肉丰满，头发浓密，手足爪长直等而论，亦可确知其为健康儿矣。此种小儿，抵抗疾病力颇强，如保育得法，虽罹较重之病，多易治愈。

儿科专家认为，未成熟儿死亡率，要缩小到零，主要在护理方面要得法。第一要保温。如生后涂煮沸的温植物油或矿物油，然后给他穿上温暖的长袜和用棉花纱布所缝的背心，并带上棉耳帽，在小儿足部和两侧放三个装着热水（约45℃）的瓶子或橡皮袋。如系过热，则将热水袋除去，尽快地将小儿包在加温的包布中，尽可能迅速地在加温的室内（最低20℃）用38~39℃的水，给小儿沐浴。沐浴后，再将小儿重新包在加温的包布中。

第一次沐浴，是在脐带脱落以后进行，以后则每隔二至三日，沐浴一次。在给小儿沐浴以前，仔细把手洗净，并捂暖，如手上患有化脓性疾病和患流行性感冒的人，均不准护理小儿。

其次营养。如果小儿能吸乳时，则每两小时给他哺乳一次，一昼夜共十次（夜间隔六小时）。如果小儿完全不能吮乳时，则喂给他挤出的母乳十次，可用12~15号的药管喂他，一昼夜6~7次，如果根本就没有人乳时，可用含有米汤的普通混合食喂养，并且一日内给1~2瓶含糖的乳浆。在两个月后，开始给未成熟儿水果汁和鱼肝油，由2~3滴开始，渐渐加到1/2至一茶匙，一日两次。以上系保育未成熟儿之大概也。万不可以未成熟儿难于护理而忽视之。

生后洗浴（净拭皮脂）

北方天气冷，生儿多不沐浴，南方天气温，多于三朝浴儿，如在冬寒时，亦不可浴。浴儿之水宜温度适中，徐徐擦抚遍身，切忌粗暴，时间自五分钟到八分钟，至多一刻钟，每次洗浴颈项、两腋及腰间阴部，尤须格外注意轻轻擦洗，洗后抹干，宜以粉扑（丝绵制成的）蘸滑石粉，或淀粉与锌养粉等抹其腋下、股间、颈项、胫弯、指趾等处，乃着衣绷裹。

据《简要济众》说：用益母草五两，或加忍冬藤，煎水浴，云不生疮疥。《证治准绳》说：浴儿后以蚌粉（蚌壳研为细粉）轻轻扑之，然后包裹，云能辟邪、收湿、散气。《全幼心鉴》说：浴汤中，加盐少许，拭干，以轻粉少许，摩其身，既不畏风，又散诸气。《千金方》载：新生儿以猪胆一枚取汁，投汤中，加用桃根、梅根、李根各二三枚，去渣，浴之，终身可无疮疥。一作或桑、榆、桃、柳之嫩枝煎汤，并加入猪胆汁少许，浴毕或用滑石粉、甘草粉末、松花粉等扑之。近说：浴水中宜放入硼酸少许，搅匀之，俟温凉适宜，即以消毒药棉浸水中，淋洗儿身，迨污秽已去大半，即以洁净毛巾擦干水湿，然后以消毒利剪为之断脐。

在洗浴时，儿身胎脂，有谓宜用橄榄油与凡士林（卵黄亦可）涂擦洗之。或用脱脂棉，蘸菜油擦之。恶劣肥皂，万不可用（有谓可用蓖麻油、蜡油或煮沸过的花生油、豆油等）轻轻擦抹。并应注意婴儿身体，不使过分暴露，抹干后宜用以上粉末扑之。

洗涤口眼

洗浴全身之后，并须洗涤口眼，盖婴儿之口眼，经过产门，受到胞浆恶露之类侵入眼中或口中，易生疾患。旧说：小儿初离母体，口中有血块，啼声一出，血块随即下，入腹成疾，最易发生惊热疮疾及口内诸患，如已挖去，或未挖出，总须用甘草、银花或大黄等煎汤，以丝棉软帛，裹指染汤汁，遍拭口中、舌上，日必三四次，另以胡桃如枣核大，去其皮，捣烂，盛在锦绢或薄纱巾置儿口中，使吮其汁，然后开乳。

洗眼，须用洁净绢帛，蘸硼酸水揩拭眼角、眼皮，可以防止赤眼、胎烂眼、脓漏眼等疾患。

清除黏物

婴儿有呼吸浅表而不规则者，有时呼吸似暂停止者，《小儿科学》载：在建立新生儿呼吸机能时，首先应清除呼吸道的黏物和液体（羊水），将新生儿倒拿（头在下面），同时，沿着气管，轻轻压迫，使气管中黏液，流到口里，然后用纱布擦去。倘不能建立时，可试行口对口的呼吸方法，隔着几层纱布，成人的口，对着新生儿的口鼻，慢慢呼吸，直到婴儿能自己呼吸为止。

初生儿看儿面色，若身面俱红，唇舌紫赤，知其必有胎毒，每日用盐茶，但不可太咸，以帛蘸洗其口，去其黏涎，日须五六次。倘儿面唇淡红，此为胎寒，不可用茶，唯以淡姜汤洗拭，每日一二次即可。古法以黄连、朱砂、大黄、轻粉开口，断不可用。
（《易简方便医书》）

挤去魔乳

乳儿生后一周内，无论男女，两乳房必胀大（旧称有饼子），
分泌清汁，西医名魔乳，其成分与初乳相类，色略黄。在早产儿
分泌尤众，产母每日为之挤去。通常一周之末，分泌转盛，此后
逐渐减少，至四星期，则完全停止。若不挤去，可能至数月，或
一年，诱起乳腺炎等之症。

扎断脐带

以前婴儿生下时，多用剪刀剪断脐带，多数医家认为不妥。
《幼幼集成》主用以大纸捻蘸香油，燃火于脐带上，烧之令断，
盖所以补接肠气，不但为起死回生法，且后日亦少有伤寒泄泻之
患。《验方新编》等书主用蕲艾做一小丸，用香油浸湿，熏烧至焦，
方断，随用软棉帕裹束，勿令儿尿湿脐，此预防脐风第一妙法也。
《增补大生要旨》主张先用热汤浴过，不使水汽入内，一手握带，
一手向脐捋三四次，令胞血贯满脐穴，离胞寸许，用丝弦扎紧，
以瓷锋割断，勿令血外泄。若弗用割，隔单衣咬断，又将暖气呵
七口，更无内吊之疾。又云：剪刀铁器性寒，以白炭火烘热断之，
免寒气入腹，弗生他症。钱编《中国儿科学》云：断脐带须用预

备之洁净剪刀，在热水内浸温，迅速剪断，不太长，不太短，用枯矾末满掺脐部……又谓：脐带脱落后，宜以软帛药棉封裹，数日内中掺以枯矾或松花粉等（他书有用清油、发灰敷之，不可伤水）时时防其受湿受伤，则永无脐风之病。《育儿指南》谓：新生儿分娩后，候脐带脉搏停止，扎而截断，当系用刀剪之类，残余之一端，宜用消毒脱脂棉或纱布包裹之，盘于脐上，覆以阔五寸、长一尺半之绒布覆而包于腹之周围，勿使动摇，经五日至七日大都脱落，经十日至十五日则凹陷而成脐窝。脐带未包裹以前，除全身浴外，残余之一端，宜用五十倍之石炭酸水或硼酸水，轻轻洗之，洗后复以水杨酸、没食子酸一分，与淀粉十九分之混合粉少许，掺于其端，每次浴后，均经掺之，脐带脱落后，掺于脐窝，而包以布，则足以防脐疝等疾患。

开乳解毒

新生儿在初次开乳时，我国医家多具有消除胎毒之法，为摘录数则于下：

1.烧橄榄（青果）一枚，存性，研末，朱砂（水飞）五分，和匀，嚼生芝麻一口（宜先净口），津唾和药，绢包，如枣核大，安儿口中，待咽一时顷，再与乳吃，此药能下肠胃秽毒，令儿少病。一作嚼生芝麻，绵包，与儿吮之，其毒自下。

2.淡豆豉不拘多少，煎浓汁，与儿吮三五口，其毒自下，又能助养脾气，消化饮食。一云，其伏毒必随黑粪排泄而出。

3.甘草细切，少许，用洁净细绢包裹，沸汤泡浸，以软帛裹指蘸汁，遍拭口中，去其秽浊，随用胡桃肉，去皮，研极烂，用稀绢或帛包如小枣，纳儿口中，任其吮汁，云能和中养脏。

4.初生时以韭汁少许灌之，即吐出恶水恶血，永少诸疾。

5.若母气素寒，小儿清弱者，及产时收生迟慢致受风寒者，儿必面色㿠白，唇色淡红，只以淡姜汤拭口，最能去胃寒，通神明，并可免吐泻之患，拭后可继用胡桃肉吮法。

6.母体中有初乳，婴儿食之，足以荡秽涤垢，不宜挤去，其功力能泻，儿吮之，黑屎自出，实有排除胎毒之特能。《育儿指南》云：分娩后二三日即分泌乳汁，此汁带黄色，稀薄，是曰初乳，具有通利大便，涤荡肠内污毒之功。吾国向例用大黄、川连等物，于未乳之先饮之，使其排除胎毒。实则母体自有天然之良品在，正不必妄用通泻之药物，转致贻害。盖初乳之性质，多蛋白质、盐类，较通常乳为富，以显微镜窥之，中含无数之脂肪球，是曰初乳球。其他为食盐、磷酸镁、磷石灰等，故有泻下之力。又据爱尔克证验，生母乳中有一种抗毒素，小儿之鲜罹红痧、伤寒、喉证、痧子等传染病者，以此。

按：《增补大生要旨》谓世间多有黄连拭口者，不知黄连大苦大寒，皆损胃气，小儿初脱母胎，全赖后天脾胃强健，岂可即以苦劣之味相犯，他日变呕、变泻、不乳腹痛、长病、惊劳，皆由此起，与《指南》所言相合。其他医家尚有未及见此，仍有以黄连、大黄、朱砂等品，为解胎毒用者，均不采录。《幼科金针》谓：小儿初生，脐带落后，取置新瓦上，烧烟将尽，放地上，以盏覆之，存性、研末，若脐带有五分重，配水飞过辰砂，研细末，二分五厘，生地黄、当归身，煎浓汁，名"延生第一丹"，调抹儿上腭及母乳头上，使药下尽，次日，大便遗下胎毒秽物，是其验也。可为不传之秘。云能使婴儿易于生长，无有诸疾，血气充满，痘疹必稀，疮疥亦鲜。此方亦不含朱砂，但所合归、地，则非苦寒可比矣，录之以备采用。

第二章

诊察大要

望　诊

（一）面部

1.**面色**　黄赤色多为风热阳邪，青白色多为水寒阴邪，黄白黑色或青黑色，主实主痛，甚则麻痹或拘挛。满面黑如蒙尘垢，谓之面尘，伤寒温病未传多有之，有可救者，然十死七八。眺白无血色，则主失血或体亏血衰，浅淡之黑色，常为肾病，为水寒。面色萎白，为贫血之象；浅淡之黄色，常为虚证，为湿滞。两颧时露红赤色，为劳损之候；如天庭有黑色，两颧见赤色，大如拇指，或成块成条者，主猝死。若五官忽起黑色，或有白色如傅粉之状者，皆不治。在儿童面部，浮现浮白色（多呈现在脸部左右侧）如小指头至指头大的圆斑，呈单发或多发，这是蛔虫病的征象。前额、两颧部散布着碎末样、顶端钝的白色粟疹，这也是蛔虫病的征象。

《幼幼集成》云：天庭青暗主惊风，红主内热，黑则无治。《脉象发微》云：颜额黑暗者肾病，有死之倾向，不必便死。

周于藩云：面黄而光润者温热及痰饮、蓄血；面黄而枯暗者，寒湿食积；面黄而黑者，脾胃衰弱；面黄不一者，食积；面黄不润，多蟹爪纹者虫积。面多白豆者亦虫积。面白者气虚（当是血虚）。面白无神，或病后脱血或由于多汗所致。

《小儿病治疗法》云：古人对于察色，有许多臆断之见，当然无存在价值，唯面赤内热，白是寒，紫是热极，黄如烟熏，橘色为积，与青黑为痛、久病见红者死等说，皆可证实不虚云。

2. 看鼻 鼻色燥黑如烟煤者，为阳毒热极；若鼻孔润，出冷气者，为阴毒阴冷。《幼幼集成》云：鼻色青，主吐乳，又主腹中痛，肢冷者死。鼻色微黑者，主痰饮水气，紫暗色者时痛。鼻色黄者，主痰饮湿热，白者气虚，又主亡血。时逸人云：鼻根色青，小儿见之虚象。《脉学发微》云：俗谓山根见青脉，其孩矜贵不易长成，鼻旁青色险症，不必死，小儿兼见抽搐者极危。小儿患重伤风，咳嗽发热，最易见鼻扇，虽属危象，治之得法，可以即愈。凡初病即鼻扇，是急性肺病（即肺炎），不当作寻常伤风论。久病鼻扇，都为死证。鼻准有黄点，此恒见于未满百日之婴儿，稍险，不必死。《医宗金鉴》（以下简称《金鉴》）云：鼻赤主脾热，鼻黑则死。有谓鼻色青为痛，黑色为劳，鼻黄黑而亮者，为小腹胁痛及蓄血之候，此外在肺炎时，则见鼻扇；在流行感冒时，则见鼻塞流涕；在伤风时，则鼻鸣干燥，或作喷嚏，或欲喷嚏而不能，此其大概也。

3. 看目 《脉学发微》云：两眼歧视（即一眼向前，一眼旁视）为热入于脑，其病至危极险；戴眼（系两眼平均向上）亦属热入头脑，若不兼他种死症者，危险稍次于歧视。眼上帘一块黑斑，他处皆无必死，且死不出三日，温热病未传恒见之，理由是郁血。《中国儿科病学》云：目承水样，将出痧疹之特征，目内膜赤者心热，淡红者虚热，浅淡者血虚，黄者黄疸，无精彩肾虚。《幼科大全》云：小儿目无精光，及白睛多而黑睛少者，肝肾不足也。眼眶黑主有痰饮，眼眶青主惊厥。又云：目神短促而无光，瞻视无力而昏暗者，主病夭。周于藩云：目忽不明者，脱阴脱血也。目睛定而不转者，危候。钱仲阳云：目赤者，心实热；淡红者，心虚热（时逸人云：浅淡者血虚）。青者，肝实热，淡青者肝虚热；黄者脾实热（时逸人云：黄者黄疸），淡黄者脾虚热；白而混者，肺实热；目无精光者，肾虚也。《幼幼集成》云：小儿目直视者热，白膜遮睛者成疳，病时目开不合，或目合不开（《汉东王诀》：慢惊风，眼喜张，慢脾风，眼喜开）为肝绝。此外，小儿惊风症，多睡眠露睛；痧痘症，多有蒙眬似睡非睡之状，余不具载。

在眼巩膜与结合膜间的毛细血管上端和边缘，呈有多样状的浅紫色云絮状斑块，称为紫色云斑。这是钩虫病的征象。

4. 看耳 《幼幼集成》云：两耳时红时热者，是外感风热。耳色枯焦，主肾涸，症危。两耳后，黑筋横过发际，主脐下痛，肾气痛。两耳尖发冷者，主发痘疹。《幼科大全》云：凡发热，耳筋出现紫、黑、白、赤，皆凶。耳上凉者吉，耳下凉者凶，耳后青筋起，主瘛疭。《小儿百病推拿法》惕厉子云：外感则两耳或冷或热，内伤则或暗或滞。余见前人方书。

在耳郭内侧面（俗称耳背）与乳突附着处，呈糜样破烂，有黄白色分泌物，结痂，可在单侧或双侧耳部出现，俗称月食疮，这也是蛔虫病的一种征象。

5. 看口唇 《医宗金鉴》云：唇赤，主脾热；唇白，主脾寒（一作唇黄者主脾有积热）。周于藩云：唇燥舌干者，为脾热；唇焦赤，或唇焦裂者，亦为脾热，环口黧黑者死。口中不红者，外感、口燥、齿干，形脱者死。小儿口如鱼嘴尖起者死。《育儿指南》云：唇红而吐，胃热；唇白而吐，胃虚；唇色平常而吐，作伤胃论。《幼科大全》云：人中青主不食，大便难通，唇寒而缩，不能盖齿，为脾绝。口角流涎，为脾冷。顾练人云：人中平满（满，浮肿也）为唇反，唇反者，肉先死（此本《灵枢·经脉》篇语）。唇红紫为热，又主虫积，唇淡白为虚，又主吐涎，吐逆，失血症。唇口黑者无治，唇口赤肿而齿焦者为热极，唇燥裂者亦然。《小儿百病推拿法》惕厉子云：口有血腥味者，胃热，口不知味者，津液伤（今谓系味觉神经弛缓之故）。唇口生疮声哑者，为虫积。《脉学发微》云：环唇色青，险症。病类不一，伤寒杂病，皆有此色。唇作黑色，死不出二十四小时，小儿急惊有之，成人甚少。余见前人方书。

有须补充前人所未述及者，如口唇肥厚，《医药评论》（八卷一期）云：先天性的精神痴钝之小儿，往往唇口特见肥大；腺病质之小儿，因常漏鼻汁，上唇表皮受其刺激，而致糜烂时，上唇亦往往见肥厚；局限性浮肿之小儿，口唇之一部或全部，有时为浮肿状肿胀，乳儿口唇黏膜浸润肥厚而有皴裂时，大都为先天性梅毒。

在下唇的周围，多数在下唇黏膜的中央部，靠近穹窿的黏膜上，呈有圆形顶端略尖、如大头针头大或略小的粟疹，微突出黏膜面，也有隐约于黏膜里面的，色呈透明或半透明，基底部稍红，一般有 10~20 颗，名唇粟疹。这也是一种蛔虫病的征象。

6.看齿 小儿已有齿者，宜于看舌时验之。周于藩云：咬牙啮齿者，为痉病，但咬不啮者，热甚而牙关紧急也。顾练澄云：齿燥无津主胃热，若舌上焦，齿无垢者死，齿如热者病难治。《幼幼集成》云：心气散则舌出不收，肾气绝则齿忽啮人。叶天士云：齿色黄或黄如酱瓣，系热邪犯肾液；齿色紫，或紫如干漆，系热邪耗胃津，齿焦系肾水枯；无垢系胃液竭；齿垢系肾热蒸胃；齿色如灰糕，系津气枯败不治。

在第一臼齿相对的黏膜上，呈有紫色圆形、如大头针头大的斑点，或呈紫色线条状斑，为钩虫病的征象。

7.看舌 叶编《中医诊疗》云：小儿之舌，舌面附着之舌苔，每稀少，虽然有时同样有舌苔，但细考其实每与大人不同，故难以凭为诊断。又云：通常有舌苔之小儿，诊病之际，病体往往与舌苔不相应。此亦属经验之谈，但有时确为诊断参考之必要，或有时可用为主要症状者，兹为采录于后。

（1）**舌本**：凡舌之明润而有血色者，为荣为吉；枯暗而无血色者，为枯为凶。一说舌本宜红润内充，干湿得中，不滑不燥，是为无痛，若舌伸长，或舌缩短，皆为重症。胖大属虚，肿胀属实，（一作胀者多属火）；狭小属虚（一作缩者多属寒）；小儿弄舌，主热，大病中而弄舌者凶；舌战由气虚者，常微微颤动，由肝风者，常习习扇动；舌白无苔为在表，淡白为寒，舌本白而潮亦为寒。

舌绛色：（绛，深红色）绛色为血热，尖绛属心火，根绛属内热，舌绛而有碎点，或白或黄者，生疳之象。舌红色，为邪火内发，阳证、实证为多（一作热性痛，舌呈红色，低热病，舌呈暗色或有裂痕），如舌见嫩红而身热多秽气者，为温病初发之征，若纯红、鲜红或有芒刺者，皆为热极。亦有虚证见红舌者，其舌形嫩而色淡。舌红有白点者，为邪入心包之象。舌红而更有红点，如虫蚀之证为热毒炽甚。舌红而有裂纹如人字形或川字形，属燥热之证；舌淡红而中有大红星星者，亦系燥热之证。

舌色黑：舌中黑而燥，两边或白或黄者，多为两感证。舌中黑而润，两边白者，表里皆虚。舌半黑半黄，或半黄半白，或中干边润，或尖干根润，为传并之邪。阳虚而舌黑者，润而不燥，或无苔而如烟煤者，旧谓肾水乘心火。阴虚苔黑者，不甚燥，不甚渴，其舌赤，或舌中黑而无苔垢，舌本枯而不甚赤，都为肾涸，唯舌尖黑而燥，旧称心火自焚，不可救。舌黑而燥，为津枯火炽，若燥而中心厚者，旧称土燥水竭，皆难治。其他：舌黄主热；舌黄赤而尖灰白，为下热上寒；舌灰色有津，为寒，无津而干为热；舌色紫而肿大，为酒毒。舌色绛而紫，紫而发暗，潮湿不干，为内有瘀血，若色晦而干，属精血已枯，邪热乘之，多无治。舌蓝色，旧称肝绝，葡萄瘟证亦有此舌状，但中夹青黄酱色等。至酱色舌，则多为夹食伤寒。

看舌的表面，呈米黄色或淡白色的环颗粒，直径约一毫米大，边缘整齐，中心凹陷，呈星状分布，稀密不一，排列整齐，多见于舌的两边。与舌苔相间似花，名环花舌，这是钩虫病的征象。

在舌的表面，特别是舌的两边和舌尖部，散在突起的红色斑点，形圆顶尖，如大头针头大，舌苔较厚的地方，斑点边缘稍不规则，斑点与苔红白相间，称为红花舌，这是蛔虫感染的征象。

补充：《医药评论》（八卷一期）云：在黏液水肿性痴呆，或蒙古人样痴呆之小儿，往往有巨大且肥厚之舌（肥大舌）。一般热病，舌面必干燥（干燥舌），尤以重症消化不良症，而兼发高热、呕吐、下痢等为著。又患急性胃肠炎，特以疫痢、赤痢之时，舌尤干燥，黏膜甚粗糙，在乳儿苟大囟门当开放者，大囟门部必见陷凹，眼窝亦向内沉没，显然呈险恶之颜貌，凡此症状无非表示患儿体内水分不足之征。有一种舌苔现带状或斑纹状，恰如绘地图者然，此名图舌状（地图舌），可视为小儿体质异常之一特征。凡腺病性体质，及渗出性体质者，最多发生，而在疾病之际，所见尤著。经验上如胃肠病，或气管支加答儿时，苟患儿具此异常体质者，其舌苔殆皆呈地图状也。

在舌的表面，呈有圆形、大头针大的白色粟疹，顶端钝，作星状分布，与舌质相同似花，称为白花舌，这是硬虫病的征象。

猩红热时舌黏膜充血潮红，黏膜乳嘴肿胀隆起，遂呈覆盆子状（覆盆子舌），通常见于发病第三日、第六日之顷，至后次第减退，约经两星期则完全消退，此为猩红热之一特征。然当不及咽尖头症状（扁桃腺炎）之有密切关系。在生齿时期，有于舌系带部（舌系带溃疡）发生溃疡者……溃疡面往往有灰白色皮膜，此溃疡不外于激烈咳嗽之际，由锐利之下腭门齿摩擦所致，原系一种裂伤……若患慢性气管支炎，或他种咳嗽病时期，则裂伤更所不免，而患百日咳时，发生者尤多，故可为百日咳诊断之一助，其病结果与咳嗽症状同进退云。

（2）舌苔：病后无苔，渐生苔者吉，骤生苔有点刺为逆。胃无腐浊，则苔薄而少，胃有腐浊，则苔厚而多。无苔者胃气弱而不上潮，旧苔厚腻久而不变者，由胃力匮弱不能接生新苔之故。大凡苔色宜微黄，或微白，薄而且匀为佳。通常以苔滑为湿，清为热，薄为邪浅，厚为邪甚，糙而刺手为浊热，黏为痰涎，黄为热邪在里，腐而易去为邪气将盛，腻而不去为秽浊在胃，光而无苔为津液伤耗，剥而裂纹多为阴分亏竭。

白苔：初起为风寒袭于皮毛，苔厚白者为热，苔白而中黄为邪已入胃，白苔而有黑豆者为胃热，有红点者为火炎，苔干白而中心黑者属危候，若苔厚如积粉，白甚而无润象者为热证，如雪花口糜者为死症。

黄苔：黄苔初起，由表及里，黄中尚带一分白苔，为表邪未尽，必至纯黄无白，方全为里证。黄而带灰色，为胃热，黄而带黑色则危。黄苔虽属热证及里实，但多有虚证见黄苔者，不可不审，故谓须辨其口渴引饮及便秘之有无与其唇而决定之。更须认清舌本微红，不老不嫩，不胖不干，仅有微黄薄苔者，当以无病舌苔目之可也。

黑苔：舌见黑苔，为症重且危之象，纯黑舌苔，面底纹均粗涩干焦，刮之不净为极热，如面底纹嫩滑湿润则为极寒矣。在各舌苔中，如夹有黑苔，大抵以属热为多，若苔见润滑，脉见微弱者，则又属虚寒证矣。

以上系总述各家经验大略，供保育者之用。原非全面，临床医家仍必须进一步考求，并参合其他症状以达到精确无误，斯为美矣。

附：诊小儿舌苔法

涂蔚生曰：小儿无识，不易开口，可在其唇上承浆穴掐之，使其哭以张口也。

8. 看指

（1）在儿童的指甲中心部（常见于拇、食、中指甲）呈现条状或细块状边缘不整齐的白色云斑。这也是蛔虫病的征象。若兼见指甲角化时，为小儿疳积病征。

（2）在儿童拇指、食指的指甲上，呈点状、如大头针头大小、形圆白色斑，与指甲红白相间，称为花甲，也是一种蛔虫病的征象。

（3）在左侧或右侧的甲沟，呈韭叶状糜烂样裂开，触之有痛感，可在每一个甲沟出现。本征象多在因蛔虫病引起消化不良时出现，出现在一个指甲上即为蛔虫阳性。成人和儿童均能见到的蛔虫病征象。

（4）手指甲，呈扁平反甲，长出甲床部分的指甲，无故自裂，可在各个指甲同时出现，这是钩虫病的征象。亦有染织工人发生反甲并有痛感时，则非此症。

9. 察气 喻嘉言：察色之妙，全在察神，色者神之旗也，神明则色明，神衰则色衰，神藏则色藏，神露则色露。《小儿药证直诀》谓：胎禀虚怯，神气不足，目无精光，面白颅解，此者难育，虽育不寿。许宣诏曰：小儿病神气清明，虽重可救。神气昏愦，病虽轻，必有仓促之变。《大全》谓：凡病至神明失守而声嘶者，为五脏已夺，主无治。惕厉子云：神气为一身之主，神清气爽，神完气足，主清吉；神夺气移，神疲气浊，主夭亡。……所期司命者若觇神气，内伤外感从此辨，死生亦从此决，方足以称良工。又云：寒则神清，热则神昏，实则神有余，虚则神不足……达摩谓凡人问寿在神，未有神不足而不夭者。神宜藏不宜露，神宜和不宜滞，神宜清不宜枯，神宜发扬不宜轻佻，神宜安静不宜浮动。万密斋云：凡小儿专爱一人怀抱，见他人则避之，此神怯弱也。

附：小儿寿夭说

前贤诊小儿寿夭，非如星相家之推算妄测之比，而根据儿童生理和机体构造之正常与否，加以考验而确定者，骤观似无科学理据，妄言无稽，我以前亦不敢信其说，待耳所经既久，始知非尽诬者。奚缵黄（著《小儿病自疗法》）亦有此见解，其言曰：余秉性刚直，学务崇实，二十年前，对于玄虚之说，斥为诞妄，及入世既深，阅历渐增，于小儿相法，近详子女，远考亲友，无不一一响应，始信先贤之言不谬。古人云：静观万物皆有得，不我欺也。奚言如是，我想如奚氏之言者尚多也。用特附录之，藉为诊察之一助。

主寿者谈：凡儿头角丰隆，背平满，腹皮宽厚，七窍无碍，肉实筋强，不多啼哭，哭声连续，不久睡眠，大便滋润，更见声音清亮而有回音，小便状如尋形，两手执而不开者，卵缝通达而黑，皆壮健主寿，虽有疾病亦易愈。《证治摘要》云：小儿以囟门之动缓者为无病之儿。

主夭者谈：身软弱如无骨，啼声散跌，面见青紫筋，形枯色灰，或枕骨、尻骨、掌骨、膑骨、踵骨不成者，主死。颅破项软，阴囊下白或赤者，腘小脚蜷，唇缩流涎，泻利无时，鼻孔干燥，多啼多哭，多疮疥，毛发不周匝，小便凝如膏脂，及手开不握者，都为夭相。此外，初生之儿，肥胖嫩白，似乎好看，其实根本不坚，甚非佳兆。余不具载。

闻诊

《脉学发微》云：气粗者，呼吸有力较之常人为不平和，此于热甚时见之，此由于胃气不得下降，肺叶张举之故。气微弱，多半见于热病已愈，正气未缓之时。气短，多属于内伤病初起。微弱为病退之时，气短为病进之候。气喘，其症结在肺胃，此种以呼吸粗而且促，有起有迄者为正当。所谓阳明，非死证也。然初学者遇此须留心其兼证，庶免误认不足之阴证为有余之阳证。息高，伤寒下后而见息高，无有不死者。气息坌涌，此是一种特别肺病，胸高肺胀，当是气管变窄之故，吾曾见过四次，小孩患此，殆无生理。肩息，此病之病灶在肺，病源则在肾，所谓肾不纳气是也。气咽，类一种喘息，只有吸入不见呼出，且其势甚疾者，乃临命时气之喘也。

《医宗金鉴》幼科有所谓虚喘者，气乏，声音短小，风寒喘证者发热无汗，痰饮喘者音如潮响，声如拽锯；若喘而胸高气促，而胁扇动，陷下作坑，鼻窍扇张，神气闷乱者，则为马脾风之症，如儿生百日见此病者，多不救。

咳嗽流涕有清稀痰液，面色㿠白者，为肺寒；若频频咳嗽，面青咽干，痰色黄而多稠黏，或带秽气，为肺热。咳如气促痰壅，咳嗽时作而大便溏泄者，多为食积。若咳嗽、喷嚏、鼻塞、流涕、有痰涎者，属风寒咳。咳声而多啼，肋部感痛状者，有肋膜炎之疑似；咳声如鼾或发窒息者，有白喉之倾向。若连声咳嗽，呼吸困难，头静脉怒张，颜面呈青红色者，百日咳见之。咳嗽渐急，鼻扇动，胸出白瘔或红斑者，肺炎症多见之。

问 诊

小儿之病只问乳母及保护人。

1. **问寒热** 孰轻孰重，孰多孰少，或长或短，寒热时手足是否发生冷感或热感等。

2. **问汗液** 有汗无汗，汗透或不透，汗多与汗少，出汗之时间及汗量，冷汗及热汗，自汗或盗汗，身热自汗，身热战汗等。

3. **问饮食** 吃乳或不吃乳，思食或不思食，能吃或不能吃，能饮或不能饮，喜冷饮抑喜热饮，多饮或少饮。

4. **问二便** 次数颜色，利与不利，分量、气味、性质及便时有无特殊感觉。

5. **问睡眠** 时间长短，多睡或少睡，或不睡，睡熟时是否有惊醒及啼叫，或昏迷不醒等情状。

6. **问精神** 有无昏糊或烦躁不安状态，如有热象而发昏沉，则为重笃热性病，如无热象而亦见似昏沉者，则为沉重之寒性病证。

以上系节录时编《中国儿科病学》而做加减。

切 诊

1. 虚里（在左乳下三寸，即心脏部之下处） 王孟英云：小儿脉候难凭，唯揣虚里穴确有可据，即以之治大人亦然。《柳川医论》云：凡治小儿，不论诸症，宜先揣虚里，若跳动甚者，不可攻伐。《诊病奇侅》云：虚里与寸口相应，虚里高者寸口亦高，寸口结者虚里亦结。又云：虚里动气有三候，浅按便得，深按却不得者，气虚之候。轻按洪大，重按虚细者，血虚之候。有形而动者，积聚之候，虚里动甚者阴证也。南阳云：虚里动而高者为恶候，妊妇最忌。若产后而发危急之症以及黄胖病，或惊掣、或奔怒、或强力而动肢体者，虚里动虽高无患也，是不可不辨。《心法》云：虚里动微而不见，为不及，宗气内虚也，或动而应衣，为太过，宗气外泄也，若三四至一止，五六至一止，立有积聚，若绝不至者危，经曰虚里无动脉者死。（以上系采录《小儿百病推拿法》）

2. 神阙 寿安云：诊腹须先诊脐，按之有力者无病也，按之无力如指入香灰者为无治。阳山云：诊腹之要，以脐为先……徐按之而有力，其气应手者，内有神气之守。若按之而气不应者，则其守失常。《诊病奇侅》云：凡诊肾间之动气，密排右三指，或左三指，以按脐间，和缓有力，一息二至，绕脐充实者，肾气充也。一息五六至，属热。手下虚冷，其动沉微者，命门不足也。手下热燥不润，其动微数，上支中脘者，阴虚也。按之分散，一息一至者，为元气虚败之候。张令韶云：绕脐而痛，乃燥屎结于肠中，为欲出不出之状。南溪云：脐上下左右，推之不动者为常，然气弱者，推之则移于一方，右移者左绝，左移者右绝，上下亦然，谓之脐绝，病者见之为无治，唯年高者无害（同上）。

3.胸腹 时论云：诊胸腹，轻手循抚，自鸠尾至脐下，知皮肤之润燥，可以辨寒热；中手寻扪问疼不疼者，以察邪气之有无；重手推按，更问疼否，以观察脏腑之虚实，沉积之何如，即诊脉中浮中沉之法也。南阳云：脉候有热，而腹候无热者，是表热而其热易去也。按腹而热如烧手掌者，是伏热而其热不易去也。小儿暴热，其轻重难以脉辨，而诊腹可以决定矣。若心下动，而其热烙手者，尤不可忽。周于藩云：凡小儿肚腹高起，为心突，为肺胀肺绝也。小腹未硬痛者，邪在表，若已硬痛，邪入里也。小腹痛，脉沉迟者为阴寒，腹胀而鸣，肢冷而泻，发热、形瘦、脉大者死（同上）。

钱编《中国儿科学》云：腹部胀硬拒按者，属实属热；软而喜按者，属虚属寒；腹部膨胀坚硬者，多数为食积；腹部手抚之如气枕者，为膨胀；腹部有液体波动者，为腹水；腹痛有热，手按之痛剧者，为腹膜炎。痛在腹之下方，按之痛甚，如有物硬突者，为盲肠炎（当在右肠部）。少腹胀硬抚之觉痛渐缓者，当疝痛，腹有凝结如筋而硬，多在脐之两旁（在天枢部位），久按则移他处者，为蛔虫。胸部膨大似桶者，为膨胸。呼吸时胸廓膨胀，缩张力甚小者，为肺气肿。一侧膨胀，为一侧肺气肿；一侧缩小，为肋膜炎病后之象。

4.察手足 夏禹铸曰：小儿指尖冷，主惊厥，中指独热属寒，中指独冷，分男女左右，为痘疹发见之象。其或掌心冷而十指或开或合者，无治。周于藩曰：小儿拳，四指已握，而大指加于四指以上者，男顺女逆。小儿拳，大指先屈入掌中，而四指加于大指之上者，女顺男逆。小儿拳，将大指挺入食指叉而后握之，无论男女主发急慢惊风，均属险证。三岁内以至十岁以外皆可以决之。手背热与背上热者，外感；手心热与小腹热者，内伤。手心冷者，腹中寒。手心热者，虚火旺。仰睡而脚伸者热证；覆卧而脚蜷者，寒证。足冷而晕者，为气虚；手足抽搐，身反向后者，为痉病。手热、足冷、汗多、妄言者，暑湿病也。手热、足冷、头痛、发热者，为夹阴证。手肿至腕，足肿至跗，面肿至颈，皆气虚不还为最危。抽衣撮空，循衣摸床，以及手撒而不收者，皆无治。《大全》云：小儿手如数物，为热伤神，指上有红丝缕者必夭。指甲黑者筋绝；指甲白者死；指甲青者，心痛，又为肝气绝。足跗肿，呕吐头重者不治。手掌肿而无纹为无治。

5. 指纹　《中国儿科病学》云：小儿五岁以下切脉难凭，必须采用验指纹法。自虎口起至食指，第一节名风关，中节名气关，指端名命关（谓之三关）。用大指侧面，从命关推上风关（切不可从风关推出命关），纹见于风关者轻，见于气关者较重，见于命关者更重。纹色不露，其病轻，露者较重，暴露者尤重。纹色灵活者，其病浅，不灵活者，其病较重。其纹较为明显，病在表；其纹沉滞，病在里。纹淡纹细，皆属虚证；纹粗纹滞（推之纹色反不露者），皆属实证。纹淡红属寒，深红属热，紫红更黑色属瘀。纹斜向内者，为外感风寒；斜向外者，为饮食停滞。并云，是否合科学原理，须待科学家证明，但沿用已久，在诊断上可资应用。

按：日医家中川成章，在《证治摘要》内说：后世方书，有儿口三关视手纹法，其论糊涂不可从。唯小儿科沿用已久，故仅撮其大要者如此。

附：一般简要诊法

伤风：发热无汗，或有汗，贪睡，呵欠，烦闷等状。

伤寒：发热无汗，头目痛，山根青，畏人，畏寒等状。

寒证：面㿠白，粪青白，腹虚胀，眼珠青，吐泻，无热，足胫冷，睡露睛等状。

热证：面腮红，大便秘，小便黄，渴不止，上气急，足心热，眼黄赤等状。

（一说：喜冷恶热，为热病；喜热恶冷为寒病。大便稠黏，秽气难闻者，是内有滞热。小便清白不赤，则为虚寒也。又肚腹热闷，主内热。手足厥冷，主中寒。又风寒入里，或有停滞，亦见郁热等状。）

表里：发热无汗，在表。内热，便硬，在里。

阴阳证：昼发热，夜安静，其病在阳。夜烦躁，昼安静，其病在阴。

第三章

保育大要

抱　持

初生时应取侧卧，每二小时左右交换。百日之内，不可竖抱，竖抱则易于悲惊，且必头倾，项软有天柱骨倒侧之虞。即至半岁时，亦不可令其独坐，致脊骨受伤，有龟背伛偻之疾。

《育儿指南》云：生后之半月内，尽可任其睡眠。半月后，始可抱之，少顷任令安睡，一月后，时间可延长。抱小儿之法，宜一手围抱小儿之下部，一手承挽小儿之颈项，俾其身躯横卧臂间，迨小儿稍长，抱时以手置其臀下，不可抱其腰部，如小儿能安睡，无要求抱持之态者，尽可勿抱。时逸人云：习见头颅倾斜，颈柱缩短，脊背弯曲，龟背鸡胸，及四肢拘挛症，半由托抱姿势不良所致，宜注意之。

此外负小儿于背，足以压迫胸腔，妨碍呼吸，阻止胸廓之发育，应须厉行禁止。

《生育顾问》云：乳儿在产后三个月内，绝不能携抱，应终日安卧床中，于哺乳时，应令乳儿斜卧于乳母之膊上，以上膊作枕，以一手托其腰部，一手抱其下肢，千万不可直抱……

小儿于天气和暖，宜抱出日中嬉戏，频见风日，则血凝气刚肉坚，可耐风寒，不致疾病。

《育儿指南》云：生后半月可抱出户外，立无风处有顷（10分钟至20分钟）。如在冬季，必须至二月以上始可，尤宜择天气融和之时，并宜加厚衣服。此外，在抱儿时，大人须去其身上带有坚硬及尖锐之物，以免刺伤小儿，发生危险。

安　静

世俗往往将小儿卧于摇篮或桶之内，闻得小儿啼哭，即将摇桶或摇篮震撼有声，摇摆不定，谓可以止其啼哭，促其睡眠，殊不知频频动摇，最易震动脑部，又易引起胃肠不安，亦应绝对废止。《育儿指南》云：小儿不寐之时，使其身体右向侧卧，颇能入睡，如在夏时（暑气侵袭），不能成寐时，宜疏通空气，并以冷水毛巾罨头部。

襁　褓

衣服均不可窄狭，总宜宽大为妥，乳儿衣长以覆蔽足部为度，稍长的小儿则穿着短装，脚着鞋袜，不可紧狭尖小，少用纽带、纽扣，以棉布或带束缚，衣服材料应取轻而软者为合。要适应天时气候，过冷过热皆非所宜。《育儿指南》亦主用肚兜，在冬时可用绒布或毛巾制之，夏时可用单布制之，酷暑之时，脱除衬衣，留肚兜不去，可免多少之疾病。在孱弱小儿用至四五岁亦无妨。

睡　眠

《育儿指南》云：小儿之发育，大半在睡眠与休息之中，故其睡眠时间宜较成人为多，且小儿活动时间较成人多，身体孱弱易于疲劳，尤非多睡不可。

小儿睡眠参考时长如下：

年龄	1~6 月	7~12 月	2 岁	3~4 岁	5~7 岁	8~10 岁	11~14 岁
睡眠时长	16~18	14~16	13~15	12~13	11~12	10~11	9~10

小儿绷裹后，与看护妇或稳婆兴睡 10 小时，或 10 小时以上（吾国旧法与产妇共睡两有危害，而可设置小床放于适当之处，俾日安卧其中……必不可不与大人分寝）。

夜间哺乳，乳妇可自小床上抱起哺之，天寒时不妨抱至自己的床上，被裹而哺之，哺后仍安卧于小床。病时睡眠，尤须幽静肃穆，光线不妨以帘障之。室暗则易入睡。

《妇婴卫生问答》云：头一个月，每天要睡 20 个钟头，第二三个月每天亦睡 19 个钟头，以后到一周岁，每天要睡 13 个钟头。由一周岁到五周岁，每天最少睡 12 个钟头。

婴生三个月以后，白天睡眠要缩短，夜间必须睡一整夜，让他仰着睡或是朝着一边睡，免得脑袋睡扁，或睡偏。不要在孩子房间里吸烟，不要让灯光或日光直射孩子面目。孩子睡着时，不要把他脸掩盖起来，免得呼吸困难，或是感到不舒服。每天至少开门或开窗两次，透透空气。（采录《妇婴卫生问答》）

日　光

日光与人类关系极大，小儿尤不可缺少。因为日光中紫外光线，可将人体内胆固醇类，变为维生素 D，小儿应尽量晒太阳，以增进体内钙化作用，夏季尤宜大量吸收阳光，俾体内得储存大量维生素 D，可以备冬天的不足。反射阳光亦属有效（参用叶恭绍《妇婴营养学说》）。然阳光过强，或光线直射，又属非宜，若直射小儿之头面，尤为大忌。灯光亦然。（参用《育儿指南》）

喂　养

母乳营养价值，迥非牛羊乳等可比，其中含有乳糖、脂肪、蛋白质、水分、盐类等成分，极合乳儿口味与胃肠消化温度，且不含细菌，而含有抗毒质，实为一种天然的绝妙食品。

以母乳喂养小儿，比人工喂养的小儿死亡率低。《育儿指南》亦谓：母乳营养与人工营养（包括牛乳、炼乳等食品）一岁内婴儿之死亡数，为一与九之比例。又云：欲小儿无病易育，成一良好之贤子孙、有为之伟大人物，自以生母哺乳之，是母乳之关系小儿生长前途，至为重大，并予以注意者如下：

母乳来源，系由血液变化而来，如其起居饮食、劳动失常，以及忧虑、哀伤、恋慕、惊恐、郁闷之感召，悲壮、激昂等之歌唱，均足以引起精神上之改变，即能使乳汁变性，或增或减，每有以盛怒或大惊之后，忽致乳汁减少，甚至竟无涓滴，此应注意者一。

为乳母者，宜一心以育儿为极大任务，其他是非得失一概淡然置之。心气和平，愉悦自得，不生愁，不生气，时行适宜运动，增强营养，呼吸新鲜空气，排除污秽浊垢，则乳汁可不致减少，此应注意者二。

在哺乳期间，宜摒去交接，如其万一难免，在事后数点钟内，须先将乳汁挤出一次，再行喂乳，否则儿饮其乳，必起重大危害。此应注意者三。

如乳头有皲裂时，可用橡皮乳罩，或吸乳器以防止之。如乳汁少，或分泌无力，而身体不衰者，可使壮大之小儿吮吸之，能增强乳量而促进其分泌，此应注意者四。

授乳时间，日间约三时一次，夜间约四小时一次，每次哺乳时间约 15 分钟至 20 分钟（一作 20~30 分钟）。孱弱之小儿，可延至 30 分钟（新生儿，应每三小时哺乳一次，一昼夜共七次，每夜间 12 点到 6 点，不要哺乳，以便使胃休息，更应精确地固定钟点，6、9、12、15、18、24 点钟给小儿乳）。在睡眠时，务使儿口离去乳头，以免酿成乳痛之患。在未哺乳之先，乳母宜先净洗两手、两乳头，洗后拭干，然后将乳汁挤去若干（恐有不洁物）乃哺小儿，每次皆如此，此应注意者五。

如乳汁已足够小儿饱食，而有多余的乳汁未出，可用手指贴住皮肤，大指在上，食指在下，离乳头七八分远之处，紧紧按住，随用中指在乳头底下对住大指将乳汁挤出，再用手轻轻按摩乳房。（如果乳腺不能每次将乳完全排尽，则乳量将会日益减少）此应注意者六。

此外尚有应须注意的：

1. 有一般妇人于生产后，尚未分泌乳汁，暂时可采用人工营养，更宜在每次人工营养之先，须照常吸乳 10 分钟或 15 分钟，不予停止，自能吸出乳汁，如停止不吸，则乳房易致萎缩，反绝其分泌能力，须坚忍持续行之为要。

2. 乳母月经来潮时，乳汁变易，食之往往消化不良，易发生肠胃加答儿及泄泻之症，宜暂时停止哺乳或半哺。

3. 乳母有妊娠时，即不宜以乳哺儿，如以此乳哺儿，能令儿生羸瘦之疾。（中医所谓魃病即此）

4. 壮健小儿，可能在六个月后，停止夜乳。但须于日间，增加一次或二次哺乳，尤应在前半个月夜乳次数，先行减少一次，若突然废止哺乳，则难免引起啼哭。

5. 乳母患病，尤其是传染病、精神病等，均不宜哺乳。除患开放性结核，并伴有高热及结核内有结核杆菌存在，与严重的精神病时，应停止哺乳，其他罹各种传染病时，乳母应用纱布遮住口鼻，并仔细洗手挤出乳汁消毒后，仍与儿饮之。（按：此二说微有不同，要以上说为较稳）

乳母因病，或乳汁过少，或乳汁不适于乳儿，或由生母有职业在外不能哺乳等，不得已而采用牛乳或炼乳，须以科学方法为之调制、稀释，否则具有甚大之危险性。

按：在无法得到人乳时，才可给该年龄的小儿用普通的牛乳混合食，无论在任何情况下，都不能给粥，给粥只有5~6个月时，才能开始给他……又谓，如果小儿生来就失去母乳时，经6~12小时后，就给他食用对半冲淡的牛乳，该乳汁系用大米米汤、大麦米汤或燕麦米汤冲淡的，乳汁中并添加5%的糖，喂食次数，与母乳喂养完全相同。当小儿满一个月时，就可以给以三分之二的乳汁和三分之一的米汤，因为以牛乳喂养时，极易发生佝偻病，所以由两个月起，除了水果汁之外，可给小儿鱼肝油，以达到预防目的，由一日两次，每次一滴开始，以后每日添加一滴，一直到一日两次，每次一茶匙。腹泻时则应停止鱼肝油。以后的辅助食品，亦与以母乳喂养时相同，并谓：各米汤每40克加一刀尖盐，和一升冷水，煮沸一小时，如快要烧干时，就不能添水，煮沸后，须用筛子过滤，然后添上一升开水。

黄胜白《家医》云：米汤贤于牛乳，是因为米汤既能维持天然乳的胶性状，又能辅助肠内良性菌的发育，所以用少少牛乳，多多米汤，反能使婴儿肥壮。又：奶油，是补充婴儿的脂肪及维生素甲等，蛋黄亦有此类成分，婴儿的胃，能消化蛋黄，不能消化蛋白，可将蛋白给母亲吃，婴儿专吃蛋黄。

又：鲜猪肝，能治婴儿百病，因为里面含有维生素、荷尔蒙酵素，还有许多未能发明的要素，应当多给他吃。唯婴儿尚未生齿，不能咀嚼猪肝，可为汁汤。蛋黄，可为油和米汤，或开水少许饮之。

小儿不宜食肉太早，伤及脾胃，致虫积、疳积。鸡肉能生蛔虫，宜忌之，非三岁以上勿食。

按《妇婴新说》云：小儿不食盐，则肠生虫，似宜于所食各汤中，加以食盐少许为佳。

附：断乳法

山栀一个烧存性，雄黄、朱砂各二分，轻粉一分，麝香一分，共为极细末，候儿睡着，用麻油将药调匀，擦两眉毛上，醒来便不食乳。如不效，再加黄丹五分，再擦必效，神验非常。

运　动

婴儿未产生之前，孕妇能够行简易的体操（简易体操方法，见李薰风编的《妇婴卫生问答》书中），直接可增强孕妇体质，间接上有利于胎儿的健康。到生产后，母亲再予以体育上之锻炼，则婴儿身体，当然强健活泼，不易感受外邪侵袭和其他疾病，将来长大后，可以取得丰富智慧，耐受艰苦，而造成后一代的伟大人物。兹节录《妇婴卫生》（第十卷七期）杨伟仁做的婴儿体操锻炼法如下：

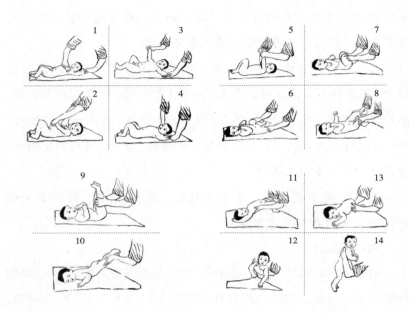

　　婴儿生下后 6~8 个星期，即可开始锻炼：房间先要透风，室内温度不能低于 20℃，桌上铺软毯，毯子上面再铺上橡皮布和干净的被单（尿布）。四周环境，要是婴儿所习惯的，妈妈手上不戴一物，有指甲必须剪短，有鸡眼必须除去，用热水和肥皂洗净擦干。如果手冷，则温暖一下，以游戏的性质，拿动婴儿的手、脚和腰躯干时，要特别小心，宜徐缓轻松而有节奏，从容的、被动的（靠母亲帮助），动作开始，逐渐养成婴儿自己比较独立的主动动作。

　　体操的要旨：做体操时，手脚和躯干的动作要互相轮流交替，对舒展肌肉的动作，运动量可以大一点，特别要注意躯干肌肉的发育。

每个动作，反复数次，可以从 2~3 次到 5~6 次。在整套动作中，必须包括爬行动作，这个运动对于脊椎、躯干和四肢，各部分肌肉是极好的锻炼，并且为婴儿的站立和走路，行了准备。所以在专门的练习以外，每天也必须有几次给婴儿自由爬行的机会，例如，把他放在旁边围好的大床上等。

如婴儿哭泣，不愿意运动时，可用抚慰及玩具诸法逗引，仍然无效时，那就停止锻炼（在和体操相配合的，还有一些简单的按摩法、空气浴、水浴、用水擦身等，必须得到医师的详细指导方可进行）。

体操项目：手臂轮流屈曲和伸展；两臂在胸前交叉；两臂在体侧张展；两臂向上举起；手臂像风车一样旋转；双脚一齐如踏脚踏车般，依次弯曲和伸直；双脚一齐屈缩成一小球；提足跨越；两脚举起如一直角；两脚提起像两手推车；背拱起像座小桥；在手掌上发展脊椎，好像渔翁捧住一条大鲤鱼；爬行；手舞足蹈。

附说：在体操后，要把婴儿包在温暖的包布里，并放在床上，宁静地休息 20~30 分钟，在寒冷的天气，尤其是冬天，锻炼以后，至少要隔一小时，才能带儿上街。体操要每日做，随着婴儿的成长和发育，来增加运动的项目和运动量。

清　洁

健康的孩子，皮肤柔软光滑，带点红色，身体显得很结实，有弹性，要是照护得不好，把孩子弄得很脏，孩子的皮肤就会发生黄水疮和湿疹。头上堆积着黄色的痂皮，必须洗干净，用凡士林或食油涂在头上，用毛巾包好，经过四个钟头，再用肥皂洗净，每星期这样做三次，痂皮就会没有了。（《妇婴卫生问答》）

第四章

一般应用疗法

本章收罗前代及现代医家对小儿某种疾病采用某种外治方法，方法多种多样，阅者可按照某种病情用某种方法治疗。其属于一般疾病治法，亦有按病情使用之必要，故备载之如下。

小儿发热

不拘风寒饮食、时行痘疹等，宜疏表。

1.用葱一握，捣烂取汁，少加麻油在内，和匀，指蘸葱油，摩运儿之心口、头、面、项、背诸处，摩擦十数下，运完，以厚衣裹之，稍蒙其头，略取微汗。

2.热证初起，汗不出，用热水浸脚至膝上，盖毡棉、被袄等，少顷，即有汗出。

3. 用生姜、黄丹、枯矾、胡椒各三分，共为细末，滴烧酒为丸，男左女右，置手心上，按会阴穴（即前后两阴之间）片时即汗出，至足心有汗方止。

《仁斋直指方论》云：摩擦小儿五心（两手、两足心及心口五处）、头、面、项、背诸处，并能解毒凉肌。

按：《串雅内编》发汗散下有椒杏丸方，用杏仁三十一粒，白胡椒三十一粒，共捣为末，生姜汁为丸，握手心中一时，自然汗出。庚生云：伤寒用此，于虚损人尤宜。若减其剂量，亦可应用于小儿感冒风寒而无汗者。

小儿发热二三日

邪已入里，或乳食停滞，内成邪热。其候，五心发热，睡卧不安，口渴多啼，胸满气急，面赤，唇焦，大小便秘等。宜清里。

鸡蛋一枚，去黄取清，以碗盛之，入麻油，再加雄黄细末一钱，搅匀，后以妇女头发一团，蘸染蛋清，于小儿胃口拍之。寒天以火烘暖，不可冷用，自胸口推至脐口，须半时之久，仍以头发敷于胃口，以布扎之，一炷香久，取下，一切诸热，皆能退去。

此法，以身有热者用之，倘身无热，唯啼哭焦烦，神志不安者，不必用蛋清，专以麻油、雄黄、乱发拍之，仍敷胸口，即时安卧。《幼幼集成》云：此法，多救危险之症，功难殚述。

小儿实热证及麻疹毒甚、热甚者，其候面赤，口渴，五心烦热，啼哭焦扰，身热如火，上气喘急，扬手掷足等。宜解烦。

1. 用水粉（即铝粉，或宫粉，或菜豆粉）一两，以鸡蛋清调匀，略稀，涂儿胃口及两足心，后以酒曲十数枚，研烂，热酒和作二饼，贴两足心，用布扎之，少顷，其热散于四肢，心内清凉，不复啼扰。

2. 或用鸡蛋清，调绿豆粉，贴足心，亦佳。一说，凡热证皆可用鸡蛋清调绿豆粉敷。如喉闭，敷头上；吐蛔，敷脐上；泻血，敷脐下；吐者，涂两足心；泻者，涂囟门。

小儿风痰闭塞

昏沉不醒，药不能入，虽用艾灸，亦不知痛，盖因痰塞脾之大络，截其阴阳升降之隧道故也，宜开闭。

生菖蒲、生艾叶、生姜、葱各一握，共捣如泥，以麻油、好醋炒热，布包，从头顶、背胸、四肢往下熨之，痰豁即醒。此方不特治小儿，凡属闭证皆效。

小儿痰嗽

上气喘急，有升无降，喉中有拽锯之声，宜引痰。

1. 生矾一两，研末，少入面粉（米粉亦可），好醋，和作饼，贴两足心，布包之，一宿，其痰自下。

2. 咳嗽发喘，鼻扇，肺胀，用明矾一钱，为细末，白蜜调搽胸口。

3. 或用桃枝，研为饼，敷涌泉穴。

4. 单方：用菜油一小杯，温热饮之，即愈。如小儿食痰，停滞上膈，欲吐不吐，必须吐者，将小儿脊骨自下缓缓推上，即可使吐。此法，亦得用于大人。

小儿胸有寒痰

不时昏绝，醒则吐出如绿豆粉，浓厚而青色，此寒极之痰也。宜暖痰。

1.生附子一枚，生姜一两，同捣烂，炒热，布包，熨背心及胸前，熨完，更捻作饼，贴于胃口，良久，其痰自下。

2.如为痰结胸，用白芥子同粽子，捣贴胸口。

小儿虚脱大证

上气喘急，真气浮散，不得归原，诸药不效者，宜纳气。

吴茱萸五分，胡椒七粒，五倍子一钱，研极细末，酒和作饼，封肚脐，以带束之，其气自顺，亦可酌加药。

小儿忽尔手足厥冷

由表邪闭其经络，或由风痰阻其荣卫，又或大病后，阳气不能散布于四肢者，宜通脉。

1.速用生姜煨熟，捣汁半小杯，略入麻油，调匀，以指蘸姜油涂儿手足，往下搓挪，俟热回，以纸拭去。

2. 凡小儿指纹滞涩，推之不动，急以推法豁之。盖此法不论阴阳虚实，用之皆效。

小儿胸口饱闷

时腹疼痛，宜定痛。

食盐一碗，锅内炒极热，布包，向胸腹从上熨下，冷则又炒又熨，痛定乃止。男妇气痛，亦用此法。

按： 据《幼幼集成》著者陈飞霞云：以上几法，实予异授心传，经验既久，神应无方。我曾使用多次，颇有确效，故备录之。并采集其他诸家与此相类之治法，而有效者补于后。

小儿为风寒所中

身体壮热，手足惊掣，宜解热。（可与生后卫护发热参合运用）

1. 甘草、防风各二钱，白术、桔梗各一钱五分，雷丸约三钱，共切细，以不入水猪脂，约半斤，熬去滓，合诸药末，于微火上煎之，去滓，凝成膏，如弹丸大，一枚，摩囟上及手足心，多摩为佳。

2.《子母秘录》治小儿身热，以白芷煮汤浴之，发汗，避风。

小儿喉肿

小儿喉肿或额角青黑，口角青、牙根紧，两乳有核，双目闭，不吮乳等，宜解毒。

将鸡蛋清放掌心，轻擦小儿前后心、后背、左右肋骨下、背后腰眼、命门骨上，每处擦四次，每次用鸡蛋清一蚬壳，擦至蛋尽为度。片时，擦处如发出约三分长如鸟毛管状之黑色蕊数百条，即用棉花铺上，再用软纱扎住，少停，其毒毛自脱棉上，各症均退，而能进乳矣。此江西省袁茂才先生传。

通治小儿五脏蓄热（亦治丹疹，宜除蓄热）

薄荷一两，大黄、当归、赤芍、甘草各五钱，炒僵蚕一钱，熬麻油、黄丹收，加六一散，敷胸部。

小儿有风寒积滞

二便难通，宜散寒除积。

连须葱白、生姜、淡豉等分，加盐少许，捣烂，作饼，罨脐上。

此外尚有民间外治疗法，如拔火罐、点脊椎等，此法简易，且有治疗之价值，应备录之。

1. 拔火罐法：常用于腹痛、泄泻、积滞、呕吐、咳嗽、感冒、头痛、遗尿等。

有以上一症之小儿，可选一个口径较小的罐子，江右闽中窑户，曾经烧售一种火罐，小如大人指，腹大两头微狭，使促口以受火气。用时，以小纸烧见焰，投入罐中，将罐合于穴位上，即牢不可脱，须待其自落。并治大人风寒头痛，及眩晕、风脾腹痛等症（见《本草纲目拾遗》）。先在取定拔罐的部位皮肤上，涂抹少许油膏，然后用纸或酒精棉球燃着后，投入罐内，等纸或棉球将尽未尽时取出，迅速将罐合在选定的穴位上。（另一法，只用酒精滴一二滴于罐内，燃着后，即迅速地将罐合在穴位上）

另有一种拔罐法：系用宜兴砂壶，各一只，各盛烧酒八分，重汤煮滚，将酒倾去，即将壶口对患处合位，轮换用之。可治伤寒不出汗，以及疯狗、兽虫等咬伤、外症瘰疬破烂等。作为吸毒之用（见《本草纲目拾遗》）。

按：上法可用于小儿，亦可用于大人。下法对于大人适宜，小儿则须斟酌情形使用。

2. 点脊椎法：此法由曲祖诒同志介绍于世者，具有脊椎反射疗法、海氏神经过敏带及中枢施术点等疗法之优点，而简便、经济与安全有效则似过之。曲氏云：小儿机能失调，或减弱，或亢进，能改变由于饮食不慎而得的消化系统疾病，可扭转脏腑某部生理不良状态而使恢复健康。

在使用此法前，先将手指甲剪齐，反复地洗净，尤其是拇食二指，要平整圆滑。然后分三条路线进行施点。

第一路线：用左手或右手拇食二指尖，紧贴尾椎骨根往上点捏到相平于两髂骨上缘止，点十二下。再由两髂骨上缘往上点捏，到相平于两肩骨下缘止，又点十二下。再由两肩骨下缘往上点捏到大椎骨相平（与两肩相平）又点十二下。此第一路线，共点三十六点，两侧共点七十二点。

第二路线：由大椎两旁开始往下点到平肩胛下缘止，十二点。再由肩胛下缘旁往下点到平两髂骨缘止，十二点。再由两髂骨下上缘旁往下点到尾闾骨两旁止，十二点。两侧共点七十二点。

第三路线：又在第二路线两旁，由尾椎骨两旁往上点，至大椎骨上相平处。复由大椎骨两旁往下点至尾椎骨两旁处，共点七十二点。

以上三条路线点完后，用拇食二指，轻轻在后发际两边凹陷中（风池穴）再轻点十二下（两旁共二十四点）到此为第一环。

第一环做完后，仍依照上面三条路线，不用单手拇食二指而用双手的两个拇指尖，依照上法，循行点之，点完后，再点风池穴（两旁共二十四点）到此为第二环。总计一二两环，共点完四百八十点。

手法完毕后，宜令小儿休息三五分钟，能就榻睡眠尤佳。

其他尚有谓点刺、指针等疗法，非练习有素者不能用，均从略。

第五章

新生儿疾病

不　啼（假死属之）

概述： 中医书在婴儿生后，不啼哭，不呼吸，概以不啼名之。或谓之梦生或名闷脐生，俗名草迷。西医则谓之假死，或称窒息。大抵由难产，或由寒气所逼，或因悬雍垂间有毒疱塞气道等所致。

症状： 轻型，皮肤青紫（或称青紫窒息），全身肌肉紧张度良好，心跳颇强。重型，全身皮肤苍白（或称苍白窒息），黏膜青紫，肌肉紧张度减弱，感觉消失，心跳缓弱，预后多不良。

治疗：

灸脐带法：《和汉医学真髓》云：小儿科疳虫，有初生气绝不啼者或因难产而闷绝者，不可先断脐带，宜先以绵裹儿，以烛燃脐带，片刻，火气由脐入腹，须臾，气通而啼声出矣，然后脐带方可断之。

此外，有谓急用棉絮包裹，抱于怀中，且勿断脐，用纸捻蘸油点火灸之，啼声自出，倘或剪断脐带，则气绝矣。又有谓取脐带向身却灸之（用蕲艾一小丸许），令暖气入腹，仍呵之百度，啼声自出。

烘胞衣法：急烘絮包之，将胞衣烘热，用烘炷于脐下往来燎之，暖气入腹内，气回自苏。一作，切不可断脐带，将胞衣用火烧灸，令火气入儿腹内，儿身已暖，却取猫一只，用青衣包裹其头足，使伶俐妇人捉住猫头，向儿耳边，以口啮猫耳，猫必大叫一声，儿即醒而开声，方可剪断脐带。

更有初生儿，先啼哭而后不啼者，口不吮乳，或不吹嘘，面色如靛，两眼、鼻准，绝无黄色，此由生母好食生冷，坐卧贪凉所致。

推拿和灯火法：即拿小儿之两手四指、小指初节之间（精灵穴）及拿两足后跟筋（昆仑穴），并须行元宵灯火（以灯草心一茎，蘸油点火行十五燋之谓）十三燋（两手足心、肩心、太阳、脊骨第三椎丹田各一炷，脐眼周六燋），迟则变为盘肠内吊无救。

按：此法，前哲夏禹铸、陈飞霞等最喜用之。王慎轩云：小儿患病，用推拿方法极妙。

倒提法：执儿两足，倒提悬空，拍屁股三五下，即啼。

刺悬痈法：急启儿口，视上腭肿起，或如芦箨盛水之状，或如桃李，坠下抵舌，名曰悬痈，须刺破，拭去毒水恶物，切勿令儿咽下，再用淡盐汤洗净，以一字散（飞辰砂五分，明硼砂五分，龙胆一分，朴硝一分，共研细末）蜂蜜调和，搽口内。

拉舌拍打法：用一食指，包以清洁之薄布（绢佳）一块，先将婴儿之口及喉，干抹干净，再将大指及食指用薄布包没，将婴儿之舌夹之，轻轻拉放，如此约一分钟行十次，同时须另有一人，以手持布一方，向婴儿之臀拍打之，或将布用冷水浸湿，拍打其膛之外皮，或用湿手拍打，亦可。

此种方法能使婴儿开始呼吸，迨至一经呼吸后，应将预先烘热之绒布，将儿包裹于内。

人工呼吸法：上述方法，若施行一二分钟后，而婴儿仍不呼吸者，则应速将脐割断，系好，随用人工呼吸法：先将两手将儿背后托起，再使小儿向前屈，更将其全身紧屈，随放松，如前托背法，如此施行每分钟十六次。施此法时，勿可使其呼吸太速，每分钟不得逾十至十二次。

摩拍法：宜先以消毒棉或棉花包指，将小儿口腔、咽喉及鼻孔中之黏液拭净，后以手指轻轻摩擦其手掌及背上，必能收效，或以骈指轻轻拍心窝处，或以手拍其臀部亦可。

冷热浸法：浸小儿于48℃之热水中，须臾提出，而以冷水淋其心窝及背部，腹浸于热水中，如是反复为之。（行上诸法不效时，可以此法救治）

不 乳

概述： 婴儿生后，一般在十二小时后，便可哺乳，如不能吮乳，即为病态。其病因不外有如下几种：早产儿与生后衰弱儿因吮乳力量不足者；脐粪不下，所谓胎绝者；恶秽污血，郁积腹中者；由孕妇过食寒凉影响胎儿肠胃受病者；由产时护理不当、婴儿感风受寒者；因难产损伤婴儿元气者。其他因口内生鹅口疮或重舌等。均能引起不乳。

症状： 生后，呕吐不乳，腹部胀满，大便秘结，气息短促，则属腹中有恶秽瘀血之征。若多啼，面色青白，四肢厥冷，口鼻气冷，大便溏泄，则由肠胃受寒而起。若元神怯弱，气息奄奄，或昏睡不醒，则必为难产或早产之婴儿。如为鹅口疮及重舌等，另见备条，此从略。

治疗：

涂足心法：因热者，用上天南星和醋涂足心。

灸法：因寒者，先灸承浆（穴在下唇之中央陷中），次灸颊车（穴在曲颊之端陷中）。若咽中鸣咽不利者，灸璇玑（穴在天突下一寸）数分钟。

单方：黄连三分，煎汤一分，灌小儿数匙即可。或以乳两合，葱一寸，和煎一二沸，将葱与吃，即可能吃乳。

护理上首先要使婴儿温暖，衣服要柔软，口腔要保持清洁，宜每天以硼砂水清拭口为佳。

新生儿口不开不食乳，或两腮肿硬，或口内生疮，或生马牙，或重舌、木舌、蛇舌、吐舌等，宜用下法：

敷心及肚脐法：芙蓉花（或叶，或皮，或根均可），捶极茸细，用鸡子两个和匀，蒸熟，候冷，敷心口并肚脐，用布扎紧，如神。

贴两足心法：生香附、生半夏各二钱，研末，鸡子白调作饼，贴两足心，一周时即愈。或吴茱萸四钱，好醋调敷两足心，亦效。

鱼尾摇摆法：如口舌破烂，用活鲫鱼，以尾入口中，频频摇摆，随摆随摇，尾虽有刺，甚软，并不伤人。治后即能食乳。仍须上方贴足法并用为佳。

吐乳吐不止，吐涎

概述：吐乳或作哯乳。婴儿偶然吐出少许乳汁者系乳满自溢，节其乳则自止，非病也。若时时吐乳，吐涎，吐不止者，则属于病态。其证虽有寒、热、虚、实之不同，而病因无大异，故并列之。

症状：

寒吐：多见面色青白，四肢不温，手足指冷，食久则吐，其乳不化，指纹色淡，粪青多沫。

热吐：面赤，唇青，其乳成片，有黄涎而渴，指纹青紫，头额温，小便赤，大便秘，手足指热。

虚吐：面黄，肌瘦，四肢软弱，乳汁从口角唇边外流。

实吐：哺乳后即吐，或在哺乳后少顷即吐，嗳酸，稍有热象。

此外，大便不通，吐涎不止而呈黄色者，多属秽恶未尽之征。若口热唇干，夜卧不宁，手足心热，则属于伤乳。胸膈膨胀，呕吐痰涎，则属于停痰，宜分别治之。倘吐不止，发现有急慢惊的痉挛症状时，预后多不良。

治疗：

涂舌法：吐乳不止，用生姜汁少许，涂儿舌，能止呕。

涂唇法：如因咳嗽回乳，久不愈者，用石燕子为末，以蜂蜜调少许涂唇上，日三四次。

饮淡茶水法：停止哺乳，每于吐乳 30 分钟后与以数茶匙之淡茶水，自能收效。

简方：吐乳不止，用莪术少许，食盐绿豆大，以乳一合，煎三五沸，去渣，入牛黄两粟米大饮之，甚效。

按语：小儿吸乳汁多，每因动摇其身体，引起胃壁蠕动，而致吐乳，用上法即效。

西医学说，小儿生后一月内，时发生幽门肥大性狭窄，男性发生率特高，约为 85%，出现喷射式呕吐，呕吐物系奶或水，绝对不含胆汁，在肝脏下缘与腹直肌外缘之间，可按得橄榄核样大之肿块，如为单纯幽门痉挛者，摸不得肿块，治疗易于见效。

眼闭不开

概述：小儿生后两眼不开，有由孕妇饮食不洁，恣情厚味，热毒熏蒸目睛所致，有由胎毒内蕴或秽水浸入眼中，以致眼胞赤肿。又有因产母阴道淋菌侵入婴儿眼中，以致两眼不开。

症状：婴儿生下两三天或六七天之间，眼睑及结膜发红肿胀，或有赤白色脓样液体出现，渐渐形成虚弱斑点或溃疡。

治疗：

洗眼法：①熊胆、黄连各少许，滚汤淬洗，一日七八次。如无熊胆，可以黑羊胆或青鱼胆代之。一作熊胆少许，煎洗七八次，愈。②用硼酸和温开水洗之。③芽儿，胎受热毒，生下两目不开，灯心、黄连、秦皮、木贼、枣子各半两，水一盏，煎澄清去渣，无时，洗两目自开。

脓漏眼

概述： 此证初生，两眼漏脓，又名先天性梅毒眼脓疡。由婴儿分娩时，产道淋毒，或白带侵染而起，亦有由初浴之浴巾、浴水而起者。

症状： 先结膜发红，眼睑浮肿，泄出黄白色之脓液而睑渐黏合，不能开启，继以脓液愈损，角膜溃疡，遂致失明。

治疗：

洗涤法：用水调硼酸洗涤之。

滴洗法：以五十倍之硼酸水洗眼，更滴入五十倍硝酸银水一滴，俟结膜微变白色，复以二百倍食盐水洗之，洗后，用脱脂棉或软性毛笔蘸药水洗之，如是日二次，或三次。

嗅入法：用薄荷油，涂口鼻，嗅入。或用百倍碳酸甘油，涂入鼻孔。

塞鼻孔法：用棉球濡薄荷及硼酸少许，塞鼻孔内。

按语：有谓内服生地黄汤，外用 2% 硼酸水洗之，然后用消毒灭菌的药布，热敷于眼皮中，或用熊胆洗法，及黄连膏抹眼内。

预防方法：时以清凉眼药滴入眼中。乳母应忌食一切辛辣动火的食物，室内应避免强烈光线，或尘埃烟气，或过热刺激，以免传染。

胎赤眼（或作血眼）

概述：两眼赤色，多由胎毒攻眼，若赤肿而烂，每每损目。周岁外小儿，亦有因食毒而致者，易治。

症状：婴儿两眼赤肿，不见瞳仁。轻则外胞赤肿流泪，上下弦烂，重则致盲。

治疗：

灸赤眼法：儿生一宿，抱立明亮无风处，看脐上有赤脉直立者，宜于脉尽处灸三壮（艾如小指头大），则赤眼渐散而无患。

贴足心法：眼涩痛，用白姜末，水调贴足心，妙。

贴太阳穴法：黄丹和白蜜，贴太阳穴，能止痛，片刻奏效。

敷眼皮法：将青果（即橄榄）和水磨成泥，敷于眼皮或太阳穴等处，敷数次，功效甚速。如已成疾，刻刻敷之，挨干即换，不日即愈。

灸商阳穴：眼目刺痛剧者，灸商阳穴（在大指次指之内侧，去爪甲如韭菜）小炷三壮。迎风洒泪不止者，亦佳，大人亦可用之。

药点法：用杏仁二枚（去皮尖），嚼乳汁三五次，入腻粉少许，蒸热，绢包频点，重者，加黄连、朴硝最良。

罨眼法：生地黄、黑豆等分，共研成膏，罨于眼上，则眶肿自消，血随泪出而愈，再以热水袋置于四周，以维持体内之温热，其室内亦须加以温暖为要，并灌以少许淡姜汤，可免吐泻之患。

摩白鱼法：用衣中白鱼二七枚，绢包于儿腹上回转摩之，以愈为度。

涂囟门：用蚯蚓泥涂囟门，干则再换，三次即愈。

涂足心：生南星、生大黄等分为末，用醋调涂两足心，效。一作水调黄连末，贴足心，甚妙。

贴眼法：猪肝切片，井水浸贴。

单方：鲫鱼煨汤，喂儿，妙。

简方：用白僵蚕、木香、肉桂、陈皮、槟榔、炙甘草各五分，水煎取汁，以绵蘸入儿口中。

胎烂眼

概述：见胎赤眼。

症状：初生儿两眼胞赤烂，甚至眼不能开。

治疗：

水洗法：先用皮硝煎水洗，后再用杏仁三粒（去皮尖）捣烂，加铜绿，如黄豆大一块，为末，和匀，用新青绢包好，并水一酒杯，浸片时，待水色成绿，不时洗之，二三日后自愈。一作用西药普泰晋片一片，汽水五十瓦，化和洗之，奇验。此奚缵黄经验方。

胆盐点法：猪胆汁和食盐点之，极佳。

涂囟法：以曲蟮一尾，捣涂囟门，干则再换，不过三次即愈。

涂足心法：以生南星、大黄等分，为末，用醋调涂两足心，愈。

点眼法：铜绿一分，白蜜半两，于蚌壳内相和，每夜卧时用水洗眼，炙热点之。

噤口　锁口（马牙）　撮口

概述：噤口者，谓牙关紧闭也。撮口者，谓口撮如囊状也。锁口者，谓牙关不开如枷锁也。发生此种症状有多种原因，或因难产；或过于挤压，头部受伤；或因在胎中受热，为风邪所搏；或因大脑缺乏氧气，不能呼吸；或因舌上及齿上生肉，吮乳不得。前人有分为口噤、撮口、锁口，三种病名，其原因虽非一类，而所现之症状，大抵相似。除上述各原因外，如破伤风（脐风）、败血症、脑膜炎、肺炎等，亦均能引起此三种症状，今拟合并为一。

症状：噤口、锁口、撮口三种病证有由舌上及齿上生肉，如黍米大（或称腭上疱点）嵌于肉内，坚而且硬，甚至所生之肉渐大渐高，有形如马牙者（故名马牙），延久，则牙龈亦变极硬（故俗名板牙），不能吮乳，上下牙床紧闭，挖之不开，故名噤口或锁口。有时初起发热，旋即直啼，气息喘急，口吐白沫，唇青，面色黄赤，口撮如囊，遂又别名撮口，亦有由脐风等病而来者，均须辨之。

治疗：

擦牙要法：天南星细末一钱，上梅片一二厘，共研匀，生姜汁调和，指头（洗净）蘸汁，搽牙根上。

透气法：天南星一枚，煨熟，纸裹，剪一小孔透气于口中，牙关自开。

塞鼻孔法：天南星煨熟，乘热，纸裹，将纸剪一窍，如芡实大，塞儿鼻孔（当塞一个），牙关自开。

涂囟门法：麝香、朱砂各三四厘许，研细末，水调，涂囟门上。

小儿锁喉：芙蓉叶捣汁，煎鸡蛋，贴囟门及肚脐即愈。

婴儿马牙：生香附五钱，生半夏五钱，共研末，鸡蛋清调成饼，分两个，贴两足心，病愈后去之。（张叔宏传）

涂足心法：天南星细末一钱许，和醋，涂小儿足心（涌泉穴），更贴以纸，至小儿能吮乳时，去之。小儿舌伤不能吮乳亦宜。

吹鼻法：①郁金、藜芦、瓜蒂为末，水调，着鼻嗅之。②金头蜈蚣一条，蝎梢五个，直僵蚕七个，瞿麦五分，上为细末，每用一字吹入鼻中，嚏则可用薄荷汤调下一字。

擦牙吹鼻法：生南星二钱（去皮脐），龙脑少许（研细末），用纸蘸生姜汁，再蘸药末，擦大牙根上，牙紧立开。如不开，则将姜汁调药末，成稀糊，含在大人口中，用空笔管，塞小儿鼻孔，然后将药糊，极力吹入，其关立时即开。（据笔者云：此法有通仙之妙，不可不知）

灌入法：干蜘蛛一枚（去足），竹沥浸一宿，炙焦，蝎梢七个，腻粉少许，为末，每用一字，乳汁调，时时灌入口中，名文圣散。或蜘蛛（去足）研末，炙焦，入猪乳一合，和匀，分作三服，徐徐灌之，神效无比。

刮破法：以消毒银针轻轻刮破，将疱内白米取出，以陈墨研汁搽之。

一作，急以消毒针挑破出血，用墨磨薄荷汁，断母发少许，裹手指，涂擦。

一作，以指甲（须经洗净）于白疱当中揾之，揾破后，以蜈蚣末（焙研为细末）敷之，良。

一作，以绢裹手指，蘸热汤，轻轻擦破，即按。

一作，刮破后，以盐汤拭净，外敷一字散（朱砂、硼砂各五分，龙胆、朴硝各一字，共为细末），用蜜调少许，鹅翎蘸刷口内（咽下无妨）。

灸脐法：以食盐捣细贴脐上，灸之。

涂唇法：小儿撮口，胎热，丹砂、麝香各一分（原方二钱五分），蛇蜕皮，炙，小半条（原方一尺），上为细末，每用一字，调涂唇上。

针灸法：小艾小壮，灸囟门，或烙之，愈。或刺少商穴。

拭口法：夜合花枝（合欢树）浓煎汁，拭口中，并洗之。

吹鼻法：生川乌尖三个，全足蜈蚣半条（酒浸，炙），麝香少许，为末，以少许吹鼻，得嚏，乃以薄荷汤，灌一字。

探吐法：撮口，喉内风痰壅塞，用马齿苋，煮水洗唇。另用玄明粉，醋调服，探吐，以去风痰。

涂抹法：①唇紧，用马芥子捣汁，曝浓，揾破，频涂之。②撮口发噤者，用晚蚕蛾二枚，炙黄，研末，蜜和，涂唇内，便瘥。③人中黄、竹沥，调一字，抹口中。一说，用蝉蜕、僵蚕、姜汁，炒研，朱砂、麝香各五分，蜜调涂唇上，并抹口角，擦破，滴汁，视齿龈上有小疱子如粟米状，急以温水蘸青熟棉布，裹手指，轻轻擦破，即开口，便安。甚者，用牛黄三分，竹沥一蚬壳，调匀，滴入口中，即愈。④直僵蚕为末，蜜调，涂口。一说直僵蚕二枚，去嘴，略炒为末，蜜调，敷唇中，甚效。

洗敷法：用赤苋取汁洗之，又用鸡屎白研末，敷，有涎换去。

揙法：视小儿上下腭，当口中心处，若有疱白色如豆大，此发病之候也，急以指爪正当中揙之，自外达内，揙令迎，微出血亦不妨，又于白处两尽头，亦依此揙，令内外断，应手当愈。一说，看齿龈有小疱，以指蘸温水擦破之。

涂脐法：脐风撮口，田螺捣烂，入麝香一分，再捣，涂脐上，立效。

涂脐法：生地、生姜、葱白、萝卜子、田螺肉各等分，共捣烂，涂脐四周一指厚，包住，候一时许，有屁下泄而愈。

滴脐法：脐风撮口，用蛴螬一条，将尾须二根剪断，自然出水，滴入脐内，少顷即愈（其虫在多年墙内，人家水缸底下亦有）。

先搽后抹法：脐风撮口，僵蚕末三分，牛黄六厘，冰片一厘，麝香一厘。先将僵蚕搽上，次将片、麝、牛黄用蛤蟆胆和匀抹之。另用完全葱捣汁，用直僵蚕三个研末，调涂乳母乳头上，令儿呛之，或用乳调蚕末灌之，儿口即开，名定命散。

出血擦墨法：小儿撮口风、荷包风、鹅口风等，并牙龈边生白点，名马牙，作痛啼哭，不吃乳，即看口内坚硬之处，或牙龈白点，将针挑破出血，用好墨调薄荷汤，手指搅过，再用其母油发蘸墨，遍口擦之，仍用绢蘸新汲水，揾口即愈。

擦舌法：小儿百日内口风噤，口中有物如蜗牛，或如黄头白虫者，用薄猪脂擦之，即消。

擦牙法：噤风，眼闭，口噤，啼声渐小，舌上聚肉如粟米状，吮乳不得，吐乳白沫，大小便皆通，至满月一百二十日见之，名曰犯风噤，可急看儿上腭有点子，先以指甲（洗净）轻轻刮破，次服"定命散"。如噤口不开，诸药不效者，生南星，去皮脐，研为极细末，龙脑少许，和匀，指蘸姜汁，指在大牙龈上擦之，立开，并须服淡豆豉汁，取下胎毒。其他脐风撮口，亦须服之。

挑取法：如见牙龈及舌上白点，用消毒银针急急挑去，以墨擦之，隔日再看，再生再挑。刺去毒液恶血后，再用黄连、甘草煎汤洗之。再用僵蚕、人中白研末，加入冰片少许，研匀，敷之，敷后数分钟，仍须洗净。内服加减桔梗汤（即桔梗汤加山栀、连翘、薄荷、黄芩、竹叶）。

贴足心法：生香附二钱，生半夏二钱，研细末，鸡蛋清调成饼，分贴两足心。

单方：①赤脚蜈蚣半条，去足，炙令焦，为末，麝香少许，以猪乳和之；或用蜘蛛一枚，去足及口，炙令焦，研细，用猪乳一合，和为三服，均徐徐灌之。有谓：猪乳能独令小儿口噤不开，此方入麝香治疗牙疳，亦极效。②猪乳饮之，良。

简方：①蝉蜕五个（去嘴脚），全蝎五个（去毒）为细末。入轻粉一二厘，和匀，乳汁调喂少许。②秘方擦牙散：生南星二钱（去皮脐），龙脑少许，研为极细末，指蘸合生姜汁，入大牙龈擦之，立效。吹鼻，如擦上药，口仍不开者，将上药调和稀薄，含在大人口内，以笔管插入小儿鼻孔，用气将药吹入，其关立开。

按语：如有破伤风等病证者，宜按照各病证依法治之为要。

胎　黄

概述：小儿生后，二至五天内，遍体面目皆黄，名胎黄，亦名胎疸，此属生理性黄疸，系因生母受湿热传于胎儿也。若迟至两周后，小便如栀子汁，黄色不退，则为病态，预后多不良。

症状：胎儿皮肤、面目出现鲜明黄色，轻重不一，轻者在数天内自行消失。重者因禀赋不足，或胎湿过盛，延绵日久而不消退，同时不欲吮乳，小便黄赤，或如栀子汁状，发热，便秘，啼哭不止。突然高热不退，精神倦怠，大便色白，或溏泄，腹部膨胀，按之有块，此真黄疸病也。有谓，黄色，至四星期后，仍然不退者，将成败血症，预后均不良。

治疗：

涂法：浮萍、蓝叶、水苔，捣烂绞汁，调朴硝、土砂，涂之，其色可退。亦用于胎赤。

预防法：初生儿二三日，如吃乳无力，查视上下牙床，有硬黄点，即用消毒针刺破，拭去恶血，可免发黄。

胎　赤（附：胎弱）

概述：胎赤一作胎热，或名胎肥，系由孕妇过食辛热之物，以致毒热凝结，蕴于胎中，遂令儿体身肥而赤。

症状：小儿生下，肌肉肥厚，遍身色红，或面红目黑，或白睛，亦作粉红色，睛大若笑（弥月以后，则渐渐羸瘦，目白，睛红色），目睑或赤烂，大便难出，气急喘满，眼闭，神困，呵欠，呢呢作声，遍体壮热，小便赤色，时复惊烦。若经久不治则鹅口、重舌、木舌、赤紫丹等病，自此而生。别有一种婴儿生后，因皮肤娇嫩，骤与外界环境接触，亦呈潮红色，不能认为胎赤病也。

治疗：

药物浴法：乌蛇肉（酒浸焙干）为末三钱，白矾三钱，青黛三钱，天麻二钱，全蝎（去毒）五分，朱砂五分，共研细末，每用三钱，水三碗，桃枝一握，用煎至十沸，候温浴儿，但勿浴背，或加麝香一字。一云，胎怯者，亦可用之。

洗目法：初生儿胎受热毒，生下两目不开，用黄连、秦皮、木贼、枣子各五钱，煎去渣，澄清，洗两目，无时，复服"地黄膏"（山栀、红绿豆粉各两半，上为末，用生地黄，杵烂，半和好蜜，半在瓦器中煮成膏，如稀糊状，候冷停分），入前药末，同时乳钵内再研匀如黄实大，每以半丸，用麦冬汤化开灌之。

洗法：①黄连（去须）、黄柏各一钱，共为细末，以乳汁浸一宿，每用少许，以新绵裹，药棉亦佳，用荆芥汤浸，于温热时时洗之。②小儿目睑赤烂，多由洗目未净，秽汁浸渍于目中所致。用鸡内金、郁金各等分，研为细末；或黄连、黄柏，捣为粗末，乳汁浸一宿，焙干，每用少许，荆芥汤浸，时时洗之。

点眼法：如眼赤烂，用黄连、黄柏、当归、赤芍各一钱，杏仁（去皮尖）五分，挫细，乳汁浸一宿，晒干，为极细末，用生地汁调一字，频频点眼。新绵裹，荆芥汤浸温，时时洗浴。母服"洗心散"（生甘草、当归、黄麻、芍药、白术、荆芥、大黄煨各五分，上为极细末），用生姜少许，薄荷少许，汤调化食后服。

调敷法：生地、甘草、连翘、花粉、水浮萍，捣烂取汁，调赭石、朴硝细末，敷。

单方：以真牛黄一豆大，入蜜调膏，乳汁化开，时时滴儿口中，形气不实者勿多服。又，或以"益元散"时时灌之。

附：胎弱

概述：生下面无精光，肌肉薄，大便白水，身无血色，时时哽气多啰，目无精采，谓之胎弱。

治疗：《婴儿百问》用上天麻、全蝎、乌蛇肉等药煎汤浴之。

胎 寒

概述：胎寒，古名寒疝，或称脏寒，亦有别称盘肠气痛者。由婴儿在胎中受寒，生下后，失于将护，再伤于风，致成此证。

症状：初生数日，啼时皱眉，曲足，握拳，口冷，面青白（或唇面微青），口噤不开，身起寒粟，手足逆冷，时发战栗（手足颤动），或昏昏多睡，或吃乳泻白，或额上汗出，夜间多啼（或昼夜啼哭不已）。

治疗：

熨脐法：①淡豆豉、生姜各二钱，切碎，葱白五茎，食盐一两，共炒热，置脐上熨之。一方无淡豆豉。②肉桂细末、麝香少许，放脐内，以热水袋熨之。

油抹棉裹法：遍体用油抹之，裹于棉套内，勿令受风。

脐　风

概述：该病起于五日以内，病势较轻者，能延至两星期左右，或有治愈之望，若屡屡发作，热度高至40℃以上者，均极危险。

西医名破伤风，由处理断脐后手术不洁，或结缚不洁，为外风侵入脐中，或脐带脱落后受伤，或因浴儿时不慎，致水湿内侵而来。

症状：小儿生后五日以内，始则不时喷嚏，无故啼哭，吮乳口松，腹部膨胀，或两眼见黄色，继则脐肿，呕吐涎沫，口唇渐渐收缩而发青，牙关紧紧，不啼不食，终则背筋反张如板，四肢收缩，指硬如握拳，每间数分钟至数点钟，必发作一次，热候有时高至41~42℃者。

治疗：

粉脐法：干蛴螬细末粉之，日数次。一说用蛴螬一条，将尾须二根剪断，自然出水。滴入脐内可愈（虫在多年墙孔内，人家水缸底亦有）。

填脐法：艾叶烧灰填脐，以帛缚之。

涂脐法：脐风撮口，蜗牛五枚，去壳，研汁涂之。

涂脐四周法：生地、生姜、萝卜子、田螺肉各等分，共捣烂，涂脐四周围一指厚，包住，泄气得愈。

灸脐滴鼻法：脐风将死，捣蒜安脐，以热艾灸蒜上，至口中有蒜味方止，仍以蒜汁滴鼻中。

封脐法：①脐风病，用川当归半两洗焙，天浆子三个微炒，乱发一钱烧灰存性，同为细末，入麝香一字，拌匀，用药一字至半钱敷脐中，时时用。②脐风发肿，锦帛（烧灰存性）一钱，雄鼠粪七枚（炒），枣（去核）数个，麝香少许，捣枣肉为膏，封裹脐上。

抹口法：脐风撮口，僵蚕末三分，牛黄六厘，冰片一厘，麝香一厘，先将僵蚕搽上，次将片、麝、牛黄，用蛤蟆胆，和匀抹之。另用完全生葱捣汁，用直僵蚕三分，研末，调涂乳母乳头上，令儿吮之，或用乳调蚕末灌之，儿口即开，名"定命散"。

按：脐传染，在脐带脱落前，污染了羊水，可能是脐传染的根源。在脐带脱落后，脐疮的传染，可能是在以未经消毒的材料，行脐包扎时，经工作人员污染了的手，和在沐浴时经水而引起的，正因为如此，所以在脐带脱落之前，不应给新生儿洗浴。

吹鼻法：《尊生书》用蜈蚣一条，蝎梢四尾，僵蚕七个，瞿麦五分，共研细末，吹入鼻中，得喷嚏啼哭者，为可医，随用薄荷汤调末服。

针灸法：初生小儿，脐风撮口，灸然谷三壮，或针三分，不见血，立效。

灸法：①枢密孙公抃生子数月患脐风，已不救，道遇老媪，以艾灸脐下即活。②急用蒜一两，捣捏作饼子，纳于脐上，以艾火灸五七壮，仍用艾绒或绵子如钱大一块，贴于脐上，外以膏药封之。兼用上法，为妙。

挑牙龈水疱法：江应穷曰：凡儿脐风须看牙龈有水疱，点如粟粒，以银针挑破出污血，或黄脓少许而愈。

吹鼻法：生川乌三个为末，全足蜈蚣半条酒浸炙为末，加麝香少许，吹鼻得嚏，乃以薄荷汤灌一匙。

灯火法：若唇不紧锁，以指揉外劳宫（手背对手心处），用粗灯心草，蘸好麻油点火，在囟门、眉上、人中、承浆、两手大指少商穴，各灸一壮，脐轮灸六壮，如脐带未落，在脐带口火燃，既落，于脐心灸一壮，脐风即止，而黄亦退。若未痊愈，仍按前法治之。如无灯火，即用艾绒捻成小麦粒大，灸之亦可。初起用此法，可免危急，危急时用之，可以回生。

掐法：裸中小儿脐风撮口，将发之先，视小儿上下牙龈，龈当口中心处，若有白色如红豆大，此病发之候也。急以指爪正当中掐之，自外达内，掐令匝，微血出，亦不妨。又于白处两尽头，亦依此掐，令内外断（只掐气脉断，不必破内，指爪勿令太锐，恐伤儿甚）。沈存中云：到赵郡，有老人来献此法。云笃老，惜此法将不传，愿以济人，询之赵人云，此翁生平，手救千余儿矣，环数邑之人，皆就此翁治儿，应手而愈。

调涂法：①初生儿七日外，脐风撮口，牙关紧闭。僵蚕（去丝）四两，威灵仙（去芦）、明矾（生用）、甘草（生用）各二钱，细辛一钱，共为末，每用半钱，煎荆芥汤，调涂两牙关内。②用壁虎后半截，焙为末，男用女乳，女用男乳，调匀，入稀鸡矢少许，掺舌根，或牙关，仍以手蘸摩儿，取汗出，甚妙。

敷法：小儿脐风湿肿，久不瘥，蜂房烧末敷之，效。

预防脐风法：凡初生下时，用绵裹脐带，离肚三寸处，以线扎住，都于线外，将脐带剪断，片时去线，待血流尽，看近肚处，脐有两小孔，一大孔，用鹅毛管送练脐药（麝香、丁香、青盐、夜明砂、香木香、小茴、没药、虎骨、蛇骨、龙骨、朱砂、雄黄、白附子、人参、附子、胡椒、五灵脂、槐皮、艾叶，为末）入大孔内，以手指轻轻揉散，艾灸脐头三炷，结作疙瘩。软帛腰裹，切不可时常揭看，待脐带落去，自无风矣。

又，落胎之时，视其脐软者，不须治，如脐硬直者，定有脐风，急用银簪于脐根旁，刺破一二处，入麝香末少许，艾灸三炷，极妙。

脐　湿

概述：儿科学家认为，脐疾病，在轻度的感染时，可能发生脐创愈合的拖延，和不断地由脐内分泌出浆液性的、轻度混浊的液体，称为湿脐。

中医多谓脐湿、脐肿、脐烂、脐疮等，大致由浴儿时，任意洗濯，或包裹不周，以致尿水浸入而成。

症状：脐中出水，甚则肿湿，浸淫不已，历久不愈。有时燉赤成疮，而致溃烂者，则为脐疮。

治疗：

撒布法：当归焙为极细末，少少着脐中，频用之。《医说》小儿脐久不干用此方。

又：枯矾一钱，龙骨五分，再加麝香少许，共研细末，撒脐中，治脐中湿烂。

又：黄连一钱，胡粉八分，龙骨五分，共为细末，撒脐中。

又：脐汁不干，用黄柏（炙）一两，釜底墨四分，捣和作散粉脐中。

又：小儿脐风汁出，甘草（炙）、蝼蛄（熬）各三分，捣散按脐中。

涂敷法：枯矾、水龙骨（即旧船底缝中石灰）共为末敷效。

又：初生脐汁不干，车前子炒焦为末，敷效。

又：大红呢烧焦为末敷。

又：草屋上旧茅草研末敷，极效。

熨脐法：小儿脐湿，用盐、豉等分，捣作饼如钱许，安新瓦上，炙令热，熨脐上，瘥止。

敷脐法：① 用玉真散（药店有售）外敷脐部，并用少量开水调服。《中医急救法》云：据江苏省中医研究所所长胡左梅老先生谈，玉真散不但对成人破伤风有效，而且对新生儿破伤风，用其少量内服，收效亦佳。另外用单味蝉蜕也同样有效。唯脐风，用量可酌减，并改用水煎服。

② 干姜、百石脂，煅灰，同胡粉各等分，研细末，敷脐中。

③ 枯矾、龙骨等分，加麝香少许，研细末，敷脐中，至二三时，看一次，如有稠水流出，即以药棉收干，换药再敷。

④ 当归五钱，天浆子三个，乱发一钱（烧灰存性），捣箩为细末，加麝香一字，拌匀，敷脐上。名封脐散。

⑤ 脐湿初起，简易方用粗草纸，烧灰存性，敷脐最效。唯宜勤加更换，勿使再受湿气，乃逐渐收功。

⑥ 掺涂法：红绵灰、黄牛粪、龙骨、发灰、干胭脂各等分，

为细末，掺脐，干则和油涂之。

脐 疮

概述：儿科学家认为，最严重的脐感染可能形成久不愈合的化脓性脐溃疡。脐周围的皮肤发生炎症时，形成脐炎，如果病变向深部皮下组织扩展时，则形成脐蜂窝织炎，在虚弱的小儿亦能发生病变的部位坏死，并形成脐坏疽。

症状：轻症，脐皮剥脱，脐创久久化脓，与脐窝周围之皮肤发红。稍重，为脐部溃疡，往往延及化脓近处之皮肤发生假膜于其面上。尤重者，为脐蜂窝织炎，一名脐炎。若炎症侵及血管外周围之结缔组织，则脐动脉或静脉，必并发外膜炎，或因败血症而诱发腹膜炎，同时体发寒热。最重者，为脐坏疽，脐带剪断处之组织，始则湿润，后乃变黑色而坏死。

治疗：

贴脐法：荆芥穗煎汤，洗净，以煨葱刮剥，出其火毒，贴之即消。

搽脐法：搽脐，脐疮出血，出脓，海螵蛸、胭脂为末，菜油调搽之。

粉脐法：或涂脐，脐疮见赤，用黄柏末粉。按《子母秘录》云：小儿脐疮不合，用黄柏末，或灶心土研末，涂之。

敷脐法：①儿生百日，脐汁出，烧绛灰敷脐中。②小儿脐疮不干，白矾（枯）、龙骨各等分，为末，掺敷脐中。③地蚕（宜焙）

研末，敷脐上，数次即愈。④脐内脓血不干，马齿苋焙枯为末敷之。或草屋上旧茅草研末敷之，极效。或车前子炒焦为末，敷之，即愈。

脐出血

概述： 出血有自脐动脉来者，透射如线，由脐带结扎不紧所致。如血自脐带之实质中来者，止之殊难。大抵在生后第五日之内，易有此症，因之致死者，百人中约有八九十人之多。

症状： 脐部出血，日久不治，亦有延成脐疮者。

治疗：

结扎法：自脐动脉来者，用细布条结扎，即止。如脐带粗而胶质又多者，多打数结扣便可。

塞法：实质出血，用棉花蘸取百分之三过格鲁儿铁液，塞住出血之部。

撒布法：①以安知必林掺之。②中医以白石脂，炒研细末，掺之，不可剥揭，俟其自落。③蚕茧壳烧灰，存性，掺之。④龙骨、枯矾为细末，加血竭少许，干掺之，以愈为度。

涂敷法：①干蛤蟆、牡蛎各一枚，烧灰，细研，以少许敷脐中，日二三次。②或用枯矾、艾灰，共为细末，涂于上即愈。唯不可剥揭，须俟其自落也。③脐中出脓血，用海螵蛸、胭脂，炙灰，共为细末，香油调敷。

脐 突（附：脐疝）

概述： 新生儿断脐之后三五日内，脐带脱落，脐孔深洼者为实，浅者为虚，无所谓病态。若脐不下陷，而转向上隆起，忽发肿赤，或虚大光浮，则病名为脐突。西医谓有四种之别：在脐周围之皮肤，不与脐窝相平，而略延及脐带之上，其状如膜，名曰肉状脐。腹皮不紧接脐窝之周围，有单膜间阻之，迨羊膜化脓脱落，该处即结痂而愈，脐窝因之亦见突起，名曰单膜状脐。若脐窝周围皮肤筋肉均停止发育，而腹内诸脏向外突出，名曰脐带脱。若脐带脱甚，而小如圆球者有，大如梨状者，按之可复旧，一遇咳嗽哭泣或大便努责时，则又突出，名曰脐疝。更有在脐窝突起如赘肉，或有生于脐窝皱裂之间，不久而化脓结瘢或竟脱落者，名曰脐息肉。以上皆属脐肉病也。

中医谓，由小儿过于啼哭，努张其气，而脐眼不加紧闭，以致外突。或落地时，先断脐而后洗浴，更以束缚不紧，风湿入内，以致突出光肿。

症状： 脐眼突出，光浮如吹，捻动微响，间或惊悸作啼。脐突之甚者，有并发腹膜炎之危险，预后不良。

治疗：

涂法：赤肿或痛，或不痛者，用大黄、牡蛎各五钱，朴硝二钱，共挫研为末，另取田螺摩洗，以水半碗养一宿，取其水和上药末，调涂肿上，如阴器肿，以车前草或子煎汤待冷调敷。

敷脐法：煅牡蛎、大黄各五钱，朴硝一钱，共为末，多用田螺浸水，调一二钱，敷脐上，其水从小便出。按：此法多寒凉药，非有热湿者，不宜用。

又：或以红饭豆、淡豆豉、南星、白蔹各一钱，为末，调敷。

又：赤肿用赤小豆、豆豉、天南星（去皮脐）、白蔹各一钱，研极细末，用芭蕉叶捣汁，调敷脐旁，日换二次，若得小儿脐下白，即安。一作，鸡子清或醋和上药，调敷脐四旁，尿利即愈。此等药品，消肿极灵，最忌全用寒凉之药敷脐，易使热毒冰凝，反成凶象。

调搽法：取原断脐带，并艾叶，同烧灰，油胭脂调搽。

洗搽法：先以荆芥汤洗之，再用葱叶火上微炙，放地下，出火气，以指甲刮薄，搭放脐处，即消。

俯卧法：西医谓，为了能较快地消除脐疝，最好使小儿每日俯卧。

一说，赤小豆（不去皮）、淡豆豉、天南星（去皮脐）、白蔹各一钱，共为末，用五分，水芭蕉根汁调，敷脐四边，日二次。

附：脐疝

脐疝通常是可以还原的，箝闭很少发生。必须把真正的脐疝与脐孔已闭锁得很好的，所谓皮肤脐，区别开来。又云脐疝通常到1~2岁小儿健壮起来时，即消失，不需要任何手术治疗。

脐 烂（与脐湿参看）

概述：脐烂最易酿成脓毒病症，凡未成熟儿和衰弱小儿，以及曾患梅毒和有严重分娩损伤之小儿，易感受传染物引起脓毒症

（败血病）。

症状：脐带浸渍不干，湿毒蕴蒸，焮肿溃烂。

治疗：

掺脐法：脓血不干，煅龙骨一钱，轻粉五钱，黄连一钱，枯矾五分，麝香五厘，为末，干掺脐中。一方，有郁金，无麝香，先以葱头汤洗净，然后用药掺脐上，日三四次。

又：脐烂成风，杏仁，去皮，研敷。

撒脐法：小儿脐带落后，脐部溃烂，用丝绵五钱（无丝绵以蚕茧去蛹烧灰亦可）烧灰，研细，撒脐部，不久溃烂部干燥而愈。

涂脐法：小儿脐疮湿肿烂，瓠带灰、乱发灰、白姜灰、红帛灰（以上四灰同研），南星、白蔹、当归、赤小豆、五倍子（上五味为末），血竭、龙骨、赤石脂（煅）、海螵蛸、百草霜、胭脂（以上六味同研），各等分，拌匀，再研极细，湿则干掺，干用清油调涂脐上。

脐 肿

概述：旧时谓婴儿脐肿，系痰湿之邪侵于脐中所致。今时云，在脐湿润时，由于经常刺激，发生肉芽增生，并形成所谓脐蕈样肿。

症状：在脐窝底上有一种隆起，其大小与豌豆同。一说，脐肿如粟，疼痛而软。

治疗：

结扎法：如此类肉芽有小蒂时，可用消毒丝线，将其蒂扎起，待经过一个时期后，肉芽便死灭。

烧灼法：如果肉芽充满于脐窝底时，可用硝酸银棒，谨慎地烧灼之，不要伤及皮肤的边缘。

敷脐法：肚脐肿出，用煅牡蛎、大黄各五钱，朴硝一钱为末，多用田螺浸水，调一二钱敷于脐上，其水从小便而消（按：此方即治脐突方）。如啼哭不止，用台乌药少许，煎水服，即止。

涂脐法：①儿脐赤肿，用杏仁二分，猪牙车骨中髓，上二味，先研杏仁，以此和髓，令匀，涂脐上。②《子母秘录》单用杏仁一味，杵如脂，敷脐肿上。

熨法：小儿脐肿，桂心，炙热，熨之，日可四五度。

灸法：脐肿，取腰对脐骨节间灸之，三壮。

胎 惊

概述：初生儿生下后，或在生后一月内发惊者，名胎惊。此症西医书籍亦不载，而中医书籍有之。日医学博士松园渡边熙云：此亦为和汉医学专有之名词，凡有胎毒之胎儿，多有此病，大抵生后一月中，常易发惊，中医多谓由妊妇调摄失常，或外夹风邪，有伤于胎者。

症状：小儿生下后，壮热，吐呢，翻眼，握拳，咬牙，噤口，身腰强直，呕吐涎潮，搐搦惊啼，囟开，腮缩，其状如惊，故名胎惊。凡见胎惊，其最可注意者，即可作胎毒脑膜炎前驱期治疗（即腺病质先见之病状）。

有谓，看其眉间气色，赤而鲜碧者可治，青黑而暗者，不救。虎口纹曲入里者可治，反出外者不可治。百日内发搐，真者，二三次必死；假者，频发不为重，宜试其口气，出热者为假，可治。

《易简方便医书》编者周茂五云：凡小儿忽然惊死，手脚抽搐，当放小儿于床席之上，任其牵动，不可紧抱。若一紧抱，则风痰凝结不散，醒后多成废人，戒之。

治疗：

涂药口中法：辰砂水飞、牛黄等分，为细末，乳汁调匀，涂入口中。渡边熙云：乳母应服煎剂，桔梗（中）、防风（中）、川芎（小）、芍药（中）、黄芩（小）、山栀子（小）、白术（中）、甘草（小）、当归（小）、干姜（中）、陈皮（中）煎服，兼服化毒丸（即妙功十一丸）十五粒，一日服。

滴蚌墨水法：用活蚌水磨墨，以滴入口中，少顷，下黑粪便愈。

涂顶法：芸苔子、生乌头各二钱，研为细末，每用一钱，新汲水调敷顶上。

搽口法：朱砂、雄黄各等分，为末，乳汁调搽口中，放入麝香少许，尤佳。

涂五心法：月内惊风，欲死，朱砂磨新汲水，涂心口及手足心。

经验效方：周茂五云：新生儿或月内月外，忽然惊搐，一二周时不愈，诸医无药可治，唯取鼠卵二枚，拌以朱砂，悬挂阴干，研末，开水调灌二三匙，其搐立瘥。能乳，予目睹奇效。（见《易简方便医书》）

胎 疝

概述：此症系属先天性睾丸肿大，须及时治之。

症状：初生时，阴囊间肿大，有如疝气，日后长成，易变水疝。

治疗：

涂敷法：①石蟹，用好醋磨汁，搽之，效。②牡蛎火煅，良姜，上二味为末，津唾涂敷之，立消。③取真社醋涂阴囊上，即用温汤洗去。

灸印痕法：如遇满月，或一岁以内，俟端午日午时，以脚盆盛热水，安于中堂，随抱小儿，将阴囊放水内一浸，再将小儿，在于中间槛上中间一搁，其阴囊上之水印痕于槛，将艾火在槛上湿印处，烧三次，其囊遂渐收小如故，真奇方也。此法载于《验方新编》，其理由殊难解释，是否有效，姑录之以备有此患者之小儿一试。

简方：①木瓜、橘核二味，成人每次六两，小儿酌量煎服。②小茴香、猪苓等分，微炒为末，空心盐水冲服。

附：偏坠睾丸或左右偏坠滞下者

热熨法：食盐炒热，布包，熨之。

灸法：于茎上肾囊前中间弦子上，灸七壮，立愈。若为胎病，宜于肾囊缝后十字纹上灸三壮，春灸夏瘥，夏灸春瘥。

涂法：① 阴囊肿痛，面青吐沫，甚则小便淋沥，用甘草汁调地龙粪，涂之。② 风热，外肾焮赤肿痛，日夜啼叫，不数日退皮如鸡卵壳，愈而复作者，用老杉木烧灰，入腻粉，清油调敷，神效。

胎　痫（可与胎惊参看）

概述： 新生儿，未满一月，发生抽掣、口噤流涎之证，或名天吊（或作天痫，天钩），一如大人羊痫疯，一日三五发，或十余发，不治为多。由风寒而来者多可治。章巨膺云：小儿痫病，多为神经衰弱，或遇惊恐、跌仆，或体温升高，乃大脑皮质之血瘀与淋巴液瘀滞，因受压迫而成此患。

症状： 婴儿无故心神不宁，面黄，气逆痰涌，两目向上，啼声不出，口角流涎，面颊震颤，腹胀，搐搦，腰脊强劲（一说，有角弓反张证，《金鉴》谓无此证），形如死状，移时即醒。

附：鉴别诊断

《幼科大全》云：胎痫目多仰视，较惊风稍异。杨仁斋云：发而时醒者为痫，若一身强硬，终日不醒者为痉。奚缵黄云：天钩症似惊风但目多仰视，较惊风稍异。内钓，症似惊风，但目有红丝血点为异。胎痫证又异于胎惊者，以胎惊有呕吐惊啼，面青或颊赤等可别也。

治疗：

敷头法：蓝叶同凝水石为末，敷头上。

涂足心法：白玉同寒水石为末，涂足心。

摩身法：发热，用丹参、雷丸各半两，猪膏二两，同煎，七上七下，滤去渣，以旧绸或软布包之。每以摩儿身上，日二次。

灸法：①宜灸两手大拇指两甲肉中间，男先灸左，女先灸右，并灸前后背心各数壮。再用涂项膏。

②灸项上旋毛中（即百会穴），三壮，及耳后青络脉，或灸鬼禄穴三壮。

③痫证突发，由惊而起者，灸第三椎、第九椎骨。

吹鼻法：生半夏一钱，牙皂末五分，研细，吹入鼻中少许，即醒。一方加细辛、薄荷等分（名通关散），吹鼻中，即醒。不醒不治。奚缵黄引杨仁斋说：痫证方萌，耳后高骨间，必有青纹，丝丝如线，见之，则以指甲爪破，须令血出啼叫，先得气通为妙。

浴法：小儿卒痫，大蜂房一枚，水三升，煮浓汁浴之，日三四次，佳。

摩局部：风痫，瘛疭，戴眼，剧者日数十发，用芥草、雷丸各一鸡子黄大，猪脂一斤，煎七沸，去渣，摩痛处，勿近目及阴，日三四次，亦治大人贼风。

熨贴囟门法：小儿月内伤风，鼻塞，发搐，葱白十茎，生姜一片，擂细，摊纸上，合置掌中，令热，急贴囟门，以热手熨之，鼻通利搐。

涂囟门法：芸苔子、生乌头各二钱，研为末，每用一钱，新汲水调敷于囟门。

塞鼻法：大蜈蚣一条（去头足，酥炙），用竹刀剖开记定左右，各入麝香半，末，包定，每月左边者塞左鼻，右边者塞右鼻，以眼下为度。

敷脐周围法：雄黄五钱，砂仁六钱，栀子五枚（炒），冰片五厘，鸡子清调，敷肚子周围，如碗口大，留出脐眼，入麝香少许，棉纸盖，软帛扎，一周时洗去，并治急惊等症。

涂五心法：辰砂少许，新汲水磨浓汁，涂五心上，神效。按《斗门方》云：月内惊风欲死者，用此法最验。

熏嗅法：安息香，一豆许，烧之，自除。

抹口法：猪乳，同朱砂、牛乳少许，抹口中，甚妙。

灯火法：仰面后者，焠火囟门、两眉、脐之上下。眼翻不下者，焠火脐之上下。不省人事者，焠其手足心及心之上下。手拳不开，口往上者，焠其顶心、两手心。撮口出白沫者，焠其口上下及手足心。（凡灯火所用之油，唯宜胡麻油、苏子油，其他皆不可用，以灯心草蘸油点焠之。宜快勿慢）

附方：荆芥一两，白矾一两（半生半枯），研捻细面糊丸，朱砂为衣，名"三痫丸"，治小儿多种惊痫。

鹅口疮

概述：鹅口疮是初生儿常见的一种口腔疾患，尤以早产儿和衰弱儿，以及久病的乳儿为最多见，中医书籍或名雪口，或名噤口风。西医亦名鹅口疮，一作寄生性口内炎。俗名棉花疮。亦有在周岁以内与三岁以下之小儿罹之者，主要由于口腔不洁，易为秽毒之邪（今时所谓细菌）所侵袭而起。

症状：患儿舌上，满布白屑，口唇齿龈等处，发生多处之白色扁平小斑，周围绕以红晕，互相粘连，状如凝固的牛乳块膜，旋拭旋生，不易清除。若蔓延至鼻道、咽喉，则呼吸不利，吮吸困难，身热烦躁，口舌糜烂，流涎啼哭，面色青紫，喉中痰鸣，引起不良后果。

治疗：

拭口法：①黄连、甘草各一钱煎汤，以青布蘸透，拭口内。②用毛青布蘸薄荷汁，拭净白屑。③于初起时，立以苏打水或硼酸水，以新笔洗拭其口。

散布法：用柿饼霜，散布之。

搽擦法：①用银皮纸一张，覆于碗上，碗下四周之纸以面糊贴之，将冰片、樟脑平铺纸上，以烙铁烙于药上，其药粉即落于碗内，后去纸，将药密贮有塞瓶内，用时，以药粉搽于患处。②凤凰衣（煅存性）、橄榄（煅存性）、夷茶各五分，冰片六厘，共研细末，搽口舌各处，如一次不效，则搽几次，便能饮乳，痊愈。③白芷末一钱，朱砂五分，研和搽之。④薄荷浓煎，磨京墨搽上。⑤以五谷虫，干燥，细末，掺上，即愈。

先破后搽法：①先用针（消毒后）挑破板白坚硬处，必须见血，再用桑树汁搽上（取桑树汁法，用刀斧砍桑树数处，少时，其汁自流出）。②用银簪脚（须消毒），将牙龈刮破出血，以软绢拭净，用陈墨涂之。

先掺后涂法：硼砂一钱，辰砂五分，相和，掺舌上，炼蜜涂，亦佳。或加人中白。

擦舌法：马牙硝，擦舌上，日五度，效。

涂敷法：①枯矾一钱，朱砂二分，为细末，每以少许敷之，日三次，神效。②干胭脂、蓝靛各半配合，涂之，妙，干时加上品之蜜。③咽喉、口腭、唇舌等焮痛，或溃疡疮、皮色等，取佛甲草，绞汁含漱，或涂患处，立愈。④口疮通白（即鹅口疮）及风疳疮蚀透者，以白僵蚕炒令黄，拭去蚕上黄肉毛，为末，用蜜和敷之，立效。⑤沈金鳌《幼科释迷》云：鹅口疮用硼砂细研，敷之立效。

涂足心法：①天南星（一作大天南星末，去皮取中心龙眼大，为末用，甚妙）或吴茱萸为末，醋调涂足心。一说用南星为末，水调匀，泥薄纸，贴涌泉穴（足掌心处），妙。兼治重腭板牙。②密陀僧一味，水解，男子涂左足心，女子涂右足心。③白及为末，乳汁调，涂足心。

缠指拭口法：急以乱发缠指头，蘸薄荷汁，或井华水拭净。

涂掺法：上法如不效，用雄黄三钱，硼砂二钱，甘草一钱，龙眼二分半，为末，加蜜水调涂，或干掺之，妙。或捉鼠妇虫，取汁涂之。

点法：槟榔烧枯，研末，点之。

敷舌法：鹅口疮，生蒲黄一钱，用开水泡之，先将泡过的清水喝了，然后将蒲黄黏敷于舌上，有奇效。

重龈　重腭（附：悬痈）

概述：系婴儿两腮肿硬症，一作龈肿、腭肿，江南各地有称为螳螂子者。《幼科金针》亦以重腭名螳螂子。徐灵胎名之曰妒乳，以小儿患是症者，多啼哭不乳也。系由口腔黏膜内层之脂肪组织增殖而起。诸家均谓由于胎中受热，热着于胃，胃火上炎所致。有谓，此症发于感冒后，兼有发热、头痛等症状，即中医所谓喉痹，西医名扁桃腺炎、唾腺炎之类。其谓之重者，以牙龈、上腭肿起，有如两重之状，故名重龈、重腭。

症状： 重龈系牙龈红肿，经常啼哭，甚至不乳，面赤唇红，口涎外流，舌苔黄干，指纹紫暗。

重腭： 上腭有白色物隆起，如倒悬痈疮之状（一作如水疱），似螳螂子初生者然，婴儿舌难伸缩，口开难合，不能吮乳，口涎外流，面赤唇红，与重龈症状无甚异处，此症初生儿往往有之。

按： 奚缵黄云：近有妖妇稳婆，用刀割开两腮，取出黄色如树上桑螵蛸者之恶肉两块，强者幸愈，弱者多死。其实小儿两颊颐内，有内外皮两层，中空处有脂膜二块，此二层脂膜，人人皆有，割出之物，实是第二层脂膜，并非螳螂子也。钱今阳云：预后佳良，经妄割者不良。

治疗：

刺破法：用消毒针刺破，泻去液体，以盐汤拭净，如尚未消，次日可再刺，外敷"一字散"（朱砂、水飞、硼砂各五分，冰片、朴硝各一分，为极细末），用蜜调少许，蘸搽口内。

贴腮法：芒硝二三粒，略敲碎，另用普通膏药一张，将芒硝投于膏药中心（每张用芒硝二三粒），对准腮部贴上，四五朝后揭下，即愈。

擦颐法：两腮肿硬，用飞青黛一钱，玄明粉三钱，硼砂三钱，薄荷五分，冰片一分，共研细末和匀，擦两颐内，日用四五次，立愈。

敷手脉法：细生地、蓖麻子二味研末，用蛋白调匀，敷手脉，男左女右，候一天一夜除去，即愈。

涂局部法：蜒蚰一条，辰砂一钱五分，同研烂，搽肿硬处（或作银朱钱少许），即消。

一用薄荷、朴硝为末，搽一二次即愈。有谓螳螂子，口内白点，西医名口炎，用钾碘、甘油、二地廉、玫瑰水等调敷。或用硼砂粉一分，蜂蜜四分，调敷极效。

《洪氏集验方》云：小儿腮颔里外肿核，用石膏二钱，雄黄二钱，牙硝一钱，天竺黄二钱，甘草末一钱，脑子半字，名"雄朱散"。上研细和匀，傅之里核，虽吃不妨，外核用薄荷汁调涂，缴口，新水调，亦得。

涂囟法：用麝香一钱，朱砂五分，螺蛳七个，捣如泥，敷囟门上，俟干时自落，切勿剥去。重者将针微刺患处出血，以好陈墨搽之，即愈。或用溏鸡粪涂之，亦好。一作麝香、朱砂，研末，用水和，涂囟门，云须在产后五小时内用之。

涂足兼囟法：生地黄五钱，大黄一钱，陈酒浸透取出，共打烂，涂儿足心，男左女右，用绢缚好，干则换之，愈乃止。用上法后，再用白胡椒末一撮（少许）安儿囟门上，以膏药盖之，神效。

拭口法：螳螂子，口内白点，可以川雅连、银花、犀黄等绞汁，拭口，其白点自能退尽。

涂足底法：将鲜生地一两，大黄一两，捣烂和入麝香二分，匀作两团，扎于两足涌泉穴，有效。

发疱法：用斑蝥三个，蝎尾五个，俱炙碎存性，研极细末。麻黄一钱，煎汤少许，去渣，入枣肉一粒，收干麻黄汁，打烂，和斑蝎末，丸如桐子大，放小膏药上，贴儿印堂及左右两颐，一周时，三处皆起疱，毒泄即愈。或以巴豆一粒，麝香七厘，捣烂和匀，做两丸放膏药上，贴两太阳门穴，次日即起水疱，揭开即将银针（消毒）挑破其毒水，即愈。

罨睾丸法：如发睾丸炎者，应用铅糖水冷罨，有良效。医生每误为小肠气，或谓疝气，用此法有良效。

割法：将内腮胀处，稍稍割破，即有如腐肉状者涌出，挤尽，以好京墨涂之，然割不得治，易伤儿命，慎之。（按：此法非精细人不能用）

擦法：用桑柴灰少许，入雄鸡冠血二三滴，再加盐卤一匙和匀，频擦患处。

搽法：薄荷、朴硝为末，搽一二次可愈。

附：悬痈

喉间上腭部肿起水疱如痈，舌能伸缩，口开难合，不能吮吸，甚或阻塞喉部，不能啼哭。

治疗：与重龈相同。

涂足心法：口内上腭，有黄点粟疮，口中腥臭，不能吮吸，用天南星一个（去皮脐），研末，用米醋调涂，男左女右，足心以皮纸裹好，干则以醋润之。

涂布法：①用蛇壳煨灰，醋调，涂疮上。②用嫩蚌一只，洗净打碎，置温布内，绞汁，滤清，和冰片少许，搽于粟点上。

预防螳螂子：用芒硝二三十粒，略敲碎，另用普通膏药二张，将芒硝放于膏药中心，对准腮部贴上，四五朝后揭下，当永久不发螳螂子病，万试万灵。

口疮　口糜

概述：口疮、口糜均由脾胃有热，心火上炎所致，其发病机理与鹅口疮大致相同，亦可参照鹅口疮治法。

症状：口颊、舌边、上腭等处，均生白色溃疡小疮，红肿疼痛，是为口疮；若满口糜烂，色红作痛，或腐烂蔓延，不肿不痛，则为口糜，均可有流涎、不乳、烦躁等情况。

治疗：

敷心口肚脐法：芙蓉花，或叶、或皮、或根均可，捣及茸烂，用鸡蛋二个和匀，煎热候冷，敷心口、肚脐，以布扎紧，屡试如神。

贴足心法：①生香附、生半夏各一钱，研末，生鸡蛋白调作饼，贴两足心，一周时，即愈。②或用吴茱萸一二钱，细末，好醋调敷两足心，亦效。③或生附子五六分，研末，醋调，敷两足心。

涂足心法：①口疮，不能吮乳，用密陀僧细末，醋调，涂足心，疮愈洗去。②白屑如鹅口者，不须服药，以生天南星，去皮脐，研末，或加淡醋调匀，涂足心，男左女右。

贴囟门法：用刚子（巴豆）一枚，连油研，入黄丹少许，剃去囟上发，贴之，四边起粟疱，又用温水洗去，乃以菖蒲汤再洗，即不成疮，神效。

贴舌法：若舌上破裂有血，热邪攻心，小便闭结，用黑鱼切片，贴舌上，或百草霜和盐，研成膏贴亦可。

浸敷法：小儿口疮，不下食，以矾汤于脚下浸半日，顿宽，另以黄柏蜜炙，僵蚕炒为末敷之，立下乳，愈。

桑汁涂法：江应宿治小儿口疮，以桑树汁涂之得愈，吞咽亦无妨，以此治数儿及大人俱效。

重舌　木舌

概述：舌下肿名重舌，今有名腭腺肿者。舌下胀硬，名木舌，一作裂舌，今有名蛤蟆肿，或舌炎者。均由心脾蕴热，邪热上攻所致。

症状：舌下血脉胀起，形如小舌，或连贯而生如莲花之状，是为重舌；重症，则头痛项强，身发潮热，日久，则溃烂腐秽，不易收功。若舌强硬如木，塞满口中，不能张合，是为木舌；重症则壮热气喘，舌干燥糜烂，面色惨白，啼哭无声趋于死亡。

治疗：

涂足心法：白及末，乳汁调涂足心。

吹舌法：僵蚕为末，吹之，吐痰。

贴印堂法：马豆半粒，米饭四五粒，共捣烂，为饼，如黄豆大，贴在印堂中，待四周起疱，去之即愈。如并用前芙蓉花等诸方，更妙。（述此方者云，此法用治各样舌病亦效）

涂舌上法：桑树汁和蜜少许，涂之，并治脐风、鹅口疮、口舌生疮，效。以衣鱼烧作灰涂舌上，一作不烧灰。

敷舌下法：重舌，口中疮，涎出至多，以蒲黄敷舌上，三度愈。重舌欲死，乱发灰半钱，调敷舌下，不住用之，并治小儿燕口吻疮。

掠舌下方：舌强不能取唾，烧蛇蜕末，以鸡毛蘸醋，展药，掠舌下。

安舌下法：黄丹，一豆大，安舌下。

涂舌上下法：马牙硝（细末）涂舌上下，日三，效。一用赤小豆，醋和涂之，并治鹅口。

点舌法：竹沥渍黄柏，时时点之。（按：《千金》以黄柏、竹沥渍汁，细细点舌上，良）一作竹沥，同焰硝点之。

涂舌法：桂末和姜汁涂敷之，或作伏龙肝和酒涂之，或作赤小豆涂舌上。重舌肿水，伏龙肝末、牛蒡汁调涂之。一作蜣螂，烧灰为末，津和敷舌上。或作竹沥，调发灰，涂舌上，亦治木舌。一作重舌鹅口频涂法，赤小豆二十四粒，捣研为末，以醋调和，频频涂之。

灸法：重舌欲死，灸足右踝三壮，一作又灸左右外踝并良。或作，于额下正中，廉泉穴处（即喉头上约三四分，额下约寸许，颈横纹中央微斜陷中，仰面取之）灸四五壮，则小舌缩而愈。

出血法：以小刀（消毒）点破，或以针（消毒）刺，流出恶血，然或服药或涂或洗外治之药，不可用外炼之品。

吹舌法：黄连（人乳拌晒）、人中白（煅）各二钱，青黛（漂过）、硼砂、黄柏末各二钱，风化硝一钱，冰片二分，共研细末，名"凉心散"，吹之，甚效。

烟熏法：用草麻子肉捣研，以棉纸取油，将纸捻成条，点燃吹灭，以烟熏之，即消。

刷舌法：用真蒲黄一味，频刷舌上，其肿自退。一作蒲黄研末，敷舌上。

涂抹法：以冰片少许，抹舌上。

掺舌法：蒲黄、干姜等分为末，掺舌上，内用甘草煎浓，嗽之。

熏鼻舌法：蓖麻子油，蘸纸捻点火，吹灭，以烟向鼻熏之，即消。若舌上出血，熏鼻中，即止。或以冰片少许抹上。一作蓖麻子仁四十粒去壳，研油，涂纸上，作捻，烧烟熏之，未退再熏，以愈为度，如牙关紧闭者，用"开关散"（见口噤）开之，再熏。

吹鼻舌法：舌胀满口，吐出唇外，难以纳药者，用僵蚕、牙皂研为细末，用少许吹鼻中，口自开，而痰涎自出。（一作再用筋裹丝绵，蘸甘草汤，润舌，更用黄连、白僵蚕研末，敷之）再以玄明粉、硼砂各五钱，朱砂六钱，冰片三分，共研末，日吹舌上五六次。

刺舌法：①用银簪磨利，横刺膜中，直刺至舌尖下，断其膜，须看仔细下簪，勿穿在总筋之内，刺后，拭去血涎。用蒲黄、海螵蛸，共研细末，掺之，或用好京墨涂之，亦可。②若舌下肿起（如蝼蛄或如卧蚕），用银针（消毒）挑破出血，以锅墨烟（以草烧者更佳）和盐、醋调，厚敷，脱去再敷。或用水调敷，亦可。或以小刀点紫黑处，刺舌下金津、玉液两穴，破出血瘀，以"冰硼散"吹之。

贴鱼肉法：取鲤鱼肉，切片，贴之，以帛系定。一作取鲜鲫鱼切片贴之，频换。

先刮后涂法：舌卒肿，满口塞喉，以指（须消毒）刮破两边皮，或用刀破，次用釜下墨煤和盐，涂舌上，用酒敷，亦得。

涂刷法：川乌尖、马豆研细，醋调，涂刷。或作朴硝五分，真紫雪丹二分，盐一分，为细末，名"川硝散"，竹沥涂调舌上。

或作百草霜，滑石、芒硝为末，酒调敷。

擦舌法：卒然舌大肿硬，咽喉肿闭，即时气绝，名翠舌，至危之证。急用皂矾，不拘多少，以新瓦火上煅红色，放地上候冷，研细，以铁钳拗开牙关，频擦舌上，立效如神。再以真百草霜酒调下三钱，并用百草霜和酒涂之。

按：小儿书中有另写黑舌硬肿一症，或舌肿症，所述病状，大致与木舌相似，唯只有色呈黑色一症不同，其实舌黑系因心火炽甚，浊血壅滞，木舌亦时见之，试就其治疗法现之，多可相通，故不须另立，兹取其上法有别者，录之如下：

出血法：初起胀塞，宜急用针（消毒），刺数十针，令出血（忌刺中央），血出不止者，遂以蒲黄研细末，掺之。

敷舌法：或竹沥浸黄柏一宿，研末，敷舌上。

浸舌法：或用黄连煎汤，待温，以舌浸之。

搽舌法：舌胀塞咽喉者，用朴硝、白矾等分，研细，搽之。

取毛法：此法系江西袁茂才所传。用大针（消毒）刺破舌尖见血，再用银簪刮尽恶血，毒气由血出而泄；另用鲜鸡蛋清，放掌心，轻擦小儿前心后背、左右肋骨下、背后腰眼、命门骨上，每处擦四次，每次用鸡蛋清一蚬壳，擦至蛋尽为度。片时，擦处发出约三分长，如鸟毛管状之黑色蕊数百条，即用新棉花铺毛上，再用软纱扎住，少停，其毒毛自脱棉上，舌黑即退，转硬为软，即能吮乳而愈。如喉肿或额角青黑，口角青，牙根紧，两乳有核，双目闭不能吮乳等症，亦可照此法擦之，自然喉肿消，额青退，牙宽，目开，饮乳也。

频擦法：皂矾，煅红研细，将病儿撬开牙关，频擦，即愈。

刷舌法：或蒲黄末，频刷舌上。

敷法：或用顶上冰片，研敷。

点戳法：如舌出者，取翠鸟舌，阴干，在两额上点戳数下，即愈。

多　啼

概述： 前人谓婴儿生前赢弱，俯仰多啼，名曰躯啼，系由胎中受寒所致。不仅如此，婴儿过热口渴，大小便排泄，衣布刺激或紧束，以及饥饿、痛痒等等，皆能令其啼哭与多啼。

症状： 身体赢弱，啼声微弱，躯张气盛者，当为寒。若体壮，面赤，口热，腹暖或有汗，仰身而啼者，当为热。此时再寻其上述各种原因，并参合诊察大要以图治。

治疗：

熨腹法：受风寒腹痛多啼者，用淡豆豉、生姜（捣烂）、葱白（切细）、食盐，共炒热，布包，熨腹，立止。

姜擦法：若遍身奇痒，叫啼不止者，用生姜捣烂，稀布包擦之。

涂脐法：如因热者，取鸡粪（男用雄，女用雌），涂儿脐中。

贴舌法：初生面红，啼哭不止，是热极也，宜急治之。如过三日，则难治。用枳壳、炒栀子、炒扁豆叶、川连各三分，黄柏二分，薄荷四分，水煎，去滓，入蜜糖四茶挑，和匀，以鸭毛蘸点舌上两旁数次，面色变淡红者可止。

敷足心法：如面赤唇红，用吴茱萸四钱，细研末，好醋调敷两足心，日换数次，过一夜即愈，此法最妙。

按：婴儿啼哭，原为一种生理之自然作用，但每度啼哭，以一刻钟至两刻钟为宜，过此，则须寻其原因，而除去之。《幼科释迷》引李梴说：初生儿月内多啼者，凡胎热、胎毒、胎惊，皆从此而散，且无奇疾。沈氏云：凡儿啼，只宜轻手扶抱，仍其自哭自止，切不可勉强按住，或令吮乳止之。若无他病，亦不必服药。但啼间过长而不止者，可用以上所载疗法治之。

单方：①凡小儿啼哭，愈时不止者，以甘草二钱许，热汤浸绞，去渣与之，即止。②昼啼者，用乌药一钱，水煮服，有奇效。一作啼哭不止者用之。

又按：前人又有取犬头下毛，盛绛囊中，击小儿两手法。如因惊常啼，可取车辖脂如小豆许，纳口中及脐中法是，盖以意会为之，不能说明其理由也。

夜 啼

概述：多啼，有因寒、因热、因惊、因滞而起者，亦有因罹胃肠病及贫血等病而起者，宜探求其原因而施治。

症状：初生夜啼，有属脾寒者（即虚寒），则面色青白，手腹俱冷，不欲吮乳，曲腰不伸；有属心热者（即实热），则面赤唇红，身腹俱热，小便不利，仰身而啼。若闻声即跳，常欲作躲避之状，或在睡梦中惊醒而啼，连声多泪者，属惊；吐乳，便秘，或泄不消化粪便，曲腰缩腿，按之腹部则啼哭反甚者，属滞。

按：日医博士渡边熙云：本病最甚时，约在生后四周前后，每日由日落西山时，即开始啼泣，甚且昼夜无间，号泣不已，或有间歇，啼哭剧烈者，一家为之不得安眠。又云，夜啼，在西洋书中，不见此种病名。小儿此病，并无何种气质之变化，为神经系统之病耳。西医以夜啼，归于神经系统之病，中医则分寒、热、惊、滞四因，唯惊啼为神经系病，分别治疗于下。

治疗：

1. 惊啼之证

涂五心法：①用朱砂磨新汲水，涂心窝及手足心五处，最验。②涂鸡粪法：夜间狂啼，在小儿脐下写一田字，并用鸡粪涂于脐上（男用雄鸡，女用雌鸡），传者云有奇效。

纳脐法：五倍子研末，口水和作饼，纳肚脐中，以带扎之，效。

涂头顶五心法：伏龙肝、蚯蚓泥，等分为末，水调涂儿头顶及五心上，为良。

贴脐法：牛蹄甲（云青牛者良），烧灰研末，贴脐。

2. 实热之证

刺血法：如见舌下有紫脉，以消毒银针刺之，出恶血。

敷足心法：如面赤唇红，用吴茱萸四钱，好醋调敷两足心，日换一次。一方加葱白二茎。

3. 因乳滞而起者

敷脐法：黑牵牛末一钱，水调，敷脐上，大便行，即已。

罨腹法：乳滞用保和丸五钱，研化热汤中，加食盐少许，稀绒布蘸透绞微干，适寒温，罨脐腹，日数次，亦可少许与服。

4. 因寒因惊而起者

灸法：灸中冲（中指内侧去爪甲如韭叶许）、脾俞（第十一椎下，相去一寸五分）。

5. 胎毒在头者 发热，鼻塞不通，不能吮乳，大啼，汗之不愈。

贴百会法：日人以芜菁膏（芜菁形似斑蝥，色青绿有毒，研细末，只用少许和醋或蜜），贴百会（头顶正中），则愈。

简方：①惊热夜啼，朱砂五钱，牛黄一分，为末，每服一字，犀角磨水调下。②用灯心草一茎，加青黛二分，或加川连二分，煎服。③蝉蜕（后半截）十四个，为末，朱砂（水飞）二分，薄荷四分，煎汤加酒数滴，调服立止。④川连、灯心草一钱，煎服。

单方：①蝉蜕十只（须去上半截，药用下半截），天台乌药五分，炖汤服。一作蝉蜕不拘多少，细研末，每服少许，薄荷煎汤调服。②灯心草不拘多少，烧灰存性，用灯草汤调涂儿上腭，亦可服之。或谓涂乳房使饮。③或谓取马骨烧灰，涂乳上饮儿，啼即止。

附：渡边熙《经验谈》

……在东方医学小儿科，如中国钱氏小儿科之前，每以食物疗法，收莫大之效果，以母乳为小儿血液之原因，改善母乳，所以间接治小儿之疾患也。《金匮》甘麦大枣汤，为小儿夜啼之处方〔甘草去皮锉细末4，大枣6，锉细，入布袋中（甲剂）；次用小麦粉8（乙剂）为包，以上为大人量，小儿依年龄加减之。右甲剂以水500毫升，徐徐煎浓，至300毫升乃至400毫升。别以乙剂，预先以50乃至100毫升之冷水拌匀，待甲剂煎浓，去火，绞汁，略煮，待沸即止。和入乙剂，以棒搅之，再置火上稍煎，至微沸，去火，待微冷，温服三分之一，余者作二次服，以上为大人量，若为小儿仅可服十分之一，其余悉数与乳母食之。兼服东垣朱砂安神丸（辰砂5水飞，地黄3，甘草3，当归2.5，黄连6，上研末，糊丸如粟大，亦可为散剂。）大人一日量，3至4分作三包，正午、黄昏、临卧前，各服一包，乳儿量为大人十分之一乃至十五分之一。为粉末服时，可每次服1许。余曾以此法治愈一初生儿三昼夜啼声未止之剧证，服此方二日后竟获痊愈。后连服一周，永未复发。

又云，本证虽有关于疳证，唯与脑膜炎无关系也。然兼用十一丸（即妙功十一丸），系《儒门事亲》时，亦颇著奇效，故后之疗法，亦必为不可少之药品。

小便不通

概述： 初生两月无尿者，旧说多因在腹内时，其母恣食辛热之物，致热毒之气，流入胎中所致。今说，有因膀胱炎、后部尿道炎等局部疾病反射引起膀胱括约肌痉挛而来者；亦有因脊髓病及纯然的神经性疾病之故，膀胱括约肌起痉挛者。尿既不能排出，则体内无用及有害物质，必常存于血液之中而生毒，所谓尿毒症是也。若见颜面神经痛、呕吐、眩晕、筋肉痉挛、皮肤发痒、喘息、瞳孔缩小、耳鸣、色盲，或见有慢性湿疹、泄泻、鼻衄、声嗄等，多属危险之疾病，十九无望。

症状： 儿产下后，脐腹多见肿胀，欲便不下，不便不得，浊气奔迫，烦苦万状，稍迟则逆而横决，上侵脾胃则为胀，外侵肌肉则为肿，泛及中焦则为呕，凌犯上焦则为喘，若发现脐之四旁有青黑色，及口撮现状，则不易救治。

治疗：

刺膜法：有在阳物上生一薄皮，而致小便不通者，以猪毛刺去，即通。

熏熨法：苏叶一斤，煎浓汤一盆，抱小儿向盆中熏之，冷则再换热汤。再用炒盐熨脐上，及遍身肿处，即愈。

熨脐法：连发葱白一斤，捣茸炒热，分作二包，轮流热熨脐下。

一作，取大葱白四斤，切作细丝，干米醋（多便则待用），将葱白丝和米醋，炒至极热，分作两包，乘热熨脐上，凉则互换，不可间断。其已凉者，可再加醋少许，炒热用。在炒葱时，须斟酌加醋，总以炒成布包后不致有汤为度，熨至六点钟，其结自开。

一作，小便闭，腹满闷，葱白二斤，盐一斤，相和研烂，炒令热，用布包作两包，交互熨贴脐下，小便立出。一方单用葱。

吹鼻法：用皂角末少许吹些须入鼻，令其喷嚏，百药不效者，用此即通。

敷脐法：①葱白数茎，捣烂，麝香三厘，捣敷脐上。②肚腹肿胀，滑石为末，和蜜为饼，敷之。

贴脐上法：①淡豆豉一勺，田螺十九个，葱一大束，共捣烂，用芭蕉汁，调贴脐上，即通。②豆豉膏（即上方）加麝香一分，敷贴脐上。③小便不通，腹胀欲裂，用葱白、花椒、食盐三味，将食盐同花椒共炒，研细，与葱白捣匀，贴于脐眼上，为尿秘之急救疗法，功不在施用注射法之下。

温罨法：小儿一日或两日不排尿，可用毛巾浸热水内，绞干，盖膀胱上而温暖之，冷则掉换，大都能促尿之排出，排出后，停止温暖。

温冷毦法：有时行温暖法而无效者，可先盖以温水布，次盖以冷水布，必能排出，如仍不泄出者，宜用抽尿器抽出之。

盐熨法：将食盐炒热，用消毒纱布包好，熨脐中。

刺法：可用消毒针，略刺小腹数下，刺出紫血少许，小便即通。

封横骨法：婴儿未满十日，不小便，雄黄，水和，封横骨上。

敷脐下法：蜗牛捣烂，贴脐下一寸三分，以手摩之，加麝香少许更妙。一作大田螺一枚，食盐半匙，捣敷脐下一寸三分，以帛缚之，虽腹胀如鼓，可通。一作，田螺、葱白二味，捣如泥，贴脐下，亦速效。亦治淋疾尿闭。或作田螺肉、麝香二分，同捣烂，敷脐下丹田穴，即通。或田螺肉、葱白、轻粉、麝香，敷脐下，熨斗熨之，立救一命。或田螺一个，皮硝二钱，同捣敷丹田。或用鲫鱼一条，捣烂，用少许搽脐内及脐下一寸三分，即解。一作鲫鱼全个，捣敷，或加蜜、麝香敷，碗覆之。

艾灸法：①诸药不效者，葱装麝香插脐中，填盐令满，艾灸。一作食盐炒填脐上，用艾火烧五次，即通。②大蒜、甘遂，同捣作饼，贴脐上，以艾火二七壮，极效。

填脐熏法：冰片、麝香、半夏填脐，加田螺、葱白作饼，盖紧，下用皂角烧烟熏之。

熏洗外肾法：用瓦松煎汁，熏洗外肾。

鼻嗅法：俗传小便不通方，用明雄黄一钱，蟾酥五分（焙发），麝香六厘，共研细，鼻闻之，小便即通。

纳脐法：用土狗后截，和麝香捣，纳脐中，缚定，即通。一作取土狗一个，炙，研，入冰片、麝香少许，翎管吹入茎内。

单方：①胎热，用大葱头一个，以乳汁半盏同蒸，分作四服，即通。或取葱生用，捣烂入乳，拌入儿口内，再与乳吮，咽下即通。②以生鸡卵一枚，和牛乳一匙，搅拌，入热汤中食之。

按：本症外治方法，属于大人者甚多，今略采其适宜于小儿者录之，余从略。

大便秘结

概述：婴儿每日不能有一次或二次大便，即系大便秘结。其原因甚多，有紧缩性便秘，即实证之病；有弛缓性便秘，即虚证之病；有狭窄性便秘，即肠管起狭窄之病。此外尚有体液枯燥之便秘，多为老人与热病回复期，与慢性病者。至于偶发性便秘，多系摄食缺乏渣滓之无刺激性食品及含有鞣酸之食物等，婴儿以人工喂养者，多有此现象。

症状：大便不能按时排泄或坚结难解，或多日不通。

治疗：

导粪门法：取硬胰皂一块（唯洗衣黄色皂不宜用），切如笋形，长约二英寸，上端削如铅笔尖，下端削较半寸径略大，每早在一定时间，将此切成之胰皂，润以凡士林油，插入粪门，约留一半在外，待经数秒钟之久，任之，自行排出，照此法行，则婴儿大便，每都畅通。

握丸法：腹胀闷欲死者，用巴豆（去壳）、高良姜、硫黄、韭子、甘遂、槟榔、干姜各等分，研为细末。米饮和丸，如鸡子黄大，早间，先以椒汤洗手，麻油涂手掌（男左女右），握一丸，移时便通，欲止，即去药，以冷水洗手。一方，无干姜，有附子、白芥子共研细末，粟米煮饭，丸如绿豆大，余皆同，唯上法握药一丸，此则握药一团，稍有不同耳。《证治准绳》名"握宣丸"，冷秘，用之尤宜。

涂脐法：水化牛胆，涂搽脐部。

导法：①小儿便结，以蜡烛导之，或酱姜，一导即出。②以小竹筒含香油，挤入肛门，将油吹入，过半时许，可下黑粪。③大猪胆一枚，以鹅翎两头，截一头，入胆中，线牢扎定，吹令气满，纳入谷道中，直接气通，取去。《千金方》用羊胆汁灌入，不尽更灌。④白蜜一合，煎为丸，纳下部中，即通。⑤葱白蘸蜜，插肛门内，并用葱三根，煎汤调生蜜，阿胶末服。

敷脐法：可用雄鼠粪（两头尖者是）为末，水调敷脐。

贴脐法：大便燥结，或用连须葱白三茎，淡豆豉七粒，共捣烂，贴脐上，扎定，良久自通。一作连须葱根三个，姜一块，盐一钱，豆豉十余粒，捣作饼，烘热敷脐中，捆定良久，气通即愈，不通再敷，必效。冷闭，加艾灸二三壮。

熏肛门法：萝卜叶，烧热，煎汤，倾于空马桶内，乘热坐上，大便即通。

灌肠法：可用热水杯，置蓖麻油一两半，又加肥皂搅之，以射入肛门，即通。

葱插肛门法：①葱白蘸蜜，插入肛门内。②葱三根，煎汤，调生蜜、阿胶末服，仍以葱头染蜜，插入肛门，少须即通。

按摩法：可自右股与小腹接连处摩起，至胸旁之肋骨处，由左至右之起点，每次十分钟，每日二次或三次。一说，行腹部按摩，可便自排出。

灸法：灸两口吻，各一壮。

单方：①便秘，用甘草二钱至一两，煎汤频饮。②生荞麦粉和糖霜服之，暑时调水服。③猪苓末，拌鸡子白，入水少许，煮凝（当如稀糊状），使食，则能通利。

其他：①每日给婴儿橘汁，或他种水果汁，多喝开水、冷开水等，又可给予稀薄水样的饴糖，并麦汤、肉汤，或时给果汁饮服。②可以二十倍之蜂蜜，或二十倍之乳糖，加于粥汤，每日数回，分与之（每次 4 至 5 克）。③采半生半熟的覆盆子果实，放在麻布中打碎，榨取其汁，加入一半分量酒精，滤过，每七两加白糖一钱三分，便可造成覆盆子糖浆，七岁小儿用该糖浆 10 至 20 克，溶化在白汤里服用。

按：便秘内服、外治方法有多种，取其适宜于婴儿者录之，以备采用。

大便不通

概述：婴儿出生后，二三日大便不通名为"锁肛"。有由于胎热壅结肠胃所致；有由于胎禀不足，血气虚弱，传导机能失职所致。有少数由于先天性的生理畸形肛门特别狭窄，排便时受阻，名为"肛结"。或因脂膜遮蔽，形成肛门内合，不能排出粪便，古人名为"无谷道"。有一种小儿生下不哭，名闷脐生者，亦多由肛门有膜，故不能出声。

症状： 生后大便不通，面色㿠白，唇淡不红，神疲气怯，啼哭声低，口舌润滑，指纹淡红，此属胎禀不足之征。若面赤唇红，口干舌燥，肚腹胀满，烦躁多啼，哭声粗亮，甚至呕吐，小便短赤，指纹滞黯，此属胎热壅结之征。若肛门过渡狭窄，或为脂膜遮蔽，粪便无从排出，当见烦躁啼哭，腹部膨胀，呕吐频作等症。一说若肚腹膨胀不能吮乳，呻吟不已，至于七日，则难望生矣。

治疗：

1. 胎禀不足者

贴脐法：取连根葱白一茎（或作七个，或作一大束），生姜一块，淡豆豉二十粒（或作二十一粒），食盐一小匙（或作二匙，或作淡豆豉、食盐各三钱），同研烂，捏作饼子烘热，贴脐中，用绢帛扎定，良久，气透自通，不通，再易一饼。

插葱针法：生下不大便，先以葱针插入肛门，宜少予乳汁及淀粉性食物与收敛药物等。

2. 胎热壅结者

咂吸法：儿生三日，大便不通，急令妇人以温水漱口，咂儿前后心、手足心并脐七处，四五次，至皮肤红赤为止。

纳谷道法：皂角烧存性，研为细末，炼蜜为丸，如枣核样，纳谷道中即通。

3. 肛门膜闭者

拍臀法：先以手拍臀部，亦可使膜振破而能哭。

挑破法：如拍之不破，须用女人轻巧者，以消毒银针轻轻挑破之。

浸胞加热法：如不能挑者，急用暖衣紧包，勿令散开，用药水浸其衣胞，天寒则加热之，久则热气内鼓，其膜自破，出声而苏（此属闷脐生者）。

挑破塞孔法：以金银簪洗净后，挑破一孔，不可过深，用油纸捻，套住，免其再合。一作初生无谷道者，必须切开肠孔，后用棉卷指，以香油浸透插之，使其不合缝，四旁用"生肌散"（人参、牛黄、珍珠、琥珀、乳香、没药、炉甘石、海螵蛸、龙骨、石膏、轻粉、白铅粉）搽之自愈。

刺纳法：以金簪或玉簪，刺入肛门二寸许，以苏合香丸纳入孔中，粪出为快。一作，将尖而不利之硬物，洗净，刺穿脂膜，使开大其孔，用小号甘油锭，插入。

二便不通（大小便血）

概述： 初生儿大小便不通，腹胀欲绝，多谓由于胎中热毒太甚，乘于肠胃，胃热则津液少，大便积于肠中而不得出，小便壅于膀胱而不得通，最为危急之候，迟至七日则难救治。

症状： 大小便俱不通，腹胀欲绝。

治疗：

咂吸法：见大便不通。

贴脐法：①田螺捣烂，加麝香一分，冰片五厘，入脐中，以帛束之。②用连根葱一二茎，带土生姜一块，淡豆豉二十一粒，盐二匙，同研烂做饼，烘热置脐中，以帛束之。

插肛门法：皮硝五钱，香油一小盏，皂角末五分，共入猪尿脬内，用竹管插入脬口，以线扎紧，一头插入肛门内，用力挤压猪尿脬，使药射入。

罨脐法：海螺肉（或作海蛳）四十九个，葱根带土七茎，黑豆七粒，盐少许，捣烂罨脐上。一作用大田螺肉一个或两个捣烂，和青盐三分，贴脐下一寸三分，即通。

填脐滴水法：白矾末填满脐中，以新汲水中滴之，觉冷透腹内自通。脐平者，以纸围之。

抹口法：葱汁入乳汁各半，调匀，抹儿口中，须臾自通。

推下法：小儿便秘者，用烧酒（如系热结，可改用豆菜油），从肾俞（第十四椎下相去一寸五分，命门之旁），推下龟尾（尾闾骨），从膀胱俞（第十九椎下相去一寸五分，次髎之旁）推下承山（腨肠之下分肉之间陷中），但脚里边，在承山旁抽骨处，亦要推下，此顺气之法，可免急胀之患。

大小便血：由胎气热盛所致，或由母食酒曲、炙爆、热毒等物而起。生地黄，取自然汁，入蜜少许，和匀，温服，男女皆效。

连 舌（附：舌笋、痰包）

概述：连舌，亦称绊舌，是舌下系带连着舌端，以致舌头转动和卷舒不灵，因之吮吸颇感艰难。舌膜，即初生时，舌上有白膜裹住，或谓由感受胎中热毒熏蒸于上焦所致。证同连舌，治法亦相似，当系一病而二名也。

症状：有谓连舌一证，在初生时，舌下有膜，如石榴子中满，牵连舌下，能令儿舌本牵强，年龄稍大，能令言语不清，成人后言语亦不伶俐，期期艾艾，成为口吃，终身受累，甚者能令儿哑。

治疗：

刮破法：①急以洗净指甲刺破出血，或用竹刀轻轻刮破白膜，但不可用手按之，恐损及舌根，长成后，言语不正。②先刺破舌膜，令出恶血，以泄其热毒，再以枯矾少许，敷之。如出血不止，用血余炭掺舌上，或蒲黄炭末掺上。

剪敷法：用钝头小剪刀（清毒）剪开舌下系带，须注意勿伤及舌本，以免发生出血不止，随用枯矾细末掺上止血。

断膜止血法：查明后可将其膜摘断之，虽微出血无妨，如出血不止，用血余炭敷之，或他种止血药止之。

涂舌上法：①朴硝、紫雪丹、盐，共研细末，以竹沥汁调涂舌上。②青黛、硼砂、黄柏、黄连、人中白（煅）、风化硝、冰片，共研细末，涂患处。

刮破、涂敷舌膜：①以指甲刮破，令出血，用烧矾细末和绿豆粉少许敷之。一说，如出血不止，可烧发灰掺之，或用猪脂涂之。

②急以指甲，刺破出血，或用竹刀轻轻刺破白膜，如①刮破法。
③刮破后，以烧枯白矾少许敷之，用蒲黄炭末掺上。

附：舌笋　痰包

1.舌笋：小儿不吮乳啼哭者，即看舌上起白疱，一粒高起，名为舌笋，不治即死。

涂舌法：鲜生地取汁，如无生地，以干生地用凉井水浸开，捣烂取汁涂患处，数次即愈。

2.痰包：生舌下结肿如匏，光软如棉，塞胀舌下，色黄，木痛，刺破后，痰涎如鸡子清，稠黏不断。

剪涂法：宜用利剪（消毒）当包上剪破，拭净痰涎，搽冰硼散，内服加味二陈汤。

吐舌　弄舌

概述： 吐舌者，舌伸长而收缓也。弄舌者，舌如蛇睒，左右上下伸缩撩动如蛇舌之吐弄也。此二症多现于婴儿一种严重疾病之中（多谓由心脾积热），不可忽视。若在平素吮乳或口渴，偶见类似吐舌、弄舌现象，非病理变化，勿虑。

症状： 该二症，每兼有发热，面赤，唇焦，烦渴，舌绛，小便短赤，大便秽臭等，甚至惊厥、角弓反张危候。

治疗：

以牛黄少许，涂舌上，或加冰片少许，更佳。

单方：黄连煎汤，细细与服。轻者灯心汤亦效。其他随证以法治之。

盘肠气痛

一作盘肠内吊，或称寒疝，西医名痛肠，小肠疝属之。

概述：盘肠气痛，病因可分两种：初生儿有为风冷所侵，腹部中寒，寒凝气滞而作痛；初生儿脏腑营卫气血壅结不行而作痛。古人均认为由冷气搏结小肠，气机凝滞，盘踞肠间，发为疼痛，故称为盘肠气痛，又有所谓小肠疝者，其所述症状，与此病相似，合并之。

症状：小儿初生数日，啼时皱眉，两脚屈而上缩，腹部现紧张之状，干哭无泪，手按其腹，如有实硬处。面色青白，或吐涎沫，甚则唇黑肢冷，汗出或下利青粪，或二便癃闭，哭声如鸦鸣，呕吐胆汁粪便（似属肠梗阻症），可在短期内导致死亡。

治疗：

淋腹缓揉法：用葱煎汤，温热，淋脘腹部，并用手轻缓揉按。（或用熨脐法处理，以助阳气上通，使大小便通行，疼痛自解）

熨脐腹法：①淡豆豉、生姜各二钱，葱白五茎（一作七茎）细切，食盐一两，共炒热，以布包，熨肚上，即止。一说同炒热，置脐上，熨之效。②以帛包盐炒，熨小腹，良。③用葱白、生姜、食盐同炒热，熨脐部，或纳肉桂、麝香少许，放脐内，用热水袋熨之。

洗熨法：夜啼内钓，用葱煎汤，淋洗其腹，又用艾绒烘炽令热，用布包在腹脐上，连熨十数次，如艾绒冷，再烘热，再熨，其痛即渐止渐愈。

洗揉熨腹法：宜急煎葱汤，淋洗其腹，再以手揉之，并以葱熨脐腹间，良久，小便出，痛立止。再用乳香、没药各少许，研细，另用木香一块，磨水一分，煎数沸，调药末，一服即安。

贴脐法：生姜，研取汁，调面成糊，涂纸上，贴脐心，痛即止。

洗腹贴脐法：用葱汤洗儿腹，仍以炒葱捣贴脐上，良久，尿出痛止。

擦脐法：灵猫香，擦脐，有奇效。

温体覆背法：时饮以少许之热水，滴入一二滴之薄荷精，并以热布温热其四肢，后用热绒布覆其背，轻轻拍之。

灸法：命门、天枢、京门、三里、神阙、气海各穴五壮。

出血法：刺大敦出血。

针法：针章门、关元。

推三里法：小儿肚痛，揉足三里，良久，即止。大人胃气痛者通用。

熨腹法：小肠疝，饮、淋过热水，并将衣服及被单等件烘热，熨贴于患儿之肚腹，使其温暖亦效。

灌肠法：上法如不见愈，即可举行温水灌肠法：水一斤，入盐一调羹，又和甘油两调羹即一两于内，水之热度约在法轮表 105 度高，此外服蓖麻油少许。

包扎法：小肠疝，腹硬，以鲫鱼一对，打烂，将鱼骨抽去，然后用麝香二钱，和鱼混合，以布包之，扎在患处，在夏季一日换一次，冬季二日换一次，如此扎五六次，则腹硬消矣。

按：鲫鱼不必一对，一尾亦可，麝香不必二钱，酌用一二分亦可。

初生面红

概述：此证原因甚多，须寻其原因为治。

症状：初生儿面色发赤，啼哭不止，过三日难治。或云，此系胎热所致。

治疗：

敷足心法：吴茱萸四钱为末，好醋调敷足上，日换数次，过一夜，可愈。

点舌法：枳壳、栀子（炒）、扁柏叶（炒）、川连各三分，黄柏二分，生甘草四分，薄荷四分，水煎去渣，入蜜糖四茶匙，和匀，以鸭毛（洗净）蘸点舌上下两旁，数次，面色变淡者可止。

初生壮热惊掣（附：初生鼻塞）

概述：新生儿肌肉嫩弱，易为风邪所中，护卫稍疏，则发生此证。

症状：周身壮热，手足惊掣，如惊风之状。

治疗：

摩药法：甘草、防风各一两，白术、桔梗各二十铢（可用各一两），雷丸二两五钱，上药切，以不入水猪脂一斤，煎取成膏，合诸药，于微火上煎之，凝成膏，去渣，取如弹丸大，一枚炙手，以摩儿百过，寒者更热，热者更寒，良。并云即使小儿无病，能常以少少膏摩囟上及手足心，甚解风寒，良。此《外台》方也。

附：初生鼻塞

初生儿，受风，鼻塞，头热，妨碍呼吸。

贴囟法：天南星炮，为末，水调贴囟上，炙手令热（以热水浸手热亦可）熨之。一作天南星末、生姜汁调贴囟门，鼻通即洗去。

硬皮症

概述：早产儿与先天软弱儿，易患此症。

症状：皮肤与皮下组织，见肿胀和硬化（皮肤坚硬，抓不起来），阴阜处最早发现，其次延及大腿、小腿、下腹部、面颊等处，用手指按撩皮肤时，出现凹陷，体温低于常儿，哭声微弱，吮乳无力。

治疗：

保温法：用热水袋、保温箱及热水浴等，局部轻微按摩。

注射法：以胎盘或芦荟浸出液一毫升，肌肉注射，每日一次，直到情况好转为止。云可取得一定疗效。

解　颅

概述：初生儿颅顶骨缝，结合不严，为开解之状，当由于先天胎禀不足，大多数预后不良。

症状：小儿囟门大，骨缝结合不严，面色㿠白，形体瘦弱，颜貌多呈愁苦状；甚者头颅日渐胖大白亮（二三岁幼儿，可如成人之头颅，今称为脑水肿，或脑积水），颈细体瘦，其头偏倒，并常见眼珠下垂，白睛特别显露而无神。本证多与五迟五软同时出现。

治疗：

贴囟法：①生蟹足骨，半两焙干，白蔹半两，共为细末，用乳汁调，贴骨缝上，以愈为度。

②狗脑骨、鹿茸，研末，水调敷之。

③细辛、桂心（一作肉桂）各五钱，干姜五分（一作干姜四两，细辛二分，肉桂五分），共研末，姜汁和敷，贴囟上（一作调涂囟上），面赤即愈。名"三辛散"。

④柏子仁、防风、天南星各四两，研细末，每用一二钱，猪胆汁调（一作醋调）匀，稀稠得所，摊绢帛上（一作红绸上），看囟门大小剪贴，一日一换，视其干燥以汤润之，名"封囟散"。一作，天南星一个极大者，以慢火炮裂去皮脐，入华阴细辛三钱，同杵，为末，入麝香少许，用米醋调涂绯帛，贴在囟上，以干为度。

熨贴法：囟门不合，鼻塞不通，南星（微炮）为末，醋调，摊旧绸上（或作摊绯帛上），贴囟门，用热手时时熨之，干，则用热醋润湿，立效。名"天南星散"。

涂囟法：①防风、柏子仁为末，乳汁调涂囟门上。

按：《广济》用防风六分，白及、柏子仁各四分。《养生主论》用防风、白及、柏子仁各等分，均为末，以乳汁调涂囟上，一日一换。《奇效方》作防风一两五钱，柏子仁一两，白及一两二钱，共为细末，每用一字，用乳汁调涂囟上。

②鼠脑同肝捣涂囟上。

③蛇蜕熬末，以猪颊车骨中髓，和涂囟上，日三四易。或单用猪牙车骨，煎取髓，涂囟上，生用亦得。

④小儿囟开不合，桂心、细辛各五钱，干姜二钱五分，共为细末，每用一字，或钱半，用乳汁调涂囟上。

涂贴缝骨法：①生羊足骨半两焙干，白蔹末半两为末，用乳汁和，贴缝骨上，以痊为度。

②以虎骨、败龟甲、不灰木、乳香各五钱，为末，猪血和匀，涂于头缝开处，外以帛束之，七日后，用葱汤洗去，再换新药。又三日再换之，熏服人参、茯苓等品。

熨囟门法：三岁不合，用半夏、川芎各一升，细辛二两，桂心三尺，乌头十枚，以淳酒四升渍之，晬时温之，以絮熨儿囟门上，朝暮各数次。《千金》有生姜。

鸡血滴颅法：用黄雌鸡一只，刺其冠血，乘热，滴颅上，以芍药粉掺之。一说用丹雄鸡冠上血滴之，以赤芍药末布之甚良。

涂头足法：用茵陈、车前子、百合各五钱为末，乌牛乳汁，调涂足心及头缝开处，用绸包裹，一日一换。

囟 陷

概述：初生小儿以至六个月乳儿，囟门是微陷的，不作病态论。若初生儿囟下陷如坑，即属先天亏损，气血俱虚征象；亦有乳儿因泄泻后，阴分津液耗损太过，大气下陷，属于气血极虚之症，有谓，若枕骨同陷者，百无一救。

症状： 小儿囟门下陷显著，甚则如坑，兼见面色萎黄或青黄，四肢逆冷，神气惨淡，脉象沉缓，指纹淡滞。

治疗：

涂贴囟门法：①以生乌头、生附子各五钱（一作二钱），雄黄二钱（一作八分）为末，用生葱和根细切，杵烂，入药末，同煎作成膏（一全捣和作饼），每日空心贴陷处。

②狗骨头，炙黄，研末，鸡子清调敷。

③或猪牙车骨髓，煎膏，涂之。

④用天灵盖，炙黄，捣箩为末，生油调敷，内服"六味地黄汤"加龟甲治之。

涂足心法：半夏末，以冷水调涂足心。

灸法：灸脐上下各半寸及鸠尾骨端，又足太阴各一壮。

贴陷处法：泻痢日久，囟空髓陷，附子、川乌各五钱，雄黄二钱，葱根叶同熬膏，每日以少许空心贴陷处。

囟　填

概述： 囟填或作颅填，一作囟突，或作囟门肿。此证有属热者为火毒上攻，有属寒者，为寒邪凝聚，宜辨别之。

症状： 囟门突起如堆，毛发憔悴，频频出汗，胸高气促，按之浮软，头痛，口干，面赤，唇红，脉浮数，指纹略紫，此属热证。亦有按之较硬而无热，手足指冷，面色惨白，脉象沉迟，指纹淡滞，此属寒证。

治疗：

贴骨缝法：生蟹足骨半两，焙干，白蔹半两，上为细末，用乳汁合，贴骨缝上，以好为度。

敷囟门法：①属于热者，用真青黛，冷水调敷。②生大黄末五钱，梅花点舌丹一分，共研，醋调敷患处。

敷足心法：黄柏末，调敷足心。

贴手足心法：黄柏末，以冷水调贴两足心、涌泉穴。俟囟平后，用半夏末，冷水调贴手心，或作调敷足心。

按：本证属于寒者，可采用囟陷内各治法。

肤裂出血

概述：初生数朝，遍身皮肤裂开，渗出血液，啼哭不乳。

治疗：

涂敷法：以口津磨铁锈敷之，即止。一作蒲黄炒黑，存性，芭蕉根打汁，调涂立止。

敷法：胎发，烧灰，敷之。

洗扑法：若仅在耳后、项颈、肋下、腿缝等处绷裂，不出血者，皆因不净之故，宜用水时时洗之。洗后，扑以痱子粉，则必自愈。

吹鼻法：即以胎发灰吹鼻中。

毛孔开张

概述：皮肤变色，毛孔开张，倘轻忽不治，久久便成痼疾。

治疗：用玫瑰水与花露水各一两，硫黄二十厘，擦之即愈。

肾囊和阳物缩入

概述：初生六七日，阴囊收缩入腹，或阳物缩入成窝，啼哭不止，由受寒所致者。

症状：小儿肾囊以及阳物缩入，啼哭不止，手足不温，面色淡白。

治疗：

涂熨熏法：硫黄、吴茱萸各五钱（或作三钱，或作一钱），为细末，研大蒜（或作捣葱取汁），调涂脐下（一作涂脐腹，或作涂小腹），再以蛇床子微炒，布包熨脐（一作仍以蛇床子烧烟熏之，一作熏臀部，一说加莽草，蛇床子烧烟，熏其部下），即愈。

灯火法：阳物缩入，用生姜、葱各半盏，灌下，外用灯心草蘸油，去脐下、阳物上中间，连灸七壮。

足指向后

概述：小儿初生，两足指俱向后曲，云因母怀孕时，两足患疮，不能行步，日唯盘坐，儿在胎中，受其影响所致。

治疗：夹棍洗熨法：用软棉卷如棍子，夹儿膝后弯内外，煎木瓜汤，常洗熨之。日久筋长舒展，则自能伸。

手足蜷缩

概述： 小儿筋脉挛缩，手指无力伸展。

治疗：

洗手指法：用急性子（即凤仙花子）酒煮，温洗手指，一日一次；以当归、钩藤水煎洗如前，两法互易，效。

洗足法：牛膝三斤，陈酒十五斤，煎三炷香，洗足。药方药物内服，用四物汤加味。

天柱骨倒

概述： 有生下颈便软者，亦有因久病之后，忽然颈倒倾者，多系真阳大败之候。

治疗：

贴项法：川乌头、白芷、地龙、五灵脂、赤小豆各等分，共为末，生姜自然汁与酒同调，贴项上。一作乌头、赤小豆各等分为末，姜汁调摊帛上，贴之。

擦顶法：木鳖子六个（去壳），蓖麻子六十个（去壳，净）研匀，先包头擦顶上，令热，以津调药，贴之，名"生筋散"。一作以前药研为泥，先以手摸儿颈令热，再调药，涂颈项。

贴柱骨法：生附子（去皮脐）、生南星各二钱，为末，姜汁调摊，贴天柱骨上。

肚皮青黑

概述：小儿百晬内，肚皮忽然青黑，百晬外，亦有此症，危恶之候也。

治疗：

敷法：用好烧酒和胡粉（即搽面粉）敷之。

灸法：陈艾绒黄豆大为一壮。灸脐上下左右各半寸，并两乳中间鸠尾骨下一寸，共五处，各三壮，艾下可安薄姜一片。

单方：大青为末，纳儿口中，以无灰酒送下，药物用驱风散。

吐沫不乳

概述：口吐黏沫，不能进乳。

治疗：①牛口涎（向东行者）涂抹口中及颐上，自愈。②辰砂一分，全蝎一字，硼砂一分，龙眼一分，麝香一分，研为细末，以乳母唾调，抹口唇里面。

第六章

乳儿期疾病

滞　颐

概述： 小儿口角流涎称为滞颐，古人谓是脾气虚冷，不能收摄津液所致。近人谓小儿二颐内外皮有二层，中有空膜，分泌涎液，贮存于此，分量多则外流耳，故多吻小儿之颊者，便易患此症。盖吻多则压榨其空膜故也。又有谓，滞颐原因，可分脾胃积热与脾胃虚冷两种。

症状： 小儿口角流涎，而有唇红，舌赤，或口疮等证候，是属脾胃积热。若见唇舌淡白，则属脾胃虚寒。

治疗：

洗两足法：用热水一盆，入白矾一勺，频洗两足。

贴足心法：天南星为末，水调，贴足心。

涂口上法：脾热，胸膈有痰，取新桑白根、白皮，捣自然汁，涂口上，甚效，干者，煎水用之。

乳　积（乳滞）

概述： 乳积一名奶脾，或名奶癖，由小儿食乳过多或叠食多人之乳，互相胶凝不化。或啼未已，即便授乳，或乳母贪图口腹之欲，饮食失调，亦能导致小儿乳汁停滞不化。

症状： 小儿面色青黄，吐乳泻乳，其气酸鼻，身热，羸瘦，多睡，或口内生疮，腹中结块。如仅腹脘不舒，呕恶，嗳气，则为乳滞，其证较轻。

治疗：

揉熨胸口法：乳滞，用木香一钱，香附二钱，枳壳二钱，麦芽、谷芽各一两，共研为粗末，再用皂角半条，捶碎，萝卜菜数茎，切碎，加食盐一小杯，同炒热，再用米醋烹炒，分二份，布包，置胸口，轻轻揉慰，冷则随换，约半小时熨一二次。

揉涂法：如有结块，用密陀僧，不拘多少，研极细，以大蒜自然汁调匀，按癖之大小遍涂之。候儿口中有蒜气，即以手轻轻揉之，如癖已消去五六分，即用温浆水洗去，不可俟其全消，恐药毒损气也。如未消而药干，可以温水润之。

贴癖法：白芥子，不拘多少，研极细成膏，摊纸花子上，贴疼硬处。《本草权度》载用水调，摊膏贴，以平为期。

涂足法：紫河车一两，寒食面三两，共研为细末，每用一匙许，水调涂足心，病在左涂左，在右涂右，以红帛缠之，良久，积随大便下，即洗去。

涂手熨癖法：乳积，用芫花一两，醋浸三日，洗净大黄五钱，共为末，入蒜一片，同药末研烂，涂于乳母手心，男儿涂左手，女儿涂右手，熨擦癖上，如小儿口中有药气，即止，立效。

灸法：久不瘥者，灸中脘、章门各七壮，灸脐后脊骨中二七壮。

单方：伤乳，用陈红曲一钱五分，砂仁五分，生姜一片，水煎服。

口　疮

概述：中医谓此症，由脾胃有热，心火上炎。举凡痰涎不清，湿热不化，饮食不洁，忧思不遂，均足致此。

本症如有已能食之乳儿，亦以饮液体为宜，忌酸咸辛辣等食物，经过二三星期后，可以痊愈。

症状：小儿于两颊龈肉唇舌等处，生米粒之圆形斑，色白或黄或灰，疡底浅，而四周围以红晕，若生于一处，每融合而成大溃疡，发热，不喜吮乳，开口流涎，舌上生苔。

治疗：

涂足心法：①难用药者，用天南星一枚（大者，去皮，取中心如龙眼大），研为末，醋调涂足心，男左女右。或谓口疮甚者，含焰硝、硼砂少许，勿开口（小儿不易做到），兼用上法，妙不可言。

②《新本草纲目》载：谓系心有客热，口舌或满口生疮，亦主用上法贴足。或谓宜先用水泡软蛇皮，徐拭口中一二遍，后用上

法效。

③阎忠孝《集效方》载：小儿口疮，白屑，如鹅口，不须服药，亦主用上法，贴足心，男左女右。

④有用附子根，为末，醋面调（或作姜汁调匀），贴足心，男左女右。

⑤有用密陀僧末，醋调涂足心，疮愈洗去。

⑥有用乌头尖一个，天南星一个，研末，姜汁和，涂足心，男左女右，不过二三次即愈，老人亦治。

⑦有用吴茱萸、香附等分，研末，用鸡蛋白，调敷两足心。

⑧有用地龙、吴茱萸研末，醋调，生面和，涂足心，立效。

贴手足心法：口疮糜烂，生硫黄为末，水调，涂手足心，效，即洗去。

涂囟法：①芍药、大黄、宣连为末，犿猪（猪去势者）胆，调涂囟门。

②口疮，不能食乳，有用巴豆一粒，连油研，入朱砂、黄丹，敷纸绢上少许，剃去囟上发，贴之，四边起粟疱，便用温水洗去，仍以菖蒲汤再洗，即不成疮，神效。

涂局部法：①先拭净白漫，用桑皮中白汁（一云，生桑树汁涂舌面，其白即落）涂之，便愈。一作，桑白皮浓煎，涂其汁。

②或以一千倍之过满俺酸加馏谟水（西药），用净笔，蘸涂患处。

③小儿口疮通白者，白僵蚕炒黄，拭去黄肉毛，研末，蜜和敷之，立效。亦治风疳蚀疮。或鸡内金一味，烧灰敷之。或用凤凰衣（焙黄）、橄榄核（煅灰）、孩儿茶各等分，冰片五厘，时涂患处。

④口糜，满口生疮，江茶、粉草，敷之（宜为粉末敷之，或煎浓汤洗之）。

⑤苦参、黄丹、五倍子、青黛各等分，敷之（亦当为细粉末，每用少许敷之）。

⑥小儿口疮，青黛、黄柏、诃子（炮）、密陀僧各等分，加入枯矾少许，用时每用少许，贴口疮处。名"一捻散"。

⑦小儿口舌生疮，咽喉不利，重舌，马牙。用硼砂、蒲黄、净硝、孩儿茶、薄荷、甘草各二钱，青黛一钱，片脑少许，为细末，每用少许，敷点口中疮处，名"硼砂散"。

⑧用黄连细末，以蜜水调抹口中患处，或用黄柏、青黛等分，脑子少许，另研入药，以水调抹，干掺。

贴脐法：细辛末，醋调，贴脐上。

洗敷法：用钾绿养，溶化于水，以洗其口，奏效最良。口内起白色小疱，用明矾焙灰，敷之。

洗两足法：凡火不降，则疮不易愈，用吴茱萸末酸醋调，熬成膏，后入地龙末，搅匀，每临卧，用葱椒汤洗足，拭干，用药遍涂两足心。一作，用生附子研末，涂两足心。

发疱去血法：日久不愈，肩背、头项、百会、耳下、额下，贴元生膏六七日，施蜞针，去恶血如注，四五回，则无不愈。

撒布法：①口疮，没石子（泡）三分，甘草一分，研末掺之。月内小儿生者，以少许置乳上吮之，入口即啼，不过三次。②黄柏蜜炒，研末，搽之，神效。③黄柏一钱，僵蚕一钱，枳壳（烧灰）五分，甘草（炙）五分，薄荷五分，冰片三厘，山豆根五分，共研极细，掺之。

吹药法：轻粉三分，辰砂、明雄各七厘，冰片四分，为细末，先用薄荷水或茶汁漱口，或拭口，将药吹入，应验如神。此方大人亦适用之。

置舌药：硼砂少许，蜜、糖少许和匀，蒸熟，置儿舌中。

灸法：小儿口疮及龈齿，均灸劳宫，此方并治手疮、鹅掌风，极佳。

单方：口疮日久，延及胸前生疮，三年以上不瘥者，取营实，冬用根皮，夏用枝叶，煮汁饮，或为末，酒服，皆效。

按：此方可用于年长儿童及大人，不适用于新生儿及乳儿。

客 忤

概述：一至二岁小儿有此恙，似惊似痫，此由小儿神气虚弱，肠胃积有浊滞，及内有蕴热，忽见非常之物，神经受其冲动，而发为似惊似痫之证。

症状：发病时，目不上插，口吐青黄白汁，腹有痛状，水谷不化，面易五色，脉多弦急而数，啼哭叫号，心神恍惚，甚至心腹胀满绞痛，气冲心胸，闷乱欲死。

治疗：

刺核法：初发时，先视其口中悬雍左右，如有黑色肿核，若麻豆大，或赤或白，即以针刺破，或以指爪（洗净）摘去，以绵裹钗头，拭去其血，即愈。

行转摩法：用豆豉数合，水拌令湿，捣熟，丸如鸡子大，摩儿囟上、足心，五六遍，并摩胸前及脐下，行转摩之，食顷，破视丸中，当有细毛，即掷道中，立愈。

先浴后涂法：惊搐时，先用桃枝煎汤，浴之。浴后，用灶心黄土二两，细研，鸡子一枚，入水少许，和匀，调涂五心及顶门。一方加蚯蚓粪。

涂五心顶门法：①桂心，煮渣，涂五心。或灶中黄土，蚯蚓屎，和涂五心。②以灶中黄土熟者、曲蟮粪等分，合捣如鸡子大，涂儿头上及五心，良。一云，用鸡子清和如泥涂。

浴体法：用马通和温水浴体。

涂口中法：项强欲死者，用射干少许，乳汁调涂儿口中，取效，醋调亦可。

贴囟门法：灶心土二钱，明雄黄二钱，麝香少许，共为细末，枣肉和匀，捏作一饼，照头上囟门贴之。

吹鼻法：重症，一时受惊而死者，以半夏末如豆大，吹鼻中。

灸法：夜啼哭，灸幼宫三壮，中指甲后一分，一壮。

单方：①卒中客忤，菖蒲根捣汁食之，立止。②用生慈菇汁，和白蜜，灌之。

瘿 疭

概述：原因甚多，如食难消化，或食不良之食物，或患软骨症，或大肠生虫，痒气偏身，以及霍乱等等，皆能导致本病。

症状：病发时，手、面、肌肉常抽搐，面色时白，眼珠朝上，拳起，状发抽搐。

治疗：

贴囟法：见痉病疗法。

热浴冷敷法：应立备热水浴，愈速愈妙，水之热度，应按法轮表 105 度高，将儿置热水中浴之。并取布一方，在凉水中浸湿后，敷贴其头颅。尤须举行热水灌肠法，并服草麻油一调羹。

搐搦症（抽风）

概述：搐搦症原因甚多，有谓新生儿在一周内，可能因暂时性的甲状旁腺机能不全而产生手足搐搦症。亦有由于外伤或手术损伤甲状旁腺，亦可使血钙减少而引起搐搦。有谓，凡痉挛性素质小儿，因受外伤，有剧烈疼痛时，如生齿、鼓肠、寄生虫、食伤、便秘等，此外在热性病的初期发高烧，如急性呼吸道炎、支气管炎、肺炎、中耳炎、急性痢疾、败血症、破伤风、脑膜炎、脑炎和小儿麻痹症等，都能引起搐搦。今有名为抽风者。

症状：每天发作次数不定，最明显的有不自主的肌肉运动和痉挛，最特殊的是手足搐搦，四肢强直，手指伸直，大指贴近掌心，手腕外展，足趾强直，脚底外展或内翻，亦可发生全身痉挛。与其他疾病痉挛不易区别。如发作喉痉挛，则呼吸困难，呼吸时有哮吼声，严重的可因窒息而死亡。亦有不产生明显症状之搐搦症，则可送到医院诊治。

治疗：

解衣放筷法：在发现要搐搦时，应令小儿平卧，解开衣服扣子，俾小孩呼吸畅通，并用筷子放在嘴里，防搐搦时咬破舌头。

暖手足法：在发高热时，可用冷湿布，盖在前额或头的后部，手足发冷，就用热水袋熨之，不要挪动孩子，等搐搦停止，送医治疗。

针灸法：小儿搐搦，涌泉穴针三分（约一分即可），勿令出血，灸三壮。

其他：室内要安静，衣服扣子要解开，已生齿的小儿，可把筷子横放在小儿口中，免致咬破舌头。发高烧时用冷湿布盖在前额，或头的后部。手脚发冷，用热水袋熨之，切不可移动其身体，多饮开水，食容易消化的东西。

按：搐搦症，中医某书分晨搐、午搐、晚搐、伤风搐等名，甚无谓也，不取。

伤 风

概述：伤风，一名感冒，初生儿与乳儿伤风，须经过四五天至十多天才可就痊。初起发热，鼻塞，流涕，西医名鼻感冒，或急性鼻炎，更有名痒症。水鼻者多为单发性，亦有为散在性者，另详小儿流行性感冒。

症状：初起先发喷嚏，鼻孔干燥而塞，时觉不适，黏膜红肿，时流水状之液，从而变成黏稠之液，鼻塞不通，嗅觉遂钝，呼吸亦梗，饮乳减少，甚至发热疼痛。

治疗：

身热取汗法：当小儿熟睡之时，夏以单被，冬以棉被，蒙头松盖，勿壅其鼻，但以稍暖为度。使其鼻息出入得此暖气。少顷，则微汗津津，务令上下稍透，则表里通达而热自退矣。

贴身取暖法：如在寒天，汗不易出，则将小儿轻搂着身，赤体相贴，而上覆其面，勿壅其鼻，则无有不汗出者，此至妙之法。若寒邪甚者，两三次微汗之，无有不愈。此法行于寅卯之时，则汗易出而效尤速。

贴囟门法：①鼻塞流清涕，用天南星（少许）为末，生姜自然汁调成膏，贴于囟门即愈。②伤风、咳嗽、鼻塞，生姜二片，葱头三个，捣烂，和干面一撮，鸡蛋清少许，调成饼，烘热，贴在小儿囟门上一二日，后用温水洗去。③以草乌少许，皂荚少许，为末，葱汁捣膏贴，亦妙。

浸脚擦身法：先用热水一大盆，浸腿足，继以冷湿布用力擦抹全身，是为绝好之兴奋剂。

暖足法：双足务使其极热，或者可将双足熨贴于暖足瓶边，瓶中宜贮满热水，取微汗。

其他：屋子内要和暖，空气要新鲜，如嫌屋内干燥，可烧一锅水，去盖，俾蒸发水气散布，常令小儿饮少许开水，或温水。

两眼肿赤

概述：未周岁小儿，两眼赤肿而痛，前人云，小儿眼患，多是胎毒及食毒，但亦有由病菌传染而来者，可与胎赤眼、胎烂眼参看。

症状： 眼结膜血管充血，发红，眼眵增加，怕光流泪。眼皮红肿，时时感觉眼睛烧灼，作痛，酿成溃疡症，能令眼瞎。

治疗：

敷囟门法：胎毒攻眼，赤烂将瞎，用蚯蚓泥捣敷囟门，干则再换，不过三次即愈。

涂足心法：生大黄、南星等分，为末，醋调，涂两足心。一作，胡黄连（或作黄连）一钱，研末，人乳调涂足心涌泉穴（男左女右），红赤自无。一作黄连为末，用水调匀，敷足心，即愈。

敷手足心法：黄连为末，调敷手足心，自愈。

敷太阳穴法：如肿痛难开，用黄连、姜黄、牙皂、朴硝为末，同敷太阳穴、手足心。加葱捣烂，敷之尤妙。

贴百会穴法：以元生膏（日方，系用芫青研为膏。芫青功同斑蝥，仅可用少许），贴百会穴，四五日而有奇效。

贴脚心法：小儿眼肿痛，用熟地黄一两，以新汲水浸透，捣烂贴足心，布裹住，效。

贴风门肺俞法：如项背强者，贴元生膏（日方）于风门（第二椎下，相去一寸五分）、肺俞（第三椎下，相去一寸五分），即效。

贴眼法：小儿赤热眼肿，大黄、白矾为末，冷水调作罨子，贴眼，立效。

抹小便法：凡眼赤涩之初，只用自己小便，张目溺出，用一指接抹眼中，闭目少顷，即效。《医学纲目》云：余生平有赤眼之患，用之如神，大人小儿可通用。

肛 结

概述：乳儿大便虽照常排泄，少而不畅。

症状：检查谷道虽有孔，但窄小而不能畅通粪便，以致所出粪便亦甚细小。

治疗：

纳谷道法：先用黑白丑，半生半炒各五钱，大黄、槟榔、陈皮各五钱，甘草三钱，元明粉一两，研末，各服五分，温蜜汤送下，名"黑白散"。能清热毒，开通直肠。再用甘油锭，蘸麝香少许，纳入孔中，取其香能开窍，滋润燥结也。

又，如因热毒太甚，壅结肛门，以至闭塞者，可用苏合香丸，纳入孔中，大便一下，庶可望生。

痰 迷

概述：哺乳不洁，停滞生痰，无力排出，涌塞咽喉，气阻如闭，此为危症。

症状：痰涌不下，阻塞咽喉，呀呷作声，吐之不出，咽之不入，如痴如迷，甚至突发癫痫之状。

治疗：

按气海穴法：大人以手指曲节，抵气海穴，旋又放松，如是数次，痰即下。

掐中指、推涌泉、按颊车：从小儿中指，由指根掐至尖数下。再推涌泉，左推不揉。以中指对按颊车穴，用耳挖轻爬舌上，即吐痰。

敷胸口法：痰涎壅塞，气粗，昏睡，用风化硝三钱，布包敷于小儿胸口，能使痰涎从大便排泄。

内伤发热

概述： 内伤发热原因甚多，有由于先天不足者，有由于缺乏液体者，有由于天气感召者，有由于乳食关系者。今学者云，谓初生儿与较年长乳儿，每因机体缺乏液体及纳入液不足，则往往发生一过性热。亦即内伤发热之一种。大抵以小儿体质不强为居多数。

症状： 热度有高者，其体温能升至 38~39℃，或头痛，或手搐，或渴，或汗，或无汗，小便少而黄。有经时热退，有经时而热不退，须分别治之。

治疗：

浸浴法：①壮热，苦参煎汤浸洗。或枣叶煎汤浴之。②身热，取郁李仁根，作汤浴之。或苦参煎汤浴之。

贴腹法：壮热，黄栀子、杏仁、桃仁、枣仁各七个，捣烂加面灰，烧酒做成大饼，用布敷贴在腹上，对脐，次日捣去，自然退烧。

粉身法：壮热。不能服药，用寒水石、芒硝、滑石、石膏、赤石脂、青木香、炙甘草、大黄、黄芩、芎䓖、麻黄（去节）、牡蛎（熬）各等分为末，捣筛，以粉一升，和药屑三合，后下筛，以粉粉儿，日三，热退即止。

摩五心法：小儿发热，不拘风寒、饮食、时行疹痘，均治。以葱涎入香油内，手指蘸油摩擦小儿五心（手足心及胸口）、颜面、项背诸处，最能解毒凉肌。

摆鱼尾法：内热，以小鲫鱼尾置儿口中，频频动之。

浴法：发热手搐，蜂房煎汤浴之。或燕窝泥煎汤浴之。

涂顶上法：天行头痛，壮热，青木香六分，白檀香三分，捣散，以清水和服之，并以水调涂顶上。

粉身法：天行体热，汗出不止，用雷丸四两，粉（可用米粉或绿豆粉）半斤，捣筛，以粉儿身，瘥为度。

坐螺蛳法：由肺热者，铺活螺蛳，令儿坐之。

乳儿身热，时当酷暑，多雨，遍身大热，药难取处，江篁南取干壁土，春碎，撒地上，上以芭蕉叶铺之，将儿卧叶上，又以芭蕉叶覆之，更少加干壁土于上，睡少时，其热如失。

头 热

概述：头热，有寒、热、虚、实，宜分别治之。

症状：小儿每在天气大寒大热之时，有头部发热之症，尤以夏季为常见，口渴或不渴，大便硬，或溏，身汗或无汗，手足或冷或热。吮乳多较减。

治疗：

粉头法：茯苓、牡蛎各四两，熬，以粉（可用米粉）八合，合治下筛，有热，辄以粉头，汗即止。

贴囟门法：头热，鼻塞不通（按此应属于实者），湿地龙粪，捻饼，贴囟门上，日数易之。

抹敷胸口法：小儿最忌高热，热极则生惊，用雄黄末一钱，鸡蛋清一枚，麻油一小匙，和匀，热水炖温，以乱发一团，蘸蛋清，轻轻在儿胸口向下抹摩，约三十分钟，将乱发敷于胸口，以布束紧，约半日间，取下，可以退热安眠。

面　赤

概述： 面赤，亦有寒、热、虚、实之别，与头热相同，宜分别治之。

症状： 面赤身热，唇燥，口渴，大便硬，多属热、属实。身凉，唇舌淡，口不渴，大便溏，多属寒、属虚，或下部冷、足冷，则属上热下寒之证。

治疗：

点舌法：宜用于属热属实者，枳壳、栀子（炒）、扁豆叶（炒）、川连各三分，黄柏二分，生甘草四分，薄荷四分，水煎，去滓，入蜜糖四茶匙，和匀，以鸭毛点舌上下两旁，数次。面色变淡红者可止。

贴足心法：宜用于属寒属虚或上热下寒者，吴茱萸四钱，好醋调敷两足心，日换数次，过一夜即愈。

足 冷

概述：乳儿无他病，两足时冷，属于虚弱小儿多有之。

症状：乳儿面色淡白，吮乳不力，体不健壮，大便溏，两足时冷，或入夜而足不温。

治疗：

敷足心法：①生附子五分，葱白一茎。捣烂，敷足心。②生附子末五分，酒和少许，麦粉少许，捣烂敷。③吴茱萸研末一钱，葱白一茎，酒或醋调敷。

乍寒乍热

概述：小儿生一月至五月，由营卫不能通达，而致乍寒乍热者。

症状：小儿身有寒而不甚者，有热而不高，有汗而不多，小便时黄时清，大便时硬时溏，吮乳则如常。

治疗：

洗儿法：细挫柳枝，煮取汁，以洗儿，立效。若渴者，绞冬瓜汁，服之。

丹 毒

概述：前人谓，由孕妇血热，流于胎中，致胎儿先天血中伏毒深蕴，生下之后，发动宣战而为丹毒。亦有由乳母好酒嗜辛，喜啖炙爆，或烘晒热衣，即与包裹而致者。此病或名大瘅（一作大疠），又名赤游、赤游丹、赤游风等。俗称天火、游火、流火。近代查明为丹毒连锁状球菌，系一种真正创伤传染病，一岁以内小儿多有之。

症状： 初生儿丹毒，多发于脐部或阴部，或发于四肢，或发于头项背胸，大小不一，肤热赤色，有如涂丹。先发一处，渐及全身，游走不定，流行甚速，体温增高，脉搏频数，惊搐啼叫。

如自胸腹而流于四肢者易治，自四肢流于胸腹者难治，如果内流胸腹，而见胸腹胀满、神志昏迷，气促鼻扇，二目直视，则为危殆之证。

一说，小儿一岁以内，多有之。轻者，发于臀部及四肢，皮肤略有浮肿焮赤之状。或片片如红云，愈重者，色愈紫赤，胀亦愈坚。尤重者，热重凝壅，坚硬成块，谓之丹瘤。日医东部翁云，丹毒无阴证。凡患丹毒人，十中八九腹有块也。又有谓丹毒，发于头面、胸、腹者重，发时如火灼，烦躁胀闷者亦重，西医谓此病，系由于链球菌所致。

治疗：

调敷法：生大黄末，醋调敷，干则易之。或加赤小豆末，以鸡蛋清调敷。亦可用生乳香细末和鸡蛋清调敷。

多年灶下黄土为末，和屋漏水敷之，新汲水亦可，鸡蛋白或油调敷均可。干即易之。

朴硝、大黄、青黛各三钱为末，新汲水调敷，奚缵黄云，以上三味研和，以鸡子清调涂赤斑上，干则以清水润之，为小儿赤游，大人流火最灵之方。

若皮肤有溃破者，用川连粉、麻油调敷。

无论赤白丹毒，用清凉之品，涂之不效者，将伏龙肝为极细末，以熟鸡子黄熬油，调敷必可见效。奚缵黄云。

赤小豆和鸡子白，时时涂之不已，逐手即消。按《证治摘要》云：丹毒，宜春冬针之，夏秋施蜞针。而后涂此药。

芭蕉根，捣汁涂，干则再涂。冬日畏冷，则炖温涂上。

黄芩为末，水调涂。或生鸡子白，调敷。

大黄、马牙硝各一两，研末调涂。井底泥，涂之，亦佳。

从脐起者，用槟榔二钱研末，陈醋调敷。

用鲜马齿苋（不拘多少）捣汁，空服饮，渣敷患处。

小儿游丹赤肿，瓜蒌三大两，以碱、醋，捣药敷之，佳。

取慎火草，捣以封之，瘥止。

捣蓝汁涂之，又蓝靛涂之，妙。

密陀僧研细末，调白蜜，浓茶，涂之。

黄牙菜，捣汁，神效。菜要白黄色嫩脆者。

小儿游丹赤肿，取荞麦面以醋和涂之。

游风丹毒，用油菜捣贴之，良。一作青菜叶，生捣糊罨之。

火丹赤肿（一作流火），生鳝鱼血涂之，效。

野火丹毒，从背上两肋起者，用僵蚕二七枚，和慎火草捣涂。自两足起者，用乳香末，羊脂调涂。

火焰丹毒，水调芒硝末涂之。

赤丹，用芫荽（一说取汁）涂之。

从髀起，流下阴头，赤肿出血，用鲫鱼肉，切五合，以赤小豆二合，捣匀，入水和敷之。

番木鳖仁、米醋摩头，一日三五次。

鲜侧柏叶、瓦花二物，共打烂，加大黄末，和匀，醋调涂丹上，效。

流火，先用菊花一两，煎汤，频服。再用番木鳖，以菊花汤磨成浓汁，敷于患处，奇效。

烟火、丹毒，从两股两胁起，赤如火，景天草、珍珠末各一两，捣如泥涂之，干则易。

桑根白皮，为末，羊脂和涂之。

火丹、大黄、黄柏、蚯蚓粪各五钱，赤豆、轻粉各三钱，鸡蛋清和水调敷。

飞灶丹，从头顶肿起，渐发红肿，头项俱浮，眼睛红色，用葱捣汁涂，须令病者倒卧，将汁自下，润至颠顶，其毒从顶上百会穴出，否则毒侵咽喉矣。凡丹毒宜用碱者亦如此。

丹自脐起，用槟榔末，醋和涂。或蚯蚓粪同白糖捣敷。或用墨汁涂。

缠腰丹，偏身起疱，如蛇缠，有赤白缠，先用灯火向两头烧五次，次用白及、雄黄、水龙骨，研，无根水或麻油调敷。

缠腰丹，儿粪杓上竹箍，烧灰。研香油或麻油涂敷。粪桶箍亦可，即血疱皆治。

蛇蜕烧灰，以童便和毛厕板浮泥调敷。或蚕砂或雄黄，麻油涂。

白蛇缠，用杉木皮一块，烧存性，入冰片研匀敷。

白螺蛳壳七个，杏仁七枚，轻粉三分，研敷，此方加雄黄并治下疳。

柿漆水，敷四围，朱笔点之。

丹毒入腹，腹胀欲死，于毒气所走处，砭去恶血，以伏龙肝（灶心土）鸡子清涂。

小儿初生赤白游丹，用蚯蚓泥二两，加火硝、明雄黄数分，共为末，以侧柏叶捣蒸，微温，调涂患处。

小儿月内，身上忽然红硬，急取鳝鱼血半茶杯，入冰片少许，频敷患处，以红退硬消为度。

生甘草、五倍子，煎浓汤，掺入冰片少许，鸡毛稀涂极效。

朴硝、大黄、青黛为末，以新汲水调敷，或芭蕉根汁涂之。干则再涂，冬月畏冷，则炖稍温涂之。

猪心血涂上，有效。

拭法：丹毒行于身体上下，至心则死，以芒硝纳汤中，取浓汁，以拭丹上。

涂搽法：丹毒已至小腹、胸膛者，急用此方救之，百不失一，并治大人两腿赤肿流火，或湿热伏于经络，皮面上不红不肿，其疼异常，病者只叫腿热，他人按之极冷，此谓伏气之病，连用此膏搽之。方用马兰头（不拘多少，冬季无叶，取根亦可），用水洗去泥，捣烂绞汁，以鸡毛蘸汁搽之，如头、项、腿股缝中溃烂，以此汁调飞净六一散，搽之则愈。

豆粉扑法：赤丹，用赤小豆为粉扑之。

洗法：鲜紫苏、鲜凤仙花二味，洗净，连根叶捣烂，放木盆内，以滚水冲入，将脚架盆上，熏至可洗，以软棉洗之，立愈。

掺搽法：鬼脸大丹，满面频出脓血，发痒难禁者，炉甘石煅（入黄连汁，淬三次）、陈胆南星、轻粉各一钱，熟石膏二钱，宫粉七分，冰片二分，掺之。

刺血法：委中、膈俞，宜出血。

用新开碗锋，砭去恶血，后用水芭蕉根，打汁涂之（此砭血法，若系数朝小儿，以不用为上）。

肿势壅甚者，宜先刺去恶血，后用生大黄一两，赤小豆五勺，川朴硝三分，共为末，鸡子白调敷，勿令干。

初起之轻者，臀部或足有紫胀之状，可以针沿足之两旁、腿之两侧，挤去瘀紫之血，胀必渐退。较甚者，初刺无血，仅流黄色之汁，宜再刺之，使见血为度，如刺后多时，胀复作者，则再刺一次。数日之后胀即松，而丹即退。重者结块瘀胀，宜砭去恶血，如在头面等处，则不可砭。《证治摘要》主乱刺丹上出血。

丹毒赤肿，先以水漱口，吮恶血，各聚一处，取有锋芒之细瓷一片，将箸头劈破夹定，以线缚之，左手二指，捻定，右手取箸，将锋芒对恶血处，轻轻击破，血出后，以玉红膏敷之。如小儿生在百日内者忌用，患在头者，亦忌用。

丹毒自上来者，针侠白、腕骨，瘤处出血，最效。

以水蛭置丹上，名蜞针法。

针云门、尺泽、委中。

浴法：溺灶丹，初以两胁及脐内起，走加阴头皆赤，以水二升，煮桑根皮，取一升以浴之。

熏法：两足流火，用蕲艾，煎浓汤，先熏后洗（熏时上面罩以旧衣，勿走热气，尽熏，待汤稍冷，即用洗患处），熏洗二三次，可以令消，无论新陈艾皆可用，分量以多为佳。

贴法：精猪肉，切薄片，贴于丹上，以吸收其热毒，奏效极速。干则换之，以吸尽丹毒为止，内服芭蕉根汁。按：《小儿百病推拿法》云：砭去恶血，以鲜猪瘦肉，切片，贴之，其破烂处，用明雄黄、银朱等分，研细末掺之，确有神效。

青黛、土朱等分为末，以水炼和，加蜜少许贴之。

民间常将浮萍捣烂，贴敷涂处，一天换二次，疗效很好。

先吸后刺法：丹毒在左右肘臂弯折处，与肩之正中处，附口强吸之，其他，刺足大指。

单方：赤游丹风，渐渐肿大，五味子，焙研，热酒下，一服即愈，神效。

药物：《理瀹骈文》治火丹各药，如雄黄、青黛、石膏、滑石、龙胆草、黑山栀、木鳖仁、枯矾、水龙骨、铁锈、马兰头汁、青苔、松毛、瓦花、芸苔、马齿菜、南瓜水、皮硝等任用。

疳　痨

概述：小儿在缺乏或断乳过早时，因营养不良，而引起面黄肌瘦，脾胃损伤，气血虚弱，出现多种症状。前人谓之疳积、疳病，迨症状恶化，则谓疳痨或奶痨。西医所谓小儿消耗症、小儿结核病、小儿痨，系包括肺结核、肠结核、腺结核、腹膜结核等症。中医以由痨病所生各症，皆冠以痨名，为分述于下。

此症前多谓由饮食内伤脾胃而起，尤以具有先天胎毒而来者居多。西医则谓小儿结核，多由传染所致。在成人往往咳嗽咯血，而在小儿，则甚少概见。沈、任、张诸氏所编《中国儿科传染病学》，直以小儿结核症为痨病。孙允中《儿科病中药疗法》，以痨病包括消化不良症、肠寄生虫病、营养缺乏症、结核病四种病情。钱今阳《中国儿科学》，虽分痨积、痨瘵为二，而亦谓若肺结核、肠结核、淋巴结结核等，皆属于结核性之痨瘵，原由于痨疾失治，传变而来，若病至肾痨则为痨疾之末期。是由以上各说言之，则痨疾与痨瘵，实二而一，痨瘵与小儿结核，亦二而一也。但与大人痨瘵症状有异者，乃由大人与小儿原于受病机制不同，嗜欲各别故也。

按：沈、张、任谓：支气管腺结核，即属于肺痨；全身粟粒结核，即急痨；结核性脑膜炎，即脑痨；颈淋马腺结核，即瘰疬。

小儿痨病，既统于结核，结核统于虚劳。虚劳之证，实有多种，原非可以一个疾病能概括之。据孙允中所谓肾痨中的鹤膝，可能是"结核性关节炎"；解颅可能是"脑水肿"；无辜痨的颈项疮核是"淋马结核"；丁奚痨可能是"结核性腹膜炎"，也可能是肠寄生虫病。脑痨，西医名"真性狼疮"。眼痨，可能是结核性结膜炎与角膜炎。牙痨，可能形成"走马牙疳"（水癌）等。合沈、张、任氏所指，虽不能尽确，而亦不离于是矣。

旧称痨症，多包含寄生虫一病，如所云揉鼻，擦眉，酷嗜炭末泥土等物，则属于寄生虫病之外证可据者。如赢瘦，潮热，腹胀，吐泻等，属内证者，或名为内疳。前人对于此病兼症创立许多疳名，有疟者曰疳疟；有痢者曰疳痢；有蛔者曰蛔疳；发热较甚者曰热疳；便泻者曰疳泻；夹肿胀者曰疳肿胀；口渴者，曰疳渴；目赤有翳者曰眼疳；鼻部溃烂兼咳嗽气促者曰鼻疳；牙床溃烂出血者，曰牙疳；脑热生疮者曰脑疳；脊骨空痛，发热黄瘦者曰脊疳等。此外又分心、肝、脾、肺、肾五疳，更有谓无辜、丁奚、哺露等，其实皆属疳之兼症也。

症状： 初起发热，自汗，盗汗，日渐赢瘦，皮肤呈灰白色，或灰白褐色，萎缩而少弹力，颜面及臂臀各部，均呈深皱襞，眼窝陷没，眼裂眵开，颧骨耸立，下腭突出，状类猿儿，肋间深陷，肋骨突露。反之，则腹部膨隆突出，有时可窥测肠部蜿蜒蛇行之经过，加以手压，有一种特殊之感，意识明了，有时过敏，脉搏多在六十、八十，体温常在 35~36℃，有时降至 34℃，大便有消化不良型，有时便秘，而排出兔粪状之便块，体重日减而食欲则旺盛。

更有头皮光急，毛发焦悴，斗牙，咬甲，焦渴，尿浊，泻酸，腹胀，肠鸣，疬结，潮热，间有异嗜等症。

治疗：

贴印堂法：小儿疳积（俗呼大肚子痞），用巴豆一个去皮，甜瓜子七个，去皮，银朱一钱，捣烂成饼，贴小儿印堂中（两眉当中），轻者贴半小时，重者一小时，其疳慢慢自化。

贴肩背法：儿痨，用龙须草（此草在人家旧井内采取）四五茎，连药捣烂，以朱砂一钱五分拌匀，在小儿脑后，肩背部敷之，待干自落，三日一敷，重者约四五次即愈。传者云：此系最有经验之方，凡经依法施治，无不奏效。

贴肚法：疳积用生山栀三十粒，桃仁七粒，皮硝三钱，葱头七个，飞罗面一匙，真蜂蜜一匙，鸡蛋清一个（去净黄）。上药共研细末，用蜂蜜、蛋清调匀，作软饼，铺荷叶上，贴肚脐，用布扎紧，一周时，便拔出青黄色，其病自退。愈后，忌食生冷鱼腥、麦粉点心半年，切切。

贴足心法：疳积用生栀子三十粒，杏仁三钱，白胡椒三钱，丁香三十粒，面粉一匙，连须葱头七个，鸡蛋清一个。上药研成细末，用高粱酒、蛋清作饼，于荷叶上，贴左右足心，过一周时，拔出青黑色，其病即退。上药视小儿之大小或沉重均可加用一倍及倍半之分量，其效当日见之，百发百中，起死回生，妙难尽述云。

糊额法：蟾酥一钱四分，人言、片砂、斑蝥各一钱，麝香、冰片各一分，巴豆霜一钱，共为细末，名"糊疳药"，每用二厘。治疳，糊额当中，约五小时，起疱，挑破，涂油；治疟疾，糊身柱穴，有效。

挂羊尿脬法：疳积，用羊尿脬吹起，阴干，入顶好汾酒一二两，无汾酒，用顶好烧酒，亦可。用线扎紧，挂小儿心口胃脘之间。疳积重者，不过数小时，其酒气消灭（必须称过，方知减否），酒减，再换，换至数次，酒不稍减，病即愈矣。

贴肚脐命门法：疳积用葱白（每个寸许长）、苦杏仁、生黄栀子、红枣各七个，皮硝三钱，真头道糟一两，白灰面三钱。以上七味，用石槽捣烂成泥，以五寸宽白布一块，摊膏药二钱，一贴肚脐，一贴背椎上（要正对肚脐之处，即命门穴也），用布捆好，贴三日，内见青黑色，即好。如未见，再换一次，无不愈矣。

出血法：肝俞、胃俞、肾俞、肠俞、身柱、腰眼，针刺出血，无不效焉。

汤浴法：草蒲、橘叶（俗名谷树）各以一味，煎汤浴之。

针灸法：针中脘、鸠尾、肺俞、胃俞、肾俞。灸肝俞、脾俞、章门（《证治摘要》云。疳疾形气未衰者，宜灸章门，其效胜于药石，又云灸自九至十四、痞根、章门）。

不生肌肉者，灸胃俞一壮。

疳瘦，于胸下骨尖上，灸三壮，脊尾端、翠骨上，灸三壮。

疳瘦脱肛，诸方不瘥者，取尾翠骨上三寸骨陷中，灸三壮。

羸瘦奔豚，腹肿，四肢懈惰，肩臂不举者，章门二穴各灸七壮。

敷项骨法：天柱骨倒，可用五加皮末，酒调，敷项骨上，干，易效。

食养法：宜多采取汤汁滋养物，如米粥、牛乳麦糊、鱼肝油、乳脂等。小儿能饮食者，宜给予山蛤、鳗鲡。

单方：疳疾、疳痨，乌鸦烧霜为末，白汤下，大效。

鸡内金（不经水洗者）不拘多少，焙干为末，不拘何食物，皆加之，性能杀虫磨积。

臭椿树根白皮，煎汁，和粟米泔各半杯，服二次，即愈。

五种疳疾，取鲜连钱草煎汁，入少量甘草同煎，或揉生叶取汁服用，无鲜用干亦可，五六岁儿用7到15克。《日用新本草》云：

治疳疾理由，虽未详知，然而在事实方面，确有功效。

疳积，骨瘦如柴，目闭溺赤，或腹中疼痛，或溺如米泔，用大石燕（一雌一雄，每个重一两者佳）倾入坩锅内，上下用炭火煅红，淬入好醋中，如此九次），明朱砂三钱，另研，水和红曲，洗净一两，三味为极细末，和匀，周岁者，每服三分，糖拌，不拘时服。《医宗均说》称为消疳化积神药。

其他，宜置小儿于四面通空气之室，于早起夜眠，服温净盐开水一杯，并以温浓盐开水，不时漱口。另将病儿之食用器具，每日在锅内煮沸，用冷水涤净，至于食物，最忌猪肉，宜用鲜蛋制为饭菜食之。

诸　疳

1. 脑疳

头皮光急，头发作穗，或有头疮肿至囟，囟肿则多损眼，项软倒，肥而不瘦。

治疗：

贴局部法：附子末、生南星末，姜汁调贴患处。满头饼疹，脑热如火，囟高肿，哺乳越常，卧时喜合面向地，遍身多汗、鼻痒、黄瘦，龙胆草、薄荷、发灰、猪胆汁，调敷。

滴鼻法：鲫鱼胆，滴入鼻中。以奶汁调匀蟾酥，滴鼻中，妙。

吹鼻法：黄葵花、菊花、釜下墨、硝石、柏叶各等分，共为散，吹入鼻中，良久，鼻中当有恶物似泥者，泄下数条，此即病根，下后即愈。

芦荟，不拘多少，细研为末，每用少许，吹鼻中。

龙脑、麝香（均细研）各少许，蜗牛壳（炒黄）、蛤蟆（烧灰）、瓜蒂、黄连（去须）、细辛各一分，捣细，筛为散，入瓷盒内，贮之，每取少许，吹于鼻中，一日二次。

2. 疳虫　疳病有虫者

治疗：

敷肩骨法：槟榔、枯矾各等分，为细末，和糊贴纸，敷肩骨，妙。

填脐法：《颅囟经》载"朱砂丸"，用朱砂、阿魏、蝙蝠血、蟾酥为末，口脂调绿豆大，填脐中，看虫出来。

嗅鼻法：诸疳虚热有虫，用白棘针，同瓜子（当系南瓜子）研末，嗅鼻。

3. 鼻疳

鼻中赤痒，连唇生疮，甚至鼻孔穿烂，壮热多嚏，皮毛干焦，肌肤消瘦，咳嗽上气，甚或下利不已。

治疗：

吹鼻法：蝉蜕、青黛、蛇蜕皮（煅）、麝香、滑石各等分，捣筛为散，研匀，每用绿豆大，吹入鼻中，一日三次，疳虫尽出。名"吹鼻蝉壳散"。

撒布法：青黛一钱，麝香少许，熊胆末五分，临睡时掺之。一作用猪骨髓调匀贴局部，湿者干敷。

敷鼻法：铜青、白矾生各一钱，为末，名"青金散"，每用少许，敷鼻下。

烂穿鼻孔，用鹿角（焙）、枯矾各一两，头发五钱，灯心烧灰，共研末，先用花椒，洗净后敷药。或并用"牛牙散"（取已死黄牛门牙数枚，以三钱为度，将牙烧红，浸醋内，烧三次，浸三次，研末候冷），将牙灰冲入酒中，饮之，出大汗佳。

敷贴法：兰香叶（菜名）烧灰二钱，铜青半钱，轻粉二字，为细末，名"兰香散"，令匀，看疮大小，干贴之。

石胆一两，地龙一分（洗净），头发（烧灰）、莨菪子（生用）各半两，右捣筛为细末，入麝香一钱，同研匀，名"石胆散"。每用一字，贴疮上。

鼻下赤烂疮：青黛一钱，麝香少许，熊胆末半钱（一作猪骨髓调敷，湿则干上），名"鼻疮散"。睡时贴少许在鼻下。

鼻下湿痒疮疮：大枣一枚，去核，以白矾一块纳枣中，文武火煅存性，细研，涂疮。如疮干，以麻油调涂。

乌贼骨末三钱，白及末二钱，轻粉一钱，上末，先用清浆水洗拭过贴之，名"白粉散"。

4. 牙疳

牙齿宣露而出血者，名牙宣。牙边肿烂，口气臭，身有潮热，齿缝出鲜血，肉烂而脱落者，名走马疳。

治疗：

掺法：轻症，牛粪灰和冰片，掺之即愈。

蛤蟆一个（烧灰），炙甘草、青黛各一分。上研为细末，更入真麝香少许，或儿满口有疮臭烂，落下牙齿者，以鸡翎扫上，立效。凡用先以盐汤漱口后干拭。

臭烂出血，雄黄豆大七粒，每粒以淮枣去核包之，铁线串于灯上烧化，为末，每以少许掺之，去涎以愈为度。

藤黄为屑，掺之，内服石膏等方。

含漱法：牙宣，用青竹茹，醋浸一宿，含漱，甚效。

擦牙法：胆矾，烧酒，研末擦牙。

人中白、黄柏各一钱，薄荷三分，青黛一分，擦牙。

野苋菜，露天霜雪经过，焙干成炭，加冰片，吹入牙根。

白狗屎内，取其骨，冰片少许，青黛研末擦牙。

煅人中白一钱，铜绿二分，麝香二厘，共为末，先搽洗净，以此药搽患处，一日三次，三日即愈。

贴足心法：葱连根，捣烂加醋浸，贴足心，男左女右。

调敷法：红枣八枚（去核），每枣纳白信三分（煅存性，须退火气），西黄四分，铜绿一钱，煅人中白三钱，胆矾一钱，青黛二钱，冰片八分，共为细末，瓷瓶密收，桐油调敷。

取七八月将结子之苋菜，梗、叶一并收放屋瓦上，经过霜雪，至次年清明前，取下火煅为炭，放泥地上，少许时，研末存贮，用麻油调敷患处，虽至牙龈尽烂，齿已脱落，亦可治愈。兼治牙缝出血。

洗搽法：金枣砒一个（用红枣一个，去核，以红砒黄豆大一粒，入枣内，湿纸重重包裹，至烟尽为度），研细末，穿肠骨一钱（即狗屎中未化骨），珍珠、牛黄各五分，冰片八分，广木香一钱二分，铜绿二分五厘，人中白（煅）三钱，共八味，各研细末，秤准，和匀，先用防风二钱，马兜铃三钱，甘草一钱，煎汤洗患处，以旧青布拭尽毒血，用前药末一分，磨陈全墨，调药搽之，大有神功。

洗法：用韭根、松罗茶各二钱，煎成浓汁，以鸡翎蘸洗患处。

揩牙法：五倍子（炒黑）、绿矾（炒红）、人中白等分，入冰片少许，揩牙，或加槟榔末杀虫。

贴药漱口法：齿断宣露、骨槽风、急疳、龈肉烂恶肿痛，黄矾一两（研入坩锅，烧通赤），生地黄、梧桐津、川升麻各半两，干蛤蟆头二枚（炙焦），上五味，为末，每用半钱，干贴，良久，吐津，甘草水漱口一二次，立效。一方用熟地黄及蟾头烧灰，亦颇效。

点烙法：疳虫食齿，用雄黄、葶苈二味，为末，取腊月猪脂，熔以槐枝，绵裹头四五枚，点药，烙之。

附：骨槽风（一作牙槽风，穿腮，脓血淋漓）

治疗：

针灸法：针委中及女膝穴（女膝在足后跟），或灸之，一说牙关拘急不开，宜用生姜片灸颊车穴二壮。兼用针刺口内，牙尽处出血，其关自开。

艾灸灯烧法：用艾火在耳门边近灸，切上蒜片隔住，连烧五下，效。左痛烧右，右痛烧左，或两耳全烧，亦有奇效。或不用蒜，以灯火烧之更妙。

5. 口疳（与口疮参看）

本病因夏季秋热，小儿泄泻初愈，满口皆生疳蚀，甚或连及咽喉，或白腐不肿，或肿而且痛，有阻塞咽喉致危者。

治疗：

贴涌泉法：用生附香、生半夏，等分为末（一作各二钱），鸡子白调作饼，贴涌泉穴，男左女右，一周时愈。

涂法：口齿并喉腭疳疮，如白膜者，轻粉、黄丹等分，乳汁和，涂疮上，即时如壳退下。

吹法：甘蔗皮灰，为细末，吹之。

掺法：小儿口疳，白矾装入五倍子内，烧过后，同研掺之。

涂足心法：吴茱萸末，醋调，涂足心，一夕愈。亦治口疮，及咽喉作痛。一作吴茱萸同地龙研末，醋调，生面和，涂足心，立效。一作吴茱萸四钱，好醋调敷两足心，亦效。一说用吴茱萸研为细末，少加面粉、醋调做二饼贴两足心，布扎之，过夜即愈。

敷口法：小儿口疳，流水口烂，用黄柏二钱，人参一钱，敷口内，二日即愈。一匙一次，一日不过用三次。

敷心脐法：芙蓉花（叶、皮、根均可），捶极烂，用鸡蛋二个，和匀煎热，候冷，敷心口肚脐，用布扎紧，屡试如神。

贴足踵法：取长尾蛆，烧灰存性，用饭粒敷之，贴于足踵，即可治愈。

吹下部法：口鼻急疳，没石子末，吹下部，即瘥。

涂局部法：口角烂疮，发灰，猪油和涂之。

6. 疳眼　两目蒙眬，不能见物。

治疗：

灸法：灸手大指甲后一寸、外廉横纹头白肉际各一壮，合谷五壮。亦治雀目。

灸不容、天枢，七、八、九、十之椎，治小儿疳眼，雀目皆有效。

简方：疳病，目蒙不见物，用木鳖子、胡黄连各一钱为末，米糊丸，龙眼大，入鸡子内蒸熟，连鸡子食之为妙。

疳伤眼：乌一羽，去内脏，于严寒时，浸粪坑中，约三十日取出，以清水洗净，加车前子一钱，红花十钱，同烧存性，为末，和鳗鲡服之，有神验。

7. 疳痢 患疳病而兼下痢者。

治疗：

吹下部法：日夜无度者，取樗根浓汁及粟米泔各一鸡子壳许，以竹筒吹入下部（今时用灌肠器），再度，瘥。

疳痢，大孔开，利不止，以黄连末，入麝香少许，和匀，竹筒吹入之。

涂洗法：疳痢，疳气入阴，黄亮色，通草、黄连、大黄各二钱半，上各烧存性为末，每用一钱，獭猪胆调成膏，涂于阴上，如未退，煎蛇床子汤洗，后再调涂之。

单方：青黛，不拘多少，水研服。疳痢垂死，取益母草炙食之。地榆草煮汁，如饴糖与服，便已。

疳泻、疳痢及休息痢，迁延时日，百药无效，饮食有妨者，用鸡子一枚，打破，融黄蜡一块，如指大，以鸡子和炒，空心服尽，百试百验。

8. 丁奚疳 约似腹膜结核病。

治疗：

挑疳法：先用两手由上而下，抚摸小儿手臂，再执定患者中指，用瓷锋向着中指节纹当中，轻刺一下，挤出一些黏性黄水，再按一点粉滑石，手术就告中止。此法，系一老妪治一丁奚疳症所传，该病经医院诊断为腹膜结核者，经挑过几次，该儿完全恢复健康。

按：《中医儿科手册》等书，疳病采取针刺法，取四缝穴（在手部食、中、无名、小指四指中节横纹，即第一指节与第二指节之间的横纹缝中），经消毒后，用三棱针（或缝衣针，或毫针），刺上约一分深，见有透明黏液流出，拭净包扎，不可过紧，每日刺一次，直到刺后不再有黏液物流出为止。割指法：屈小儿中指按着处（两手掌大鱼际）消毒后，用小刀横割约半厘米，即有黄色脂状物凸出，迅用钳子取出（不令出血），按以艾绒包扎（约五天后方可解除），不论男女，先割右手，再割左手，《中医儿科临床手册》亦载之。详所刺、所割之物，不外黏液与脂状之物，当非二物也。此种物质，当不止在手中有之，诚如《新中医药》五卷九期内载张海峰说：我发现挑疳部位不一定在中指的纹，有的在鱼际部位，或在小指下的掌纹中间，也有在口腔黏膜上的，或有在腹部和耳后的，用的工具，大半是瓷锋，个别有的用钢针，治疗目的，则是一个疳。疳，大约包括结核、慢性胃肠病、慢性皮肤病、营养缺乏病、不明原因的发热等等。照挑疳的形式看，很近于古代砭法，或称为刺络法的，颇似一种器械的刺激作用的疗法，其说可参。

附：哺露疳

此症与丁奚疳，大致相同，皆羸瘦，骨露，吸吸苦热，项细，腹大，脐突，尻削，身软，系极难图治之症。

治疗：

单方：捣生蘿根以猪脂调，稍稍服之。或用乌骨鸡蛋一枚，破顶入蜘蛛一枚于内，以湿纸糊窍，用文武火煨熟，去蜘蛛，食蛋，数次可效。

9. 无辜疳　约似淋巴结结核。

治疗：

将蟾蜍一只打死，投在尿中喂蛆一昼夜，再连蛆盛麻袋中，放在急流水内一宿，取出，瓦上焙黄为末，入麝香一分，米饭为丸，约六十粒，分三日服，米饮下，云有确效。

其他可参用瘰疬外治疗法。

10. 疳疮

生于面鼻上，不痒不痛，常有汁出，汁所流处，随即成疮，亦生身上，小儿多患之。

治疗：

先洗后敷法：干蟾皮灰三钱，黄连二钱，青黛一钱，加麝香，先洗后敷，名"玉蟾散"。

先洗后掺法：甘草、黄柏、马鞭草、连根葱、荆芥穗，煎汤洗，诃子肉烧灰，入轻粉、麝香，少许掺之。

吹掺法：面耳及下疳，诸般恶症，牛粪灰（经霜者佳，瓦上炒为灰），加冰片一分，硼砂二钱，人中白（煅）、皮硝、雄黄各一钱，明矾五分，在耳吹之，在面掺之。

涂法：疳疮不瘥，用熊胆、蚺蛇胆、芦荟各半两，黄矾一分（瓜洲者良），以上捣箩为细末，次用麝香、牛黄各一分，龙脑一钱，并细研，以井水三合，搅匀，盛银器中（瓦器亦可），煎汤煮成膏，每用少许，涂患处。

涂敷法：急疳（即肾疳），地骨皮为末，粗者用热汤洗，细者，香油调搽。

急疳，油麻，嚼烂敷之。

头面生疮，烂成孔，凹如大人杨梅疮样。熬胡粉，猪脂和涂。或生嚼栗子敷之。

扫敷法：用蒸糯米饭时，蒸盖四边，滴下水气，以碗盛之，扫敷疮上，数日即愈。

掺法：若沸满口中，烂穿鼻孔，诸药不治者，尤效。用紫荆叶，九月采者佳，炙灰存性，每灰二钱，加冰片三厘，掺上即生肌肉。

贴法：泽兰叶、铜绿、轻粉等分，为末，贴烂处。

脚　气

概述：乳儿脚气症，医籍多不载，据《新医进修丛书·内科》说：母患脚气，则所哺之乳儿，亦起与脚气类似之疾病，即名该类似之病，曰乳儿脚气。在1888年由弘田开始记述之。

又：本病多见于成人易患脚气之季节（七月至九月），女孩较男孩为多。且有先见于母体之脚气，未显示前显示者，故在发现乳儿脚气之同时，每有未发现母体脚气之事。

按：脚气病之原因，有谓系属一种传染病者，有谓系由食物中毒者，有谓系由营养不足者。今多数人士相信为乙种维生素缺乏或不足之证。

症状：婴儿患脚气者，口鼻发青，少安息，不善睡眠，吐乳，失音，皮肤苍白，精神颓靡，眼睑下垂，呼吸促迫。亦有病状初现时，忽然啼哭，渐见增重，而成瘈疭，数小时即死者。

一说，凡婴儿患此者，其气甚促，有时呻吟气吁，面色发青，吸呼及脉息极速，唯身不发热而已。

一说，生后未满一月，面呈苍白，呻吟涕泣，大便绿色，吐乳，呕吐，尿量减少，精神不振等，尤其是吐乳为脚气之特征。

治疗：

改乳法：停用病乳，易以人工营养，或另用健康乳母之乳，则立见治愈。唯于病深时无效。

按：婴儿脚气，在病深时，拟采用几种疗法如下。

贴足心法：湿脚气作痛者，草麻仁（去壳）研烂如泥，同苏合香丸，和匀成膏，贴脚心，其痛即止。

敷脐股法：冲心脚气，田螺（去壳）一二个，同盐少许，捣烂，敷脐下，或敷股上。一作，田螺捣烂，敷两股上，又可敷丹田，利小便。

淋洗法：脚气肿浮，用甘松，煎汤淋洗。足肿，葱煎汁，频频淋洗。

洗足法：干脚气，用矾石五钱，芍药、甘草各五分，水煎洗脚，或少加盐亦佳。

灸法：灸承山及两足心当中深处。或以附子末，津唾调，敷涌泉穴，以艾灸之，引热下行。

按摩法：可不时以手摩擦小儿涌泉穴，以见热为度。

单方：脚气冲心，槟榔一味，研极细末，每服少许，童便或姜汁少许灌下。

或巴豆一二粒，与赤小豆一合炒，去巴豆，煎汤灌下。

编者经验，用雷允上六神丸五粒灌下，数服有效。

其他：乳母须日常食麦饭、面麸、面粉、大豆、赤小豆、豆腐、包心菜、洋花菜、菠菜、洋葱、鸡卵、藕粉、慈菇、山药、百合、冬瓜、白瓜、甲鱼、萝卜、昆布、海苔、番茄、鸭蛋、黑面包、白糖、柠檬、朱栾、红枣、糙米饭、鲜鲫鱼、比目鱼、石决明等。

宜禁之物，如食盐、猪肉、猪肝（一说除猪肝外之肝脏可食）、猪脚、咸味、一切汤粥、瓜菜、生菜与寒凉等物。酒类亦非所宜。

注意患儿在夜间不可露出两脚，虽酷暑之候，亦须着袜，或着寝衣而卧。

泄　泻

概述：小儿胃肠薄弱，消化力不强，如饮食稍有不慎，或偶罹外感邪气，均足以引起泄泻之症。倘于发病之后，耗伤气液，可以转为慢惊，甚至气脱液竭而死。尤其在夏季暑热湿重时，抵抗力较差，如调护不周，更易酿成暴泻。

症状：泻下稀薄，腹痛，或不痛，或泻多臭秽，或泻多清水，或泻而涩滞，或滑泻不禁。

治疗：

贴脐烘熨法：香白芷一钱，干姜一钱，共研细末，以蜜调为膏，先用酒洗脐，温后，贴此膏，以带束住，再将鞋底烘热，在膏上熨之，气通即愈。

贴脐法：巴豆三粒，黄蜡三钱，共捣烂成膏，贴脐上，绢帕缚住，半日即愈。

姜、葱捣烂，入黄丹末为丸，每用一丸，填脐内，以膏药盖之，即止。

水泻，腹中鸣响，稀水无粪，直注而下。用樟脑五钱，白矾五钱，朱砂五钱，松香五钱，共研末，置瓶内塞口，不可泄气。如用时，以大如银币之清凉药膏一张，用竹器挑出少许，如黄豆大，放膏药中，贴脐眼上。

大葱头加银朱，捣融，敷脐眼内，立止。

雄鼠粪（两头尖者是）研末，纳脐中。

麸皮二三斤，生姜数片，葱根数条，入砂锅中，陈黄酒煨熟，用新白布二三方，包好，更换，放在肚脐上，一二小时，自愈。

小儿泄泻，以雷氏疹药六七粒，研细置小膏药上，盖脐中，约一日后，泻即止。止后即揭出，屡试屡验。

贴手足心法：泄泻下利，噤口，用大蒜捣，贴两足心，贴脐中，亦可，冷利宜之。

灸法：冷利，宜灸脐下二三寸动脉中三壮。

大便滑泻，甚则谷道不合，或肛门下坠，天枢、气海等穴，各灸数壮。

大蒜切片，安脐中，用艾叶一团，如豆大，在蒜上烧之。一作或用灯心草一根，蘸油点，燃烧脐上蒜片，亦可，但不如艾火之妙。艾火每穴可烧三次，灯火只烧一次。

贴囟法：酥和椒仁，贴囟上；或草麻子九个（去壳）捣烂，贴囟上。

贴眉心法：取包巴豆纸，剪作花，贴眉心。

贴足心法：大蒜捣烂，贴两足心，贴脐亦可。赤小豆捣和酒调，贴足心。

针灸法：关元、石门、三里针，天枢灸，涌泉，小灸三壮，效良。

敷囟足法：泄泻而发呕吐，或吐利酸臭，或吐清水，用绿豆粉，调鸡蛋白，吐者贴两足心，泻者敷囟，神效。

呕吐、泄泻：糯米粉三钱，鸡蛋清调匀，摊纸上，贴脑门，泄止去药。如呕吐不止，亦用此药贴足心，其吐即止。

敷脐法：绿粪久下，用连须葱一根，连皮生姜一钱，黄丹四分，先将葱、姜同捣如泥，然后加黄丹和匀，敷脐眼内，外以膏药封盖之，泄止后，三天取出，百试百效。

或生姜四两，香油四两，炼丹二两，熬膏，贴脐。或五倍子为末，醋调纳脐。

久泻不止，取膏药一张，置少许烟灰（即吸鸦片所余之灰）于其中，贴脐中，则泻立止，百试百中。

单方：由食物泄泻者，用神曲，研细化服。

小儿过食水果、面食，腹胀身疲，遍身水肿，泄泻脓血，用锅巴（焦）二分，马料豆一分，为末（系每次量），久服痊愈。

久泻：柿饼熟吃，立止。

莱菔叶，经霜俟干，煎汁，服之，无论赤白痢、水泻，极效。

泄泻垂危：用豇豆叶，阴干为末，令患者少停饮食，口觉发干，浓煎一大壶，如茶饮之，虽危急可愈。

久泻：山药，炒为末，不拘多少，入粥内，食之，立愈。

洞痢：柏叶煮汁，代茶饮之。

第七章

幼儿期疾病

急惊风

概述：急惊风，古名阳痫，亦称急痫，即今西医所称急性脑膜炎是。有传染者，今称为流行性脑脊髓膜炎，中医则以痉病称之，另详痉病。

症状：初起有恶寒微热之象，继则骤然四肢抽掣，牙关紧闭，项背强硬，渐至壮热无汗，面红，目赤，唇红，痰升气促，涕泪俱无。甚者，头痛如劈，起卧不安，角弓反张，手足厥冷，或呕吐，泄泻，大便坚结，小便不利。最重症状，则目睛上视，或斜视，反转，手足挛急，头反至背，口噤不开，与今时脑膜炎及脑脊髓膜炎之症状无异。若有青紫筋者，可为痧病，可放血。

按：《和汉医学真髓》，惊风急性病，即急性脑膜炎，声如马嘶惊人，面色青，口噤，足冷，手足搐搦，虽有暂苏，而片刻即复作，发热，面赤烦渴，口臭，呼吸热，两便黄赤，醒后不眠。《中国儿科病学》说：急惊风即浆液性脑膜炎，多源于感冒病及急性热病；停滞、受惊、高热稽留等皆能诱发。每每由浆液性转化脓性，趋于严重状态。

惊风将作征兆：前人经验，凡小儿面青，唇干，啼哭无涕泪，手握有力，大拇指、食指作交叉式者，便是。

章巨膺云：发作如急风暴雨，体温增高，亦有体温不甚高者，乃脑之局部变化。往往有较高热者为险重。本病除真正之脑症外，尚有三种：

1. 因病儿壮热，引起脑神经炎而致紧张，热解则惊定。

2. 因食积，胃神经紧张，影响及于脑神经痉挛之故。

3. 由蛔虫在肠中分泌毒素，刺激神经中枢之故。

说明致惊无不通过于脑神经者。亦即西医所谓有因倾跌受惊，有因饱食而遇恐怖等，皆能致惊，亦不外如章氏说，刺激脑神经而引起紧张与痉挛也。

据某君言，常人所谓惊风，内中大部分为中毒性肠炎，医学公称之曰疫痢，小儿多见于二三岁以至五六岁，实小儿科中最重要之症也。至惊风二字，喻嘉言、陈飞霞诸氏力辟其谬，略谓小儿伤寒无汗之表证，误认为急惊；伤风自汗之肌解症，误认为慢惊；以脾败胃伤竭绝之症，误论为慢脾；并妄立诸惊名色，眩惑后人。我谓，妄立诸惊名色，确有之。至为惊风一归于伤风伤寒，殊不尽然，只以伤于风寒之小儿，汗不得发，热不得出，而发为惊风之状者，亦确有之。然多有混合食积、内热与其他内在因素而发生者，不仅仅以单纯之感冒为原因也。

其他，有谓小儿惊风通常因佝偻病、消化不良、急性肺炎、肋膜炎、生齿期、蛔虫、精神感动等而起者，亦可为本病之原因也。

治疗：

贴脐法：以鸡蛋煎熟，取芙蓉嫩叶捣烂作饼，包裹煎蛋，再煎至熟，贴儿脐上，立苏。

取芙蓉嫩叶，捣烂，用鸡蛋和入，煎熟，作饼，贴儿脐上，立愈。冷则随换。按：《理瀹骈文》载此法用治喉症，一贴顶门，一贴肚脐，云治马牙、重舌、蛇舌、吐舌诸症。

母丁香、葱头各七个，打匀，纳脐中，布袱裹之，立效。

取大田螺，置脐上，能伸首外出，追螺毙，则病愈矣。

小儿起惊，可用蚯蚓一条，白糖少许，用箸和之，略捶使黏，取置寻常膏药上，贴肚脐上，可减轻热度，惊亦渐减渐痊，但不可逾一小时，恐小儿长大罹腹痛之患也。

小儿五岁以下，抽风痉挛，危急时，用三仙丹一分，梅片一分，全蝎三个，僵蚕三条，麝香五厘，共研细末，蜜调封脐，经过24小时，始可撤开。贴后，能放屁通大便者，其症即愈。

掐人中口唇法：人家梁上小燕窝，收下研末，同金银首饰煎汤服，再用手重掐小儿人中口唇，小儿即醒，永不再发。

涂手心法：无论轻重急慢惊风，发寒，发热，饱闷等症，用杏仁、桃仁各七粒，栀子七个，飞罗面五钱，以上各药，共捣烂，量用真好烧酒，调匀，涂在两手两脚心，男涂左手脚心，女涂右手脚心，或布包扎一日，干则自落，重者再涂一次自愈。

敷足心法：预防小儿惊风，初生小孩，须在三日内用之。杏仁、桃仁、栀子、白胡椒各一粒，研末，调黑乌骨鸡蛋清，敷小儿足心。男左女右，经一昼夜脱之，现一种青黑色，永无惊风之症。一作杏、桃、胡椒、糯米各七个，捣烂，鸡蛋和飞面敷足心，余同上。

涂五心法：未满月者，用朱砂以新汲水磨浓汁，涂五心（两手、两足及心下）最验。

敷脐法：明雄五钱，砂仁六分，栀子五枚，冰片五厘，共为细末，以鸡蛋清，调敷肚子四围，如碗口大，脐眼内，入麝香五厘，上用棉纸盖好，再用软锦扎之，一昼夜后，温水洗去。

老蚯蚓用麝香捣烂，敷脐。

熏头擦身法：紫苏五六钱，浓煎一锅，使向头近热气熏之，再以手巾绞热汤，遍身揩擦，不可冒风，再服"紫金锭"即安。

敷手足脐胸法：杏仁、桃仁、栀子各七粒，共为末，和鸡蛋白一个，面粉一两，黄酒调匀，煮成糊，敷手足心（男左女右）、脐心、胸前、胸后，敷后，若一日见蓝黑者，便是此证，再服回生丹三粒，立愈。一法，专敷足手心。

扎药手足法：甜杏仁六粒，桃仁六粒，黄栀子七个，上药研烂，加烧酒、鸡蛋清、白干面，量儿年龄，作丸如元宵样大，置手足心（男左女右），布条扎紧，一周时，手足心均现青蓝色，则病已除，云甚奇验。

贴法焠法：老鸦蒜，同车前子为末，调贴手足心。一说，惊风大叫一声就死者名老鸦惊，以散麻缠住胁下及手足心，以灯心草爆之,用老鸦蒜(晒干)、车前子等分,为末,水调,贴手足心。仍以灯心草焠手足心及肩髆、眉心、鼻心,即醒也。

涂敷法:以水调蛤粉,敷头顶心、手足心并太阳穴等处,皆禁乳食。

擦额法:葱、姜同捣烂,搽额上及脉息等处,亦效。

嗅鼻法:螳螂一个,蜥蜴一条,蜈蚣一条,各中分之,随左右研末,记之,男左女右,每以一字(二分许)吹鼻内,嗅之。

针灸法:角弓反张,速用艾灸小儿左右手背,按腕穴上烧三次,头足即不反矣。

先用绿豆大艾团,灸眉中心三五壮,得喉中出声,即愈。或灸尻尾骨下一指之间,亦如绿豆大艾团,灸一壮,喉即有声,灸三壮,即愈。

刺少商穴出血。曲池、人中、大椎、涌泉、中脘、承山、委中,皆微刺,效果甚佳。

刺印堂穴(在两眉中间)用泻法,沿皮针透左右攒竹穴,方效。

刺神庭穴一分(在鼻直上入发际五分),灸三壮。兼治目肿有翳膜甚效。

刺身柱穴,五分,并治妄言儿、小儿惊痫发狂等证。

膻中穴,针之,亦效。

小儿惊风,用三分毫针,刺风关(在食指横纹中),男左女右,少少外口,下针见血即可,针毕,务必出汗为妙。不见汗不效,见汗时,须避风,不然不第惊风病不痊,而惊风反恶,顾复之象,其留意可也。

针中脘、鸠尾、百会、涌泉，灸章门。

擦背心法：蜂蜜，放掌心，开水和匀，擦儿背心，钳出黑毛愈。

敷手足心法：代赭石一两，研末，醋调，敷足心，小腿上有红斑，效。

莱菔子七粒，山栀仁三钱，石菖蒲一钱，蝉蜕七个，杏仁七粒，桃仁七粒，蚯蚓一条，小麦面三钱，葱白七个，鸡蛋清半枚，将药研匀，做成饼，贴手足心（劳宫、涌泉二穴），男左女右，亦奏解热之效。

涂顶及四肢法：以芭蕉汁、薄荷汁，煎匀，涂头顶，留囟门。涂四肢，留手足，甚效。

截惊涂法：以竹筒插入芭蕉内取汁，涂脑顶，留囟门勿涂；涂四肢，留手足心勿涂。

贴心窝法：胡椒、栀子、葱白各七个，飞面、鸡子清和，摊布上，用时除下，贴心窝，有青色效。

咳嗽，惊痫、发搐，发热，齁喘，痰涎上涌，痰厥跌倒。胆星、全蝎各一两，牛子五钱，朱砂四钱，巴仁三钱，熬薄膏，加大黄一两五钱，黑丑七钱五分，胆星、半夏、枳实各五钱，牙皂三钱，油丹熬贴上良（薄荷可用二两，入膏同煎，此方合用，行而不泄）。

擦牙法：噤口，用南星、皂角、僵蚕、蜈蚣、麝香末，生姜蘸擦牙。

擦胸法：痢疾，用青金锭子入木香汁，和蜜擦。

肝风惊搐，并胎风，兼清心法：羌活、防风、川芎、当归、龙胆草、栀子、蝎梢、生甘草、薄荷、竹叶，加黄连、麦冬、胆南星、赤苓、朱砂、雄黄、木通、生地为丸，名"定惊丸"，临用时以生姜汁化开，擦胸。

擦胸背法：麻黄四两，甘草二两，蝉蜕、僵蚕、全蝎各二十一个，陈胆南一两，白附子、防风、川乌、天麻、川芎、白芷、党参、南薄荷、白术、木香各五钱，干姜四钱，煎膏，蜂蜜二两，牛黄、冰片、轻粉各三钱，麝香一钱，朱砂、雄黄各八钱，和捏作锭，名"急惊风锭子"，临用姜汤同白蜜摩擦胸背，并治风痫、破伤风诸风，皆良。

揩擦法，面起红斑点者，用辰砂，满身揩擦。倘复起青斑、黑斑者，用地虱婆捣烂，揩搽。

单方：洋吉祥草根，捣汁加冰片，少许，茶匙灌下，三匙，立苏。

熊胆，豆大，和乳汁或竹沥汁服，或熊胆，水化，撬开小儿口灌之，愈多愈妙。

急慢惊风，剪破猫尾，取血数匙，滚水冲服，即活。

初生小儿，哑惊，用活蚌水磨墨滴入口中，少顷，下黑粪而愈。

经效方：真正急慢惊风用朱砂、轻粉等分，水飞，研细，在秋分后、寒露前，取青蒿根内虫，不拘条数，以足和药为度，捣汁，和上三味为丸，如粟米大，每岁用二丸，人乳化服，便瘥即愈。

小儿急惊，用生蚯蚓研烂，入"五福化毒丹"一丸同研，以薄荷汤少许，化下，名"五福丸"普济方，亲试屡验。

有用蟾蜍溺（收溺法，燃香，熏其鼻，则溺自出）与治风方冲服二钱，神效。

惊热，用钩藤一两，消石半两，炙甘草一分为散，每服半钱，温水服，日三服，名"延龄散"。

按：《中西医方会通》对该病疗法：先解懈其衣，使血液之循环及呼吸毫无障碍，当窒息之时，面部及胸部，灌以冷水，若仍无效验，则下部贴以芥子泥。药物采用《上池秘录》"紫金锭"之治急慢惊风，大有神效（方用人参一钱五分，白术一钱五分，茯苓一钱五分，茯神一钱五分，赤石脂一钱五分，辰砂一钱五分，麝香、牛黄、僵蚕、五灵脂各五分，青礞石一钱，米糊为丸，金箔为衣）。《名家方选》连钱草，生者一握，碎而和水，取汁服，屡用大验，或加蓝草。均属经验效方也。

吹鼻法：用薄荷水，研细，射鼻窍，取嚏。

嗅鼻塞耳法：用皂矾一两，焙焦研末，内鼻孔慢慢吹入，再用公猫尿（取猫尿法，用大蒜抹猫鼻，尿即下），以药棉花蘸少许汁，塞耳内有效。

按：张家宾等所编《实用急救法》，小儿急痫，附注云：小儿脑系最易刺激，故消化不良等症，在成人原非重病，然于小儿有时即引起急痫发作，患佝偻病小儿，其脑系尤易刺激，故患急痫最多。育儿者应节制小儿饮食，不宜任其多食，前人云，若要小儿安，常带三分饥与寒，可与此说互相发明。

慢惊风

概述： 慢惊风，古名阴痫，即西医所称之慢性脑膜炎，亦有称为结核性脑膜炎者。据章巨膺云：慢惊属虚寒证，多为消化器病转变而成。古人称为慢脾惊，盖因久泻，水分丧失过多，肠胃机能薄弱，消化不良，不能采取营养成分，致全身细胞活力衰减，则发生肢冷唇白、面萎等症状，末梢神经失其濡养，则手足发生慢性痉挛，滑车神经不匀，则目斜视，病毒波及中枢神经，则现角弓反张之状。倘见啼声如猫叫者，病深矣，腺体与神经并病，而为现代所称结核性脑膜炎者不治。

西医谓，病由软脑膜发粟粒结核而起，又谓多发于结核性脑膜炎，或由急惊转致慢性脑水肿者。

症状：神昏气促，或于昏睡中，发生痉挛症状，乍寒乍热，面色淡白，或青，山根显露青筋，小便清白，大便泻下（多完谷不化），口唇虽开裂至出血，而口中气冷，阴汗甚多，肢冷，痰鸣，囟门下陷，目上视或斜视，睡则露睛，腹部下陷，头部、四肢、全身有不随意动作，脉迟缓，若体温骤降而脉见数，即趋于死亡。

治疗：

贴心窝法：速用胡椒七粒，生栀子七个，葱白七个，飞罗面一撮，上四味研末，杵和，再用鸡蛋白半个，调匀，摊青布上，贴小儿心窝，一日夜除去，有黑青色，即愈。如不愈，再贴一个，愈后，仍当服补脾药。

水泻，用生五倍子一两，熟五倍子一两，冰片三分，生扁柏叶三两，共捣极烂，用生鸡蛋白调匀，作膏，加真麝香五分（一分亦可）作药末，敷在心胸窝，止泻退烧，立愈。

敷脐法：搐搦不定，用有子小丁香七粒，葱头七个，共捣烂，敷脐内，上贴膏药，泄气即愈。如脚胫上发现赤斑，即是惊风已出，病自愈，无斑者难治。

病紧急时，用古钱一个先舂（如不易舂，先行炒过），再加活鲫鱼一尾（头、尾、鳞、肚俱勿去），捣烂后和麝香二分，置布上，烘微热，贴脐中，无论男女，俟少尿出，即将药布揭去，即愈。

大红芙蓉花一朵，将花紧对小儿肚脐中贴，再用一个鸡蛋饼，置花蒂上，一时即转。

扎脐法：全蝎九只，僵蚕九条，真麝香一分五厘，朱砂三分，大梅片三分，上药研成极细末，用糖蜜少许，拌作成饼，用鸡蛋一个，放在锅内，煎成荷包蛋，将蛋放在药饼上面，用布条扎住脐上，隔二小时解去，倘小腹内有响声，或有大便解下，即是效验之征。如不见动静，可再用鸡蛋一个，照旧煎成荷包蛋，将原药再作成饼，仍照前法，贴扎脐上，隔二小时解下，无不立获奇效。传者称为起死回生至宝灵方。

嗅鼻法：蒜七个（去皮），先烧地红，以蒜逐个于地上磨成膏子，即以僵蚕一两安蒜上，碗覆一夜，勿令透气，只取僵蚕研末，嗅入鼻内，口中含水，甚效。亦治大人头风痛苦，或云，并治大头风。

生半夏末一钱，皂角半钱，为末，吹少许鼻中，即苏，名嚏惊散。

吹鼻法：凡牙关紧闭不开者，用生半夏一钱，皂角一钱，研极细末，用竹管吹入鼻内，立醒。或猪牙皂角、明矾各等分，为极细末，以白汤调下一小匙，如不可灌服，用末吹入鼻内，亦可。

捧鸡立肚法：肚上以手巾盖之，将真白丝毛鸡一只，令病儿捧住，立肚上，其鸡自能扑翅，蹲伏肚上，数小时鸡自下，小儿可保无恙，鸡则灌香油解之。

鸡尾对脐法：用白丝毛鸡（乌骨鸡），以其尾下粪门，向小儿肚脐上，无风，鸡则远去；有风，鸡则紧贴吸拔风毒，少时即愈，鸡则以麻油灌之。

点舌法：舌不能言，以蛤蟆胆点之。或南星末，猪胆汁调点（若无蛤蟆胆、猪胆，可以熊胆代），并治喉嘶声哑。

焠法：取肥白灯心三四寸，微蘸麻油烘干，燃着，右手平持灯心，以尾下垂，按穴焠之，一近皮肤即提起，焰焰有声，须手法灵敏，勿致灼伤肌肉。夏禹铸所谓元宵灯火也。或用灯火在手足心（男左女右）各烧三燋，即愈。

针灸法：元气亏损而致昏愦者，灸百会、尺泽二穴。

睡中惊掣者，灸足大指、次指之端，去爪角如韭叶许。

角弓反张，身强者，灸鼻上入发际三分，三壮，灸大椎下节间，三壮。

灸神阙、气海、天枢、章门。

睡中惊掣，不合眼者，灸肘后横纹中三分各一壮。

急慢惊风，宜灸尺泽（肘中横纹上）七壮。灸大椎、天枢、关元、神阙，每日灸三壮。灸章门、神阙。

参用急惊风灸法。

急惊风危急时，灸两乳头黑肉上三壮，男左女右。

刺印堂穴，用补法。

牙关紧急，强刺涌泉穴，良效。

涂手心足心法：杏仁七粒，桃仁七粒，栀子七个，飞罗面五钱，共捣烂，量用真好烧酒调匀，涂在两手足心。男涂左手足心，女涂右手足心。或绸或布包扎一日，干则自落，重者再涂一次，自愈。此治急慢惊风，无论轻重、发寒、发热、饱闷等症。

急慢惊风单方：大蚯蚓一条，用竹刀齐线切断，勿破肚肠，前断跳者是首，后断伸缩不跳者是尾。急惊用首段，慢惊用尾段。加钩藤钩四钱，清水半饭碗，煎作一茶杯，温服即愈。甚者，再服一剂立效。《易简方便医书》云："此方得之友人，屡试屡验，用治急慢惊风症，不患有失也。"

附：前人经验预防惊风法

揉擦背臀：初生小儿至三朝，用煮熟鸡蛋去壳，按在手心，向小儿背上及臀部左右揉擦，至啼哭为止。少顷，视揉擦处，似乎生毛，用钳揭出，或日久自脱，如初次不生毛，至七八朝再擦之，诸邪自退，可免惊风。

贴足心法：桃仁、杏仁、山栀、糯米各七粒，共研捣末，又加麦粉、酸醋、鸡子清同捣为膏，贴足心涌泉穴，用布扎好，一夜为度，男左女右，逢初一备用贴之，以视青色为度。

小儿生后，即用飞罗面少许，与鸡蛋清和之，涂足底心，再用布包缠，每逢朔望为之，至暮取去，以至五六岁止，即可久无惊患。

用桃仁，杏仁、栀子、白胡椒各一粒（一作七粒）研细末，乌骨鸡蛋清（一作加飞罗面）调敷足心，男左女右，旧绸包好，历一昼夜去之，足心即现一种青色，以后即无惊风之患。

贴囟脐法：麝香五分，梅片五厘，辰砂二分，月石二分，枯矾二分，共研细末，用膏药两张，将药置膏药上，一张贴天灵盖，一张贴肚脐，永不起惊，唯须小儿初生即贴，过时不验，药力过猛，只用半料。

嗅鸽法：于小儿卧室内养鸽数对，令小儿日嗅鸽味，自免。

效方：生甘草三钱，淡豆豉三钱，入汤沸一碗，入水煮至一二小杯，用新棉花为乳，蘸韭汁，入儿口吮之，以尽为度。腹内有声，去胎粪数次，方饮乳，月内永无惊风诸病。

马蓝煮食，临海俗名蟹钳青。

惊风用蚱蜢，不拘多少，煅存性，砂糖和服，立愈。一作焙干为末，姜汤调服少许，立愈。一作，治急慢惊，量大小人，多寡用之，煎服。一说，山东蝗虫尤妙，每服须二个。

用苏合香丸。孙一奎云：此方调气豁痰极效，治惊风后而得者尤佳。

慢脾风

概述：此病由小儿吐泻日久，脾气衰弱，旧称为纯阴无阳之证，有谓系今时所谓结核性脑膜炎，或慢性脑膜炎之败症，或慢惊风之败症者。亦有谓本证是另一病，与惊风二字无关者，未有确切区别也。

症状：摇头，昏睡，闭目露睛，额汗如珠，而唇青黯，四肢冷过肘膝，啼声无力，常欲吐泻，气弱神怯，有时痰鸣气促，噤口咬牙，手足微搐而不收，手脉沉微，虎口脉纹青黑色。

治疗：

贴脐法：炙黄芪、党参、附子（炮）各一两，白术二钱，肉蔻仁（煨）、白芍（酒炒）、甘草（炙）各五钱，炮姜炭二钱，油熬，黄丹收，丁香三钱，掺肉桂末少许，贴脐上，再以黄米煎汤，调灶心土，敷膏外。

涂项法：芸苔子同川乌末，涂项上。

灸法：太阳、百会、颊车、合谷、曲池、尾闾、丹田、涌泉。若灸百会、合谷两穴，出声啼哭即住。另灸脚大指与二指相连合缝上，各灸三壮，余穴可不必灸矣。（一作灸百会穴）。

以独头蒜，切片，置脐中灸之，并取其汁滴鼻中。

灸章门二穴，五壮至十壮，此从经验得之。

夜　惊

概述： 小儿就寝后，经一二之时间，突然惊觉，呈恐怖状，似遭遇特殊意外之侵害者。凡体质虚弱之小儿，或具有胃肠病及饱食之小儿，往往发生此症。

症状： 本病发作，经十二分至二十分时，如得安静而熟眠，如此神情状态，每夜常数回反复，或通宵不止。或于发作后，周身有汗。据《和汉医学真髓》说：本病大约在三四岁至五六岁（一作二岁至十二三岁）之小儿常见之，通常经过一小时至三小时后，突然醒觉，似醒未醒，甚且作惊怖之状，高声痛哭，或惊恐而奔入室内，或避入母怀，精神错乱，不避亲疏，约二三十分钟后，始清醒。更二三分钟后，得重行入睡，习以为常。

治疗：

灸法：百会穴，小灸三壮，有卓效。

其他：节晚餐。在晚餐时，不可过饱。

常点灯：小儿寝室，宜通宵点灯。

睡前浴：约在惊睡前三十分钟时，入浴一次。

药物：渡边熙云：可采用前述胎惊治法，用单味辰砂或兼用甘麦大枣汤，或用适量之朱砂安神丸，皆为平易而能达目的之治方。

痞 积

概述： 小儿痞积，大都以伤于饮食为多；亦间有为痰饮、为血滞。旧说，有因惊恐而成者，有因疟疾而成者，有因忧思郁结而成者。最近有一种痞积，腹膨脾大，由于白蛉子所介染者。

症状： 胸中、脘下或在胁下，痞积成块作痛，按之有痛者，亦有不痛者。小儿大都面黄，腹大，或现青筋或胁下有疢疥，或脾大而硬，有不规则之热度与高度贫血之状态，肌肉干燥，肢体羸瘦。若见皮肤呈灰黑色或兼顽固下痢，齿龈、皮肤及黏膜易于出血，则应致疑黑热病，须送医院检查。

治疗：

贴痞法：松香二两，阿魏二钱，皮硝五钱，蓖麻子一两，共捣成膏，照痞形大小摊于布上，贴时加麝香五厘，痞消，则膏药自落。或用阿魏膏贴之。

白信三分，掺膏药上（不拘何种膏药），再用一张，相对黏合，将背面贴患处，以布束紧，数日，痞化为水。

用皮硝一两，独头蒜一个（小者二三个），大黄细末八分，捣作饼，贴于患处。一作加麝香贴，并治疟母，以消为度。

雄黄一两（或加白矾一两），面糊调膏贴之，即见功效。未效再贴，无有不愈。

生甘草、甘遂各二钱，硇砂一钱，木鳖子四个，芥菜三钱，鳖肉一两，葱白七根，入蜜少许，捣成膏，摊贴。

水萝卜二两，黄酒糟二两，栀子五个，连皮生姜五钱，共捣如泥，用布包贴患处，干则又换，三五次愈。

臭椿树皮内肉，打碎熬膏，贴患处，块即下行而消。

痞在中脘，癖在两胁，皆积也，用鳖甲四两，苋菜八两，捣敷，鳖甲膏，亦可。

贴肚脐法：小儿食积，肚大青筋，取秋后树叶子约二三斤，水洗净，放水内，用锅煮之，约二小时，将叶取出，挤干，不要，再熬成膏，摊布上，贴肚脐，一日即愈。

敷痞法：火红凤仙花、雄黄、独蒜捣敷。《奇效良方》载：凤仙花改用木鳖子（去壳多用），三味各半钱，同杵为膏，入醋少许，摊于蜡纸上，贴患处。

出血法：在肝俞、脾俞、肾俞处，出血，乳儿勿用。

简方：痞积日久，大枣百枚去核，以生军切如枣核大，塞于枣内，用面裹好，煨熟捣为丸如蚕豆大，每服七丸，日再服，神效。

痞积初起，陈核桃核，烧灰，存性，小儿每岁服一厘，十岁以上只可服一分，不得多服，滚汤调下。服至二三日，便生黑粪，必出鼻血一次，患者勿惧，此是药验也。必待黑粪变成黄粪，痞渐消散，然后停药，极效。

荸荠五十个，花头海蜇一斤半，各洗净，入砂锅内，用水煮一日，冬天一夜，单食荸荠自消。

气癖，三棱煮汁，作羹粥，与乳母食，日亦以枣许与儿食，小儿至百日及十岁以下，无问痫热痰癖等，皆理之，秘妙不可具言。

脱 肛（附：肛痒）

概述： 本症最多见于小儿，腹压增加为其直接原因，故当便闭、咳嗽、腹泻、膀胱结石等时，因努力而增加腹压，遂来本症。中医又分虚实，虚者由下痢日久，中气下陷，面色淡白，四肢指冷，致肛脱出不收；实者由于积热太盛，便秘难解，用力努挣，而致肛门脱出，或红肿疼痛，肛门脱出若翻花状。

症状： 在大便时肛门脱出不收。小便则多由气血未充，努责大便而发生此患。

治疗：

先熏后搽法：五倍子为末，先以艾纸卷五倍子末，成筒，放便桶内以瓦盛之，令病者坐于马桶上，以火点着，使药熏入肛门，其肛自上，随后，将白矾为末复搽肛门，其肛自紧，再不复脱。

朴硝、白矾、苦参，煎汤熏洗，并以蒲黄末调敷。或用硝龙散（地龙一两，朴硝二两，共为细末），先用荆芥、生葱煎水洗净肛门，拭干，肛门湿润者干涂，干者清油调涂。

万年青连根煎汤熏洗，再以五倍子炙燥，研末敷之。

掺肛轻揉法：五倍子为末，掺肛门上，以物衬手，轻轻揉之。

油润按入法：将其脱露之直肠，用一块干净棉花，抹矿物油，以润滑之，以后渐渐压入使复原位。

举踝推入法：若为婴儿，可举其双踝，而缓缓将脱露之直肠推入，且于每次大便后，可用冷开水注入直肠，以助肛门圜肌之收缩。对于幼小之儿童，可先如上述之将脱肛复位后，再以半寸阔之绊创膏（即胶布）二条，粘于臀部，以使两边之臀肌闭合，而阻肛门之凸出，待每次大便后，须洗净其被贴之皮肤，而再换二条贴上。

坐圆孔板法：以长约一尺，或一尺以上，阔八至十寸之木板一块，中间凿一直径约一英寸之圆孔，该板可置于凳上，以便小儿坐下大便，便后，再用冷开水为之灌肠，此法，能使圜肌之收缩力易于复原。

贴顶法：草麻子，捣烂，贴顶上，肠收，即去之。

贴肛法：小儿大便肠出，以好酒煮臭草，捣烂，用布作膏贴之。

熏洗法：连须葱叶，斤余，杵，煎汤数碗入桶内，乘热令小儿坐上熏之，随后，慢慢洗软，用冰片三四分为末，敷上，肛门自收矣。

东北方陈壁土，汤滚，先熏后洗。亦可用脱囊药（木通、甘草、黄连、当归、黄芩）煎服。

五倍子或陈壁土煎汤熏洗。

烟熏法：梁上灰尘，同鼠粪，烧烟于桶内，坐上熏之，即上。

汤熏法：用马粪两掬许，入滚汤内，搅和，熏患处，则疮痒当甚，乃倾去之，再以鸡屎一碗许，入滚汤内，熏如前法，三四日必愈。

先洗后涂法：干地蟠龙（蚯蚓）（去土，焙）一两，风化硝二钱，共研为细末，和匀，先用荆芥、青葱煎汤，温洗肛门，拭干，用清油调涂，温者干掺之，收脱肛如神。

用荆芥、皂角等分，煎汤洗之，以铁浆涂上，亦治子宫脱出。

涂敷法：猪脂二两，炼成膏，入蒲黄一两，涂少许，即效。

蜗牛烧存性，一两，猪油调敷，立效。

田螺一个，入顶上梅片一分，即时水出敷之。

取铁精粉，敷内之，瘥。

木鳖子一个，去壳，以淡茶水，置平碗内少许，以木鳖子研磨，用棉花蘸药涂脱肛上，每隔日一次，不过五六次即愈。

赤石脂、伏龙肝各等分，研成细末，每次五分，按敷肛门。

油抹法：蝉蜕三钱，研极细末，调香油抹之。此方系录自《中医验方汇编》第一辑，林山同志介绍，据称小儿脱肛日久不收缩，经临床实验有效。

生螺蛳桶法：螺蛳二三升，铺在桶内，坐之少顷，即愈。

洗肛法：生铁二斤，水煮浓汁，日洗数次，虽脱肛多年，亦效。

涂手心法：蝴蝶，阴干，为末，唾调，涂手心，以瘥为度。

针灸法（编者经验）：北下河陆家庄我表兄幼子，时年四五岁，肛门脱出寸许，不能上，啼哭不已。该庄无医药，要我治，为针百会一穴，小儿如睡状，肛即上，后不复发。

脱肛不血，深秋不痊者，灸龟尾一壮。

脐中三壮，或灸百会七壮。

灸顶上旋毛中三壮。

灸翠尾三壮愈。(《外台秘要》尚德按：翠尾，在龟尾下，一作灸龟尾穴，内服补中益气汤）。

灸腰眼、肾俞、脾俞，二百壮至五百壮。

涂肛法：泻痢后，肛门不收，用赤石脂、伏龙肝等分，为细末，敷上，或加白矾。

蒲黄五钱，熬猪脂一两，同拌成膏涂上。

大蜘蛛（盐泥包裹，煅存性）为末一钱，铁锈末三钱，猪胆汁调敷肛门上。

鳖头烧灰敷上。

黄丹、滑石等分为细末，新汲水调涂，日三五次，并治外痔脱肛。久痢，大肠胀出不收，诃子（内煨）、赤石脂、龙骨各等分，上末同茶调涂肛上，绢帛插入。如痢久不止，米饮调服。

涂敷法：蜗牛烧灰，猪脂和敷。

蝉蜕，焙黄，研细末，菜油调敷。

取泥鳅大者三五条，同冰糖一两，纳入壶中，半日许则泥鳅冰糖已化为水，乃取其水，多涂肛门纳入之。

贴囟法：蓖麻子一二粒（一作四十九粒）去壳，捣烂，如膏，贴百会穴，肛上即去之。

洗涂法：①用肥皂水洗后，以五倍子末涂上。②或先用万年青煎汤熏洗，再以五倍子炙燥，研末，敷之。

敷托法：脱肛日久，五倍子末托而上之，至五六次，必愈。

点肛门法：熊胆一分，化入水中，以净棉蘸点之，或田螺去厣，入冰片少许，埋地一宿（或作放碗中），螺自有水流出，化水点之，并治痔痛。

灸法：由寒冷脱肛者，灸脐中。

脱肛历年不愈者，灸横骨，又灸龟尾，皆百壮；或灸八髎。

或灸百会，或灸腰眼、肾俞、脾俞，轮日灸之，一次约十余分钟。

附：肛痒

用雄黄、铜绿等分，研细末掺之，效。

熏洗法：①凡肠头作痒，多是有虫，用生艾、川楝根，煎熏洗。②五倍子一两，煎汤入皮硝熏洗。③枳壳、黄连、甘草、荆芥、苦参、芍药、黄芩各等分，上每五七钱加车前子、茅草同煎，熏洗，并治痔。

罨肛法：以生猪肚子一具，刮下垢物，用纱囊盛之，罨于肛上。孙一奎云：余友黄桂峰，用此方。次早细虫出，不计其数，尽丛集于囊垢上，肚即收入，此亦湿热之所生也。

肺风痰喘

概述：肺风痰喘，有写作肺炎喘嗽、火热喘息、肺闭马脾风，以及喘胀、肺胀、缠喉风、急喉风、锁喉风、喉风等，均属此病中的一种症状。即如西医所称格鲁布性肺炎（一称急性真性肺炎、大叶性肺炎）及加答儿性肺炎（卡他性肺炎或支气管肺炎）等皆属之。

本证并能与肋膜炎、脑膜炎、肺脓疡、麻疹、百日咳等并发，或继麻疹、百日咳等证而发生。

症状：本病以发热、咳嗽、气急、鼻扇为临床主症，多见三岁以下婴儿，较大的儿童，可出现寒战胸痛，痰中带血等症状，病情严重者，面色可见苍白，唇口青紫，痰鸣喘促，涕泪俱无，烦躁谵妄，以及痉厥抽风等恶候。

按：此症有所谓马脾风者，《中西医方会通》云：马脾风大约起于一岁至七岁小儿，男子较女子罹之者多，发轻微咳嗽，稍发热而呈嘶嗄，食思缺损，形容郁悒，游嬉时，现心身不和之状态。如此三日或五日间，症候更增进，声音嗄而音调卑，此时咳嗽如幼鸡之鸣声，有时发吠声之剧咳，或呼吸促迫，几至塞息。小儿苦闷，自搔胸背，搅颈部，或向左或向右，不能支持其痛苦，其后衰弱愈甚，惊怖躁扰之状，一变而为安静，无欲，精神恍惚，此际已命在旦夕矣。本症临死之状，似无何等之痛苦，宛若睡眠。

又谓：本病夏时少而冬时多，故寒烈之候，小儿之咳嗽，不可不注意。纵使病症轻微，亦不可怠于疗养，因马脾风之初期，大抵以微弱之咳嗽为原因也。

《儿科病中药疗法》云：格鲁布性肺炎，初起恶寒战栗，四肢倦怠，精神不振，发热到39~40℃，但有胸部苦闷，同时左胸及右胸发生疼痛，咳嗽，咯痰为血色，渐变铁锈色，说话不敢高声，头痛失眠，食思缺乏，肺胀喘满，神气闷乱，二便秘清，变为马脾风，重症常伴发痉挛性呕吐。

《实用儿科急诊手册》云：假性格鲁布，多见于麻疹、感冒、急性喉炎等，格鲁布咳嗽较少，失音显著，吸气困难，整个病情，愈演愈烈，一日或数日后乃发生紫绀，完全失音与窒息。此种情况，多见于白喉或麻疹期中并发白喉时。

《中医诊疗要览》云：卡他性肺炎，多续发于支气管炎，故支气管肺炎之别称。常并发于各种急性热性病，特常并发于流行性感冒、肠伤寒等，在小儿并发于麻疹、百日咳、白喉等症。

患者如有支气管卡他症状，体温继续在39℃以上，数日不退时，必须疑为此症。但本病无一定热型，多为不整弛张热，亦不分利解热。本病特征，为呼吸促迫，即呼吸不整而有问题。呼息时呈呻吟状，或频发咳嗽，咳痰为黏液脓样，或时有胸痛。

幼年、老年，比壮年预后多不良，尤其乳儿死亡率甚高，本病如续发于麻疹、百日咳，预后更多重笃。病灶广泛，高度呼吸困难，高热持续日久，衰弱过甚者，预后均不良。

《生育顾问》小儿病编云：格鲁布性肺炎，多发于春秋两季，并无何等前驱症，突然发40℃以上之高热，初起之时呕吐，痉挛，继则头痛不安，失眠，眩晕，胸痛，再进则呼吸频繁，鼻翼扇动，上下层且发生水疱，更时起干性咳嗽……

治疗：

擦胸法：明矾一钱为细末，白蜜调，搽胸。

冷热罨法：可于每三四小时用热水敷袱于胸部，并以冷湿布更替为用。

擦胸法：可用纯火酒和水一半，擦胸部，每日行二三次，以便肺内充血减轻。

贴胸法：胸部作痛，用芥贴膏（制法：芥末磨细粉一分，和以面五六分，又和热水，浇于一层薄布上，后敷贴痛处，俟皮肤发红，去之。若过四五小时后，再将此膏烫热后，敷数分钟，亦可。一作用芥末四钱，面粉八两，小苏打约一钱，先将芥末在温水内化和，另将面粉用开水调匀，待冷后，即加入已制成之芥末水，而后用苏打在热水内化之，一并调和，即可。同时，将其涂于绒布而敷于患处之皮外，但须防起疱），一名芥子泥。

肺炎：取金鱼生肉，切片，贴胸部。或取鲤鱼生肉，杵烂贴之，并饮其血一二酒杯，能治肺炎危症。一有同马肉杵烂，贴胸背者。

敷两胁法：咳嗽或呼吸间觉两胁甚痛者，用熟胡麻，捣烂敷之，并宜使身体温暖，又宜静养，其病自减。

塞鼻法：①痰喘，巴豆一粒，杵极烂，绵裹塞鼻，男左女右，痰即下。②瓜蒂、藜芦各等分，研为末，每用一钱，绵裹，塞鼻，日三易。

按：《幼科金针》云：治肺风痰喘，莫若巴豆有行痰立效之功，但芽儿用，不无有惊搐之状，唯周岁以上者，用之甚妙。

贴脐法：白丑、黑丑各半生半炒，各取头末五钱，大黄一两，槟榔二钱五分，木香一钱五分，共研末，入轻粉二分许，和匀，蜜水调为饼，贴脐内，微利为度，即"一捻金"也。

朱砂二钱五分，甘遂一钱五分，轻粉五分，为末，各取一字（二分许）以温浆水少许，上滴香油一点，抄药在油花上，待药沉到底，去浆水，取药用，名"马脾风散"，亦如上法敷脐。

塞鼻贴囟法：巴豆（剖开，炒去油）一粒，麝香三厘至五厘，以纱布包住巴豆，用木棒捣烂如泥沙，去纱布，入麝香拌匀，一半用膏药贴在小儿头囟，一半用新纱布包好，塞在一个鼻孔内，注意不要深入，以便拿出。

治本病侵犯咽喉所生病

缠喉风：喉肿而大，连项肿痛，喉内有红丝缠紧，势如绞缚，且麻且痒，痰气壅盛如锯，身发寒热，手心壮热，指甲发青。

锁喉风：喉中肿大如鸡卵，外无形迹，内则气塞不通，多痰而喘，或气急不通。

喉风：喉内红肿，或连接项外。

喉痹：喉中闭塞不通，多见咽喉肿痛，面赤腮肿，甚则项外漫肿，喉中有块如拳，汤水难咽，语言不出。

灌鼻敷项法：取野牛膝草根一二斤（此草随处有之），掘取后，将根打浓汁碗许，灌下即消。如肿痛，不能入咽，即令其人仰卧，滴入鼻中，流至咽喉下，方能活命。再将生韭菜叶连根打敷项下，甚效。

吸入法：缠喉风，气闭者，用蛇皮揉碎，烧烟，竹筒吸入，即破。或用蛇皮，裹白梅一枚，含咽。

引痰法：瓜蒂末，吹喉中，吐黏痰一升余，即愈。

取喉涎法：喉内肉肿，刺破出血，不愈，水食不通，胀闷欲死者，以紫菀根一条，探入喉中，取出恶涎，即愈。更加马牙硝少许，咽其津。

敷项法：①缠喉风，用远志，去心，水调，敷项上一遭，立效。②喉痹，李实根，碾水，敷项上一遭，立效。新采园中者，并用一片含口内。

贴囟脐法：锁喉风，胸膈气紧，呼吸短促，忽然咽喉肿痛，手足厥冷，气闭不通，危在顷刻，用芙蓉叶捣汁，煮鸡蛋，一贴囟门，一贴肚脐，即愈。

涂咽法：咽肿痹痛者，用鲤鱼胆二十枚，和灶底土，以涂咽外，立效。

针灸法：①小儿咽喉忽肿胀，痛甚，米饮汤水不下，危甚，吴学先以银针刺少商、然谷二穴，出血，其喉即宽，与之茶即下，咽无苦，饮食遂进。②先用开关药，吹鼻擦牙，以吐为度，再连针颊车左右二穴，灸数壮。如不吐，再针少商、商阳、关冲、少冲四穴，有血为度，无血不治。③用草茎量病儿手中指里，近掌纹中指尖处，截断，如此二茎，微斜，直立于乳上，于茎头再横一茎，以墨点其两头，艾灸点处，三壮，甚效。

涂喉外法：喉痹不语，羊蹄独根者，勿见风日，以三年醋研如泥，生布拭喉外令赤，涂之。

出血法：喉风，可将病人头发解开，看之，如有血疱，即是此症，用瓷器尖头擦破，挤之出血，既净，喉内即愈。如见心前有细丝，亦宜挑破为要。

涂颈法：急喉痹，急以太乙紫金锭等涂颈；甚者，刀点出血，盐汤洗，冰片散吹。

透喉气法：缠喉风痹，用巴豆两粒，纸卷作捻，切断两头，以针穿孔，内入喉中，气透即通。有谓喉痹垂死者，用此法亦苏。

引涎法：急喉痹，用巴豆、白矾，炒过，去巴豆，单用矾，研细吹入喉中，流出热毒涎，喉即宽。

无论内外缠喉风，如胸前见红丝，总以挑去为要。以皂角、桐油，搅喉出涎，无桐油，以灯盏油代。

熏鼻法：喉痹，僵蚕、乳香，烧烟熏鼻。

喉痹欲死，干漆烧烟熏吸。

敷足心法：喉痹、喉风，勺水不下，生附子、吴茱萸，为细末，醋调涂足心。

生附子一个，补骨脂五钱，为细末，敷足心，微火烘，即宽。

温冷罨法：加答儿性肺炎，胸部宜行温罨法，不令冷。发热过甚者，可行冷罨法于头部。

贴胸背法：马肉捣烂，贴胸背。或鲤鱼杵烂贴胸，并饮其血。

温罨冷擦法：可每于三四小时，用热敷袄于胸部，并以冷湿布更替为用。亦可用纯火酒和水一半，擦之，每日行二三次，以便肺内之充血减轻。如热度过高，可每三小时，用冷水灌肠一次。

肺炎寒热，兼有咳嗽，发痰，腹觉疼痛，用蔷薇水二钱，枸橼油一分二厘半，酸醋五分，麻油二钱五分，以卵黄四分之一，与药调和敷于胸部，亦用于大人。

缠喉风痹：用真胆矾细末，醋调灌之，大吐胶痰，即愈，神妙。

缠喉风，急锁喉风：用真郁金一钱，明雄黄二钱，巴豆霜三分，研细，水丸，如芥子大，每服十二丸，滚水送下。如口噤喉塞者，以小竹管纳药入喉中，须臾吐痰，即愈。一作巴豆七粒，三生四熟（生者去壳研，熟者去壳炒，去油，存性），明雄五分，郁金一个，共研末，每用末半茶匙，清茶调下。

锁喉风：头面、颈项俱肿，饮食不下，白马兰捣烂，取浓汁，井华水、白酒浆调匀，下喉立效。或牛膝根（俗称臭花娘子）采取鲜者，捣烂绞汁，连服数碗，必大吐痰而松。

喉风：木鳖子一个，刮去皮毛，取仁，切薄片，浸冷水内三小时，撬开病人口，连水滴下，润至喉间，立时见效。

喉痹：取络石草一两，水一升，煎成五合，屡屡饮之，效。

简方：喉闭，鸡血、山豆根，煎汤服之，立效。一作喉风急症，牙关紧闭，水谷不下，山豆根、白芍等分，水煎食之，即愈。

肺热喉痛：甘草（炒）二两，桔梗（米泔水浸一夜）一两，每服五钱，水一杯半入阿胶半斤，并服。

小儿鼽喘：用活鲫鱼七个，以器盛，令小儿自便尿养之，待红，煨熟食，甚效。一女年十岁，用此，永不发也。

喉痹已危者：白僵蚕焙末，生姜汁调灌之。或刀豆壳烧灰，以二三厘吹之，立即功效。

马脾风：胡桃肉一枚，研末，以白汤混和服，云有效，但未试过。或用万年青根头，切碎，打烂，绞汁（或用醋少许）灌下，吐出痰涎，即好。倘口闭，用牙刷挖开，灌下，不吐，再用发梢进喉间探之。

初生儿咽喉痰壅声不出者，以甘草二钱许，热汤浸绞去滓，与之，即止。

肺炎危症，取鲤鱼胆，每饮一二酒杯。

调护：宜卧于空气清洁润湿之处，病儿须尽量多饮沸过之清水，若能掺以柠檬汁，或橙汁之水饮则尤妙。食物宜用牛乳、鸡蛋、粥汤等，若为乳儿，则给以人乳。

附：西医声门痉挛治法（即中医之马脾风症）

数月与周岁小儿，最多患之。发时，声门闭塞，肌与横膈膜同时痉挛，故呼吸停止。一日之内，可发一二十次，小儿生命，甚为危险，病状发作，每于冬季。

　　小儿初现不安之状，呼吸喘促，再则呼吸愈急愈深，终至停止，知觉丧失，眼眸固定直视，或外转，或上翻，面色苍白，后变青紫，身体松懈，手足伸直，其指则屈，数秒钟后，呼吸渐缓，唯尚弱而困难，复作一似鸡鸣之吸气声而病势痊愈，如此吸气不至，即因窒息而死。

　　一说，声门痉挛，好侵小儿，尤以未满三岁者为多。每发于佝偻病及消化器病者，发作或仅一次，或间息发作（但死者甚少），此种小儿属于不强壮者，贫血者，因消化不良而衰弱者，如复有佝偻病，则更易得是疾。病状发前，强半曾受刺激（如惊惧等），然亦有睡醒后立即发者。

　　治疗：

　　浇胸法：脱去上衣，用冷水急浇其胸、面二部，同时以手牵动其舌，二法无效，须行人工呼吸法。

　　嗅法：嗅入哥鲁方或依的儿。

　　灌肠法：或用甘茂尔而煎灌肠，有发汗祛风镇痉之效。

佝偻病（鸡胸、龟背）

　　概述：西医名骨软病，一名英吉利病，中医之鸡胸、龟背皆属之。按该病来源，诸家指述不一，有谓由于缺乏钙质及维生素丁者；亦有谓由于先天胎毒及肺结核，或梅毒者；又有谓属于先天不足，与人工喂养，缺乏户外生活者；更有谓由于使小儿直立太早而致者。

各有所见，未可尽非。唯今代医家，以承认缺乏钙质及维生素丁为最多数，学者可体会也。

又有谓此症，多发于婴儿生长发育最快时期，大约在小儿生齿期中，由摄取石灰质不足之食物而起，或因顽固下痢，不克吸收石灰质，而徒排出于体外所致。

症状：患佝偻病小儿，神思不安，多啼哭，睡眠亦不良，头辗转向背腰椎侧弯，囟门不闭，骨肿胀变形，或胸骨向前方突起，或为鸡胸（或作鸠胸），脚亦变形，不能起立。病势重笃，则起贫血，或足痉挛状，脉数，食欲异常亢进，腹部膨隆，通便无定，肝脏多下垂，脾肿亦常见。

特征：头颅大而呈方形；囟门大而闭合延迟；关节肥厚（腕、踝、关节等处）；出牙迟缓；胸廓畸形（漏斗胸、鸡胸、脊椎弯曲等）；下肢弯曲成弓形。

钱编《中国儿科学》云：小儿生后三四月内，后头骨变软，以指按之，柔软异常，囟门迟迟闭锁，名曰头盖佝偻病。若胸骨肥厚，胸骨上部陷没，下部隆起处，形如覆掌者，名曰胸廓佝偻病。若背脊屈曲如偻，能前俯而不能后仰者，名曰柱佝偻病；其在膊骨及胫骨之干骨，变为肥厚柔软而屈曲者，名曰四肢佝偻病。患者亦有同时兼发热、盗汗，并发肺结核症状者，此证中西医多认为难治或不可治之病。

一说，骨软化症，为骨质中石灰份，逐渐消失，与佝偻病为同一之原因。唯前症系发生于小儿，本症（即骨软化症）则发生于二十岁至三十岁之壮者，妇人较男子尤多。

治疗：

日光浴法：在生后数日，以至一周岁内，应每日将其衣服除去大半，或完全除去之，而照以日光。初照时，仅可数分钟，以免灼伤皮肤，然俟小儿之皮肤，习惯于日光后，则时间可以延长。此法不仅可以预防软骨病，且可治疗此症。以日光照射皮肤中的某种物质后，在体内能产生维生素丁故也。

贴天柱骨法：颈软，用生附子（去皮脐）、生南星各二钱为末，姜汁调摊，贴天柱骨上。

龟尿摩敷胸背法：取龟尿点骨节间，摩之；或用龟尿调首乌末敷背上骨节（取龟尿法，用三脚竹架，顶起龟腹，令足无着，置盆受尿，不出，以麝香或冰片掺其鼻，自下）。据王慎轩云：龟尿治龟背，确有效。

针灸法：龟背，宜灸肺俞、心俞、膈俞穴，两旁各一寸半，六处穴各灸三壮，鸡胸宜取二乳前各一寸五分，上两行三骨间六处，各灸一壮（一作三壮）。

丸方服法：紫圆（中药店有售）每服二分乃至五分，五日一次，或十日一次，用之半年或一年，以肩发痛为验。用之半年肩背发肿益佳，是瘥之征也。此日医经验方。

黄胜白《家医》云：佝偻病用西药维刚安内服，并宜多服特太肥（功用胜于鱼肝油，味甘美，无恶味）。此外，行太阳光浴，和照太阳灯，增进给维生素丁。又云，维刚安可治其他一切骨殖病，及小儿惊搐、成人抖颤病、小儿瘰疬病、寒痰瘘管、脓漏以及骨折等。

食养疗法：普通给清鱼肝油二茶匙，或鱼肝油精5~10滴，蛋黄、肝和鱼等，亦佳。总以采取充分维生素丁及含有石灰质、铁质之类食物为最宜。一说，可于初生后，开始给服鱼肝油，每日三次，每次数滴，至数星期后，可加至一茶匙。凡一周岁以内小儿，皆可服之，以预防此症，甚为有益，其他牛乳、橘子汁、水果亦佳。

雀　目

概述： 雀目，一名雀盲，或名鸡盲，一作鸡朦眼，今通作夜盲。此证大抵由身体营养不足而起。《眼科锦囊》云：其病因则蛔虫之儿，及胃中蓄积腐秽黏液之人，每于暑月患之，小儿尤多，而大人罕见也。

症状： 日中两目能见物，至日暮，即无所见，如雀目然。

治疗： 日医云：治雀目，以灸为佳，药物以用于驱蛔者多。

灸法： 灸手大指甲后一寸，外廉横纹头白肉际各一壮；雀目难痊者，灸合谷五壮，疳眼，亦妙也；小儿疳眼及雀目者，不容、天枢、七、八、九、十三椎，灸法，皆有效。

洗法： 生姜绞汁，洗之。

点法： 取雀头血点之。

熏眼法： 苍术（米泔浸去皮，切片，焙）四两，为末，猪肝二两，剖开，掺药在内，用麻丝扎定，以粟米一合，水一碗，砂锅内煮熟，熏眼，候温，临卧，每服三钱，大效。

温罨法： 将硼酸水（硼酸三钱，溶解于水二合半内）煮熟，吸入布片而覆眼睑上，时时更换，将巴布盛于布片而致眼睑上亦可，其时火炉亦可应用。

冰罨法：其炎性而有疼痛，用重叠清洁之布片数个，并列冰块，而冷却眼睑，布片屡屡更换。

冷罨法：以硼酸水或明矾水（明矾五分，溶解于水一合半内）吸入于布片而覆于其上，一日数回，大抵于二十分钟间，行罨法一次，然用温罨法之后，反觉清洁，冷罨法之后，反觉灼热，至其效果，无甚差别也。

单方：苍术一两为末，每服一钱。（一作煮米饭为丸，每服二三十丸）

简方：用鸡肝或羊肝一具，不落水者，小青草（形状与大青草同）安在碗内加酒浆蒸饭，去草，食肝，三服即愈，加明矾五分，尤妙。

食养疗法：食物以富于滋养而易消化者为佳，如鸡、牛、鱼肉、鸡卵、肉羹汁、牛乳等是也。

按：本病有蛔虫者，加蛔虫药，如《眼科锦囊》所载鹧鸪菜汤、逐虫丸之类为内服方为是。

目外障

概述：目生翳膜，障蔽视线，以致看物不清，甚或渐至失明，又或来或去，渐大侵睛。

治疗：

灸法：灸合谷二次，每次一壮。

点盐法：雪白盐少许，灯心蘸点三五次，不痛不碍，屡用有效。

洗法：谷精草煎汤洗眼，并可内服少许。

熏洗法：皮硝五钱，净水二盅，煎成一盅，先熏后洗。或青皮，煎汤，先熏后洗。或以洁白盐擦牙，再用盐水蘸点两眼大小眦，然后洗面。或大豆一百粒，黄菊花五朵，皮硝六钱，水一盅，煎至七分，带热熏洗，五日换药一次。

按：上熏洗法四则，原书均无用于目昏，视物不清者而设，今移治于目外障，亦极切合，较单用白盐点法，尤觉有效。

大小便不禁

概述：小便不禁，多由肾气虚弱；大便不禁，多由肠胃虚寒；大小便不禁，则肾与肠胃之气，皆不能收摄，因之膀胱与肛门括约肌失职，而致不禁。

症状：大小便不随意而自动流出，时遗于裤裆中。

治疗：

大便失禁灸法：灸两脚大跚指，去爪甲一寸，三壮；灸足大指歧间各三壮，亦用于老人。

小便失禁灸法：灸阴陵泉，随年壮。又小便数，腹满，灸屈骨端二七壮。

食　积（附：吐泻）

概述：由伤食、食滞而起，西医谓暴食暴饮，为起急性胃加答儿之原因，日本人罹胃加答儿病为最多，故欧美称此病为日本病。

症状： 厌恶食物，常催起恶心呕吐，心下觉压重或膨满，或如灼如刺，大便秘结，舌上生白苔，唾液虽多，而失食物之味，身体倦怠，头部大抵眩晕，头痛，动悸，常有嗳气吞酸等状。或由心膈间，原有虚冷之气，复伤于食，脘中作痛，得食则剧，或脘中有形攻痛，如覆杯状，或肚大青筋，眼胞浮肿，泻则酸臭，心胸高起，手不可按，弹之则如鼓响。

治疗：

贴胃脘法：乱发一团，剪断，酒曲一个，葱白七个，老生姜二钱，胡椒七粒，以鸡蛋一个，破壳，倾入碗中，将各药捣融，和入调匀，用隔夜灯油煎成一饼，贴病人心坎下胃脘处（先用灯油于胃脘处顺擦七次，再贴）。用布带束住，冷则煎热，再贴，约一二小时，似觉松动，即便取去，其病立愈。

贴脐法：肚大，青筋，身疲，用秋后桃树叶，取阳面上好叶，约二三斤，洗净入锅内，加水煮之，约二小时，将叶取去，挤干，不要。再熬锅内之汁成膏，摊在布上，贴肚脐，不过一日即愈。

贴腹法：因过食面类，腹硬不消者，用硼砂、硝石外贴之，或用皮硝少许，置脐眼内，外盖膏药，即化水而愈。

熨腹法：积滞，炒枳壳、炒莱菔子各一两，大皂角一条，食盐五钱，共研末，白酒炒温，用青布扎好，乘热熨之，积滞尽除，胸次自然舒适矣。

单方：感寒停滞，莱菔子用之有效。

如因食积腹痛者，用山楂炭，研细末，黄糖调服。

用饭炒枯，煎水饮之，即消。

小儿积滞，胃不消化，用山楂炭、胡桃灰、饭灰治之，颇有特效。

食肉不消，用山楂肉四两，水煮食之，并饮其汁。

伤谷食，将所伤之物，烧灰，加鸡内金炙灰，磨枳实汁调服。

伤肉食、鱼鲙，用草果（面包煨）五分，焦山楂肉一钱五分，研末，姜汤调服。

伤面、粽子等物，即将本物，拌绿矾烧灰，砂糖酒下。

伤糯米粉、饼饵，用草酒药或酒曲三钱，砂糖姜汤下。

食伤用藿香、陈皮等分煎服；食伤腹痛，多饮盐汤良。

伤蟹腹痛者，苏叶一钱，生姜一块，煎汤，加丁香汁少许，服最效。

伤鸡鸭卵，生姜、大蒜，捣汁和开水，频频咽之。

伤瓜果、生冷等，木香、砂仁各一钱，炮姜、肉桂各三分，麝香少许，共研末和饭，杵丸，炒山楂煎汤送下。

附：吐泻

上吐下泻，或吐利酸臭，或吐清水。

治法：

敷囟足：绿豆粉调鸡蛋白，吐者，敷两足心；泻者，敷囟门，神效。

白芷、炮姜等分，为末，蜂蜜为丸，纳脐中，油纸盖上，以热鞋底熨之，即止。

柿饼，蒸熟食之，立止。

生姜四两，香油四两，金东丹二两，熬膏，贴脐，有效。

腹　胀

概述：腹胀，旧说由脾虚不能运化，浊气填塞所致。新说则为渗漏液体于腹腔之疾病，倘伴全身之水肿而来者，则系心、肾、肠及血管之疾病，或因恶液质而有血液之障碍。其他由肝脏病、腹膜炎、肾萎缩而来者亦有之。

症状：腹中胀满而不痛，腹皮绷紧，或坚硬，或呼吸困难，食思缺乏，消化不良，便秘，尿利减少，容貌憔悴，腹部渐渐膨大。

治疗：

贴脐法：腹胀，半夏火炮，研末，姜汁调，贴脐中。

摩腹法：胡粉、盐，熬令色变，以摩腹上，亦治腹皮青色，不急治，须臾死。用蛤蟆六只，将四足扎紧，以蛤蟆腹轻轻摩擦光亮处。

涂腹法：鼓肠，涂松节油于腹壁上。

放水法：水膨，膀胱气衰，小便难通，当用铍刀，或水肿套针，于脐两旁刺入寸许，插以管，放去淡黄水，再戒咸味一百日，其法最捷。

贴硬肿法：腹满，坚硬如石，或阴囊肿大者，用大戟、芫花、甘遂、海藻等分，研末，醋面调和，摊药成膏，贴肿硬处，仍以软绵裹住，口嚼甘草，可愈。

灸法：灸章门穴。

单方：膨胀，陈亚腰葫芦，灸炭，研末，水调服效。蒜头煨热食之，亦效。韭菜根捣汁，和猪脂，煎服。

五 软

概述： 五软是指头项、口、手、足、肌肉痿软无力等，乃属小儿发育障碍，成长不足的疾患。

症状： 头项软弱倾斜，不能抬举，口唇软弱，舌质淡白，咀嚼无力而流涎，手软不能握物，足软不能站立，肌肉虚软松弛，如絮如棉，形瘦迟钝，口流清涎。

治疗：

摩贴法： 头项软弱，用木鳖子六个，蓖麻子六个，俱去壳捣烂，先托起儿头，摩项上，令热，后用津液调匀，贴之，效。

敷项法： 生附子、天南星，等分为末，生姜自然汁，调敷颈项软处。

敷颈骨法： 小儿颈软，五加皮不拘多少，为末，酒调，涂敷颈骨上。

摩颈贴法： 小儿诸病后，天柱骨倒，用木鳖子六个，蓖麻子六个，去壳，共为细末。用时，先托起颅摩头上令热，取生山药捣汁，和药二味，调贴之。

其他： 保持温暖，注意营养，尤其须多食补肝肾等食品，以强其筋骨。如尚为乳儿，最好令体质健壮之乳母哺乳为佳。

小儿阴肿

概述： 旧说小儿阴肿，多由甘肥不节，湿热下流，或因啼哭，怒气不顺，或久坐冷地，皆能致之。

症状：小儿外肾（阳物）肿大，或硬痛。

治疗：

涂敷法：牡蛎不拘多少，为末，用鸡子清调涂之，即消。

地龙粪（即蚯蚓粪）或马齿苋，捣烂涂之。一作用葱园内蚯蚓粪，以甘草汁调涂肿处，或薄荷汁调亦可。

白头翁根，不拘多少，捣烂，随病处敷之，一宿当作疮，二十日愈。

二味拔毒散（雄黄、白矾等分）涂之，亦效。

洗敷法：葱椒汤，暖处洗之，唾调地黄末敷上。外肾热者，鸡子清调，或加牡蛎少许。

熏法：茎头忽肿，俗谓对蚁穴，或对蚯蚓小便所致者，用蛤蟆草（即癞宝草）数两，熏洗，约二次即愈。

吹外肾法：如被蚯蚓吹肿，令妇人以吹火筒吹之，即消。此法载于《验方新编》。今时用吹火筒者已少，如其有之，不妨试用。

单方：蜥蜴一枚，烧灰为末，以酒服之。

万年青根，捣汁，热陈酒冲服，三次即愈。

用灯心草煎汤服下，消肿止痛。

阴囊肿坠

概述：阴囊肿坠，多由于睾丸肿大而来，可与㿉疝、胎疝参看。

症状：阴囊肿大，坠下不收，疼痛啼哭，或肿而烂，卵子落出。

治疗：

洗包法：蝉蜕一两，煎汤洗；再用生紫苏叶捣成泥，包之而愈。

涂敷法：用野紫苏叶为末，湿则干擦，干则香油调敷。虽皮破而核欲坠者，亦有神效。

阴囊赤肿，用老杉木，烧存性，加宫粉，和清油调敷。

小儿风热，外肾焮赤肿痛，用老杉木烧灰，研末入绿豆粉，以菜油调敷，神效。

牡蛎，不拘多少，为末，鸡子调涂，治外肾肿大，即消。

敷裹法：猪屎五升，水煮沸，安肿上。

脱囊（即阴囊肿大，坠下不收）：紫苏叶为末，水调敷上，荷叶裹之。

小儿卵肿：地龙粪以薄荷汁和涂之。

灸法：小儿疝气，阴囊核肿痛，如一岁儿，向阴下缝子下，灸三壮，瘥。五岁以上即从上灸之，即愈。

熏洗法：阴囊忽肿，或久坐湿地，或虫蚁吹毒，用蝉蜕煎汤熏洗，肿痛日消，内服"五苓散"加灯心草煎服。若因蚯蚓吹毒，阴头肿痛，用鸭涎敷之。

涂敷法：卵肿，用桃仁数枚，去皮不去尖，捣烂如泥，涂敷。

涂敷法：雄黄、枯矾研细，茶叶水调敷。

熏烫法：灶心土，研碎，炒热铺凳上，再以川椒、小茴香研末，撒在上面，将阴囊熏烫，冷则再炒，三次即愈。

先洗后扑法：用橄榄核七个，烧枯研末，土茯苓少许研末，加冰片和匀，以纱袋盛之。先用土茯苓、银花煎水洗过，再用前药装入布袋，轻轻扑之，随扑随愈。

阴囊肿烂，卵子落出者，用凤仙花子、生甘草各二钱，为末，麻油调敷。

先洗后敷法：先用紫苏煎汤，日日洗之，并且紫苏叶梗为末，敷上，用青荷叶包好。

单方：百药不效者，用老母鸡蒸食即愈。

以上各法，亦可用于大人。

阴 癞

概述：女儿阴户突出，与男儿肾缩，适得其反，是由气血两虚所致。

症状：子宫由阴户中脱出，不能收缩，时感坠痛，或竟无痛。

治疗：

涂法：阴癞肿大不消，用硼砂一分，水研涂之，大有效。

灸法：灸足厥阴大敦，左患灸右，右患灸左，各一壮，即当瘥。

熏贴法：蓖麻子肉捣烂，贴顶心。再用枳壳八两，或荆芥、藿香、臭椿白皮各三钱，煎汤熏洗。

多汗 盗汗

概述：平时多汗者，属阳虚。有病多汗者属表虚（一作表阴虚）。眠时出汗，醒则渐收者，为盗汗。由心脾之气虚弱，不能卫外而固腠理，以致卧则卫气行阴，血气无以固表而成盗汗之症。

症状：虚弱小儿，身体易于出汗，或在饮食后与多行后，周身有汗，或在寝眠之际出汗，甚至内衣尽湿，经久不耐风寒，易于感冒。

治疗：

填脐法：五倍子为末（一说加枯矾），水调匀（一说唾液调），填脐中，用布缚定，一宿即止。何首乌末，口水调，封脐中，用布缚定。

涂乳法：郁金为末，卧时蜜调，涂两乳上（一说加牡蛎甚妙）。

扑汗法：旧蒲扇烧灰，和粉扑之。

雷丸、牡蛎各三钱（熬），甘草二两（炙），干姜一两，梁米一升，捣粉，以粉扑身，汗即止。

牡蛎研末，绢袋扑之。

汗出多不止，龙骨、牡蛎、糯米为粉末，扑之。

黄连、牡蛎、贝母各等分，捣筛，以粉粉儿，良。

麻黄根、干姜各三分，故蒲扇灰一分，为末，以二分扑之（或用麻黄根、蒲扇灰末，以乳调服三分，日三次）。

煅龙骨、煅牡蛎、生黄芪、粳米粉，共为细末，盛绢袋中扑之。

猝　死（中恶）

概述：病后，或睡卧中，无端呼吸断绝，大抵由于气与痰等闭塞空窍所致。中医有谓中恶者，西医则称为窒息。亦有因跌仆损伤引起休克之状者，此所谓猝死，即假死之别称。

症状：病中或睡眠中突然气息闭止，有如死状，呼之不应。

治疗：

吹鼻法：猝死，皂角末，如豆大，吹鼻中，嚏即苏。在睡眠中失去知觉如死状，古人谓之魇死，用伏龙肝为末，吹鼻中。

浸踝法：猝死而壮热者，用矾石末半斤，水一升半，煮沸，浸儿两足没踝。

纳下部及鼻孔法：无故猝死，取葱白纳入下部及两鼻孔中，气通或嚏即活。

葱叶刺鼻法：以葱叶刺入鼻中数寸（男左女右），目中出血即愈。

吹耳鼻法：先用菖蒲着舌底，及吹两鼻、两耳中效。

塞鼻法：以棉置好酒中，浸透裹入鼻中，并持其手足，勿惊之，自活。

灌耳鼻法：以韭菜汁灌鼻中，剧者灌两耳。

丸摩法：小儿中恶（谓中恶毒之气），以湿豉研丸，鸡子大，以摩囟上，及手足心六七遍，又摩心脐上旋之（按：原文"旋之"二字之下，有"吮之"二字，不切实际，去之）。破豉丸，看有细毛，弃置道中，即便瘥也。

熨胁法：炙熨斗，熨两胁下，即苏。

轻掐重灸法：以大指掐人中穴，病轻者，一掐即啼哭而醒，倘不应，再掐合谷穴；再不应，掐中冲穴；若再不应，其病至重，则以艾丸如萝卜子大，安于中冲穴，灸之，火到即消。此法，凡痰闭、气闭，皆治。

针法：一切顿死者，以毫针先刺鸠尾、中脘、梁门、关门、气海，而后以大针刺百会、三里、膏肓、涌泉而有效。一说或针间使百余息。按近人郭继宗云，凡一切急性病之昏厥，及跌仆损伤所引起之休克，针水沟，即醒。如昏迷过重者，加针中冲，无不立效。

灸法：先以线围其脐一周（男左女右），即以此线从背上大椎，往下度之，于线头处，灸三壮，再以此线之半，度其左右，各灸三壮。

灸承浆二壮，或灸两足大趾甲，聚毛中，各七壮，或灸脐中百壮。

灸心下一寸，脐上三寸，脐下四寸，各灸一百壮。儿小者，随年壮。

或灸人中，或中冲，均佳。

口噤不开，缚两手大拇指，灸两白肉中二十壮。

简方：如因诸般猝死，腹胀，两便闭涩，状态如死，而呼吸未停，四肢逆冷，可用"备急丸"（大黄、干姜、巴豆，去外皮，各二分许为细末），以温汤灌入二分许，若口噤吹入鼻中。"紫丸"亦可，研末灌之。

蛔虫症

概述：蛔虫病（蛔或写作蚘，俗称长虫），为肠寄生虫中最普遍的一种，尤以农村小儿得病为多。此虫分布于全世界，在不净的地方特别多，在东方某些地区患病率达84%。形如蚯蚓，色带淡黄，雄体长一二寸至七八寸，雌体长约三寸至尺余，多寄生于幼儿之胃肠等处，常随粪便排出，亦有从口吐出者。

如吃进大量的，或重复吃进传染的卵，在肺内产生小叶肺炎似的病理变化，在儿童中最为普遍现象。若由肺脏达到大循环的幼虫，可能在脑脊髓及肾内引起病损。如果数目过多，偶尔结成一球，产生肠梗阻。蛔虫游走，最为危险，入输胆管，则发生黄疸，入支气管则窒息，或惹起肺坏疽、肺脓疡等。

症状： 蛔虫症状，非止一端，有面现白斑或面色灰白，或黄萎，或面上有几条血丝，如蟹爪者。眼眶或耳下有青黑色，或心嘈，时痛时止，痛则咬心，口吐涎沫清水，梦中啮齿，腹中有块。或心腹中痛，上下往来，发作有休时。或肚大青筋，往来绞痛，痛定则能食。或现贫血，所有消化器与循环器均感障碍，皮肤变化奇痒。或嗜食米饭、茶叶、泥炭之类。或沉默欲眠，微有寒热。或恐怖，眼赤，心烦，四肢肿及咳嗽气喘。或肌肤消瘦，颊时火晕，胸胁作痛，肚腹搅胀，饮食易饥，饥时痛甚，得食稍止，唇焦舌燥，上腭有白点者。除上述象征外，当有红花舌，唇粟疹，巩膜蓝斑，眼蛔斑，耳翼糜烂，面部白斑，面部粟疹，指甲云斑，花指甲，甲沟糜裂等。

治疗：

蛋熨法：鸡卵数枚，茶叶、食盐、乱发各少许，加水煮，候卵熟，微敲其壳，成碎纹，再煮二三沸去壳，趁热在患者腹上随滚随熨，冷则再换，约完四五卵，诸症可以平复。熨后，剥去卵白，黄面即现许多粟粒，乃蛔虫确证也。再取楝根白皮，煎汁冲服，煨熟使君子末三钱，蛔立攻下。

贴胃脐法：取大蒜根，水煮，捣烂成泥，贴脐及胃部，能除蛔虫、蛲虫、绦虫。

涂脐法：水化牛胆，涂搽脐部。

贴腹法：袋盛青蒿，贴小儿腹部。

敷脐上法：以青油煎臭草叶，捣烂，敷脐上。

塞谷道法：腹中长虫，用楝实，以醇苦酒浸一宿，绵裹塞入谷道中三寸许，日二易之。

揉擦法：虫积腹痛，如有块硬起者，用手在不硬处久久揉擦，揉至一日，其虫即死，从大便而出。

其他：如服杀虫剂后，腹起剧痛，而发搐搦者，于局部擦石油，或用大蒜、亚尔、鲜牛胆，和面粉为饼，夹布烘温，贴患处则速治。

单方：蛔虫，用榧子七个，日服二次，服至七日，虫化为水。

虫积腹痛，葱汁一盅，茶油半杯，调服，虫即化水。

桃叶捣碎，加水调和饮之，善能下蛔虫。

小儿蛔虫病于每月初间，清晨，空腹，食煨熟使君子十数粒，蛔即泻出，屡试不爽。一作，使君子去壳火煨，或食十余粒，或少顷又食，以痛止则停。再用苦楝根皮一两，水煎浓服，虫即下，但体弱者宜酌之。一作，使君子用量，每日剂量为岁数加一克，每日总量，不宜过十克，分二至三次，连服三日。

苦楝子用量，每公斤体重，用4~5克，切碎加水十倍，煎成100%~200%的煎剂，一次服完。一作使君子六个，将三个在灶内煨熟，与生的三个，一起服，逐日如此，月余可愈。

小儿虫症腹痛，可先服蓖麻油一两五钱，再将石榴根煎汤，分三次服下，即能将虫泻出，屡试屡验。

延胡索三分，服之，虫即下。

大蒜根，加乳汁煮之，或加糖，使美味可口，每服一二碗。

樟脑丸（系那普答林凡，实非樟脑，一名臭丸，又名辟瘟丸）
每服二厘至二分，混入白糖中服之，亦有确效。

用榧子四十九枚，去皮，每月上旬，平日空心服之，七日服尽。

虫积腹痛，先以香煎鸡蛋食之，再用楝树根煎水服。

蛲虫症

概述：蛲虫一名短虫，又名寸白虫（亦有以绦虫为寸虫者，
均属腺虫类）。该虫体为细长纺锤形，雌虫长三分余，雄虫长一分余，
色白，寄生于人类大肠中，同是一种分布世界人类的内脏虫。

症状：蛲虫往往成群自肛门蜀出，令人奇痒，夜间卧后最甚。
如系女子，尚有黏膜发炎糜烂等症。其卵附着于衣服及指甲等，
再传口中而为害。

治疗：

熏洗法：虫蚀肛门，以苦参一味，煎水熏洗。

或苦参半斤，槐白皮、狼牙根各四两，煎汤熏洗之。

或雄黄、艾叶，煎汤熏下部。

或桃叶、梅叶，煎熏。

纳下部法：雄黄、桃仁、青葙子、黄连，煎汁为丸，纳下部。

明矾一块，每晚临睡时塞入肛门内，翌晨取出，虫即聚集一

层在明矾周围，连用数次，至虫尽为度，特效。

蛇床子三钱，楝树根三钱，生甘草一钱，将上药研末，以蜜煎，搓成条子，塞肛门内，听其自化。

用猪肝一大块，切作长约二三寸的条状，煮熟，四周刺孔二三百个，蘸糖后，送进肛门，将送入时，痒愈甚，不久痒止，虫已在肝中，徐徐取出，另换新肝塞入，如此三四次即愈。

注入肛门法：烟袋油二三滴，用白开水一至二匙，将烟袋油溶解后，吸于注射器内，于睡前令患者伏卧，注入肛门内，一次止痒，三次除根。

以百部三钱，用水煎浓汁，约一酒杯，晚间临睡前，以灌肠器或唧筒灌入肛门内，有良效。如已抓破流脂水成疮者，宜胡粉散外敷。

蒸熏法：蛲虫病，捣大蒜根浸汤中，时时蒸熏肛门，则虫死泄下。

用花椒四五两，加水七八斤，煮沸，放瓦罐中，乘热蒸气熏肛门，一次可愈，有效率95%以上。

单方：小儿蛲虫，取猪膏服，桃叶亦效。

露蜂房，烧存性，同酒服下。

鹤虱一两，研为细末，每次服一钱，每日三次，糖水调服。

寸白虫，马齿苋，水煮一碗，和盐醋空心食之，少顷，白虫尽出。

绦虫：用南瓜实粉十钱，加白糖末，一日数回服用。

用雷丸研成粉末，混以白糖，用凉水搓成泥状二十厘米，开水吞服，一日服三回，称为各种绦虫的特效药。一作钩虫症，以此药研成粉末，分为三包，每日服一包，三天服完（为一次疗程）。用时酌加糖类，使患者容易耐受，服后第四五天，开始大便，检查如有钩虫卵，再作第二三疗程后，大都不再有钩虫卵发现。

绦虫，用槟榔子二钱，白汤服用。

按：绦虫，日本又名真田虫，其传播有因豚肉者，牛肉者，鱼肉者，以牛肉传播之无钩绦虫为最难驱除。此虫多见于海滨各地，尤多于粤闽一带，日本以北海道等地为最多。感染者未必皆显症状，唯屡见长体节之排出。普通有消化器障碍，食欲亢进或减退，腹痛或疝痛型发作泄泻，因此致贫血及营养障碍，难以除根。据汕头吴崇庸经验，谓驱除绦虫，服药后仍不易全数排出，此际可用温水盆一具，中置热水，令病人跨坐其上，排虫节入水中，则虫节蜿蜒而出，可不至离虫而至头部排出。

又按：钩虫，又名十二指肠虫，只寄生于人之小肠上部，尤多见于空肠，回肠中亦屡有之，然有于十二指肠表面者反少。我国江浙一带之乡区所见之黄病，盖即十二指肠虫病也。感染此虫病者，往往发生贫血状，消化器障碍状，每起异嗜症及土食症，循环器障碍状，每起心悸亢进，呼吸困难，皮肤变色，神经不正常等。小儿寄生虫病，除蛔虫、蛲虫、绦虫外，尚有硬虫、姜片虫等。硬虫每多见于五岁以下的幼儿，有腹痛，腹泻，恶心，食欲不振，头痛，发育不良，神志不宁等症状。西医云，用"疟条平"治疗效果甚佳。姜片虫，以形似姜片而得名，即中医所称之赤虫，时在大便中排出成虫或虫卵，可以见到。治疗都不外驱虫剂及泻剂，本编所采用治蛔、蛲等虫方法，亦有应用之机会矣。

简方：寸白虫症，面色黄瘦，饮食少进，时发腹痛，口吐清水，尖槟榔一个，木香五钱，研极细末，大人服五钱，小儿三钱，开水调下，其虫即随大便而出。先用煎炒香味令病人闻之，然后服药，无不神验。服药须在月初，重者二三服即愈。

榧子、槟榔、芜荑各等分，为细末，每服二钱。

用鸡蛋一个，破一小孔，入使君子肉末一钱，槟榔末一钱，以纸封口，蒸熟食之，虫随大便而出。

制半夏三钱，生白矾三钱，细面粉三钱，共为末，水、酒成丸，分三日服，空心白汤送下，虫化为水。大人用药十倍。

此外，中药如石榴根皮、大蒜、鹧鸪菜、雷丸、乌梅、鹤虱、川椒、南瓜子、阿魏、吴茱萸、贯众等，均有杀虫功效。其他肠寄生虫类，如十二指肠虫（钩虫）、绦虫、硬虫、姜片虫等，亦可按上各法各方用之。

带虫：贯众三钱，槟榔一两，石榴根皮五分至一钱，煎二次。合匀，分为二服，名"贯众饮"，有效。

单方：葱汁一盅，菜油半杯，调服，虫即化水而愈。

延胡索细末三分，和粥或开水服，虫即化水而愈。

清晨，空腹，食煨熟使君子十数粒，蛔即泻出。

蛔症用臭丸（俗呼樟脑丸，原料系那普答林凡），每服二厘至一分许，混入白糖中服之。传者云有确效。

夜 尿

概述：旧称由下元不足，肾与膀胱虚冷所致。亦有谓：系有热客于肾部，干于足厥阴经，乃廷孔郁结极甚，而血气不得宣通则痿痹，而神无所用，故夜渗入膀胱而旋溺遗失，不能收禁也。系由膀胱括约肌松弛之故。

症状：每届夜间，小便特多，不能忍，甚至失溺。

治疗：

敷脐法：葱根七个，硫黄三钱（一作三两），二味共捣烂，每日晚上敷在肚脐上，布包紧，次日早晨取下，三四晚即愈。

单方：下元虚冷遗尿，补骨脂炒，为末，一二钱，白汤调服。五倍子，一半生用，一半烧存性，为末，雪糕为丸，白汤下。

第八章

儿童期疾病

咳 嗽

概述：本病除由受风寒，或吸入尘埃，或因痘疹疾患而来者外，罹肾病、心病，亦时发之。中医旧有五脏咳六腑咳等等，则更加复杂矣。

症状：初起伤风鼻塞声重，时流清涕，自汗，头痛，身热，多痰，咽干，或气喘，脉浮而数，转为慢性则呼吸较为困难，痰多脓状，症候较重。

按：时编《中国儿科病学》云：咳嗽（包括急慢性气管支炎，肺炎，肋膜炎）初起名急性，经过一定时间，早晚较甚，即名慢性。初起喉痒，咯痰不爽，为干性，二三日后，痰涎加多，为湿性，继则痰涎浓稠，为漏脓性。若咯痰有泡沫，名浆液性，痰脓有臭气，为腐败性，兼见呼吸困难，名小气管支炎。渐至强度呼吸困难，即为肺炎，肋膜一侧或二侧作痛者，即为肋膜炎。以上所述造成各种咳嗽症状，极明白易晓，可参。

治疗：

1. 初起咳嗽

贴囟法：葱头七茎，生姜一片，细切，擂烂，摊纸上，掌中合之，待温，贴于囟门，邪解，即揭去。另用绢缎寸余，涂以面糊，仍贴囟门，自愈。

汤浴法：白芷，煮汤浴之，取汗，避风。生姜四两，煎汤浴之。以上两法，取汗解热颇适。（一作老姜四两，捣碎煎汤沐浴周身，即愈）

吸气法：以五十倍盐水若干，注壶内，煮沸之，距壶嘴一尺，以鼻吸之，此法用于止咳祛痰颇适。

抹胸颈法：若因支气管发炎而致咳嗽，则在夜间可用"维克斯"抹于胸前与颈喉，以绒布一块裹盖之，至翌晨沐浴后，可再抹一次。

抹胸法：用樟脑末，溶化于菜油中，每日数次，以手蘸油摩擦胸部，亦能引痰，并使痰易于咯出。

出血法：曲泽一穴，刺之出血。

针灸法：咳嗽，针幽门、上脘、巨阙；灸肺俞、肩井。咳逆，针中脘、阴都；灸三里，屡试屡效。

洗擦腿足法：新咳，用热水一桶，加入芥末二三调羹，洗擦腿足。不出汗者，先用姜汁半碗，和入热水中，洗擦腿足。再用生姜六七片，葱头六七枚，加沸水泡两大碗，服之，小儿减半，卧于床上，以棉被遮盖，即能出汗。

浴法：无汗，由于表实者，唯煮皂荚汤浴之即得奏效，甚捷。

2. 久咳嗽

擦胸法：咳嗽不止、胀满、痰喘，用宫粉、香油入铁器内，熬数滚离火，用头发一团，蘸粉，搽胸膈数次，即愈。（一说乱发、香油，煎，入宫粉和匀擦胸口）并治各项咳嗽。

熏吸法：铺艾，卷佛耳草，作筒熏之，妙。

用荜澄茄作散，作纸卷燃着吸之，有效。

按：此外有吸烟法多种，非小儿所宜，不摘录。

吸蒸汽法：于洋瓷茶壶中加盐水半壶（约盐二分，水百分）煮沸之，令患者于茶壶之口，相距一尺许，用鼻徐徐吸其蒸汽。

热水洗胸法：常令身暖，四肢胸前，用布蘸热水洗之。

贴足法：生明矾一两，研细末，用米醋调成糊，贴足心。

3. 干咳嗽

擦背法：姜汁和蜜擦背，佳。

吹喉法：肺燥喉痒者，用款冬花、硼砂、甘草、石膏，共研末，吹喉内，或用蜜调药，涂于喉外。

青黛、瓜蒌、贝母研末，和白蜜为丸，擦背甚佳。亦治劳咳、火咳、久咳、食积咳等。

涂喉外法：热咳，灯笼草（即酸浆草）捣汁，水调涂喉外。如咽痛，用醋调涂。一作热咳，咽痛，灯笼草为末，白汤服，名"清心丸"，仍以醋调敷喉外。

单方：久咳嗽，取胡桃肉，生啖，多服自愈。

咳逆失血，山栀子一两（小儿三四钱即可），煎服，二句盅，可止。

肺虚寒咳，久不愈者，用钟乳石数分，研细冲服，效。

发热，用砂糖一钱，溶于水中，饮之。

外感咳甚，芫荽少许，和冰糖冲服，三服可愈。

落花生半斤，生剥去其衣，臼中捣碎，放瓦罐内和清水煮之，沸后，面有浮油一层，去之，酌加冰糖少许，再煮，至汁同人乳状，分一半于临睡时服下，余一半，于翌晨温热服下，五六次即愈。

咳嗽喘急，甜梨一个，刀切勿断，入蜜于肉，面膏，灰火煨熟，去面，食梨。

白葡萄汁半盅，蜜半盅，饴糖半杯，姜汁一匙，蒸熟，不拘时吃，并治老年痰火。

简方：新久咳嗽，未见血者，用生姜汁，一小匙，白蜜一匙，和匀，重汤顿服。名"和兑饮"。或作鸡卵一枚，去壳，放入热汤中，更加砂糖，姜汁少许搅匀，服之，旦暮各一次。一说咳嗽甚者，用鸡卵一枚，连同黄白，俱放入茶盏，不停手搅之，一面将极沸之汤注下，仍不停手搅，再加浓煎冰糖汤或平常白糖三匙，搅和，盖盖，去卵臭服之。一说于鸡卵汤中加姜汁服，亦佳。

用生莱菔根，切为厚片，一分许，置小盖瓷瓶中，于其上置胶饴，适量，经宿，则胶饴渗出莱菔片下，以其饴与小儿服之。或用莱菔自然汁，和胶饴便服。

久咳内热：雪梨一个，挖去心核（须留穴盖），灌以贝母、杏仁末少许，再冰糖连盖，用篾或线封固，置于豆腐浆锅内，煮熟，清晨食之，食二三梨即痊。一作干咳久不爽，非由外感者，用冰糖蒸梨食之。

此外，有所谓百晬嗽者，系乳儿百日内有痰嗽症者，系由出胎暴受风寒，或浴儿为风所袭，或解换褓蒙，或出怀哺乳，受风寒侵袭，是属于外来者。或由乳汁过多，吞咽不及而呛者，或啼哭未定，而以乳哺之，气逆而嗽者，是属于内生者。均认为难医。治法，宜令乳母忌口，不食荤酒油腻、盐醋酸咸、姜椒辛辣等物，唯用香茶白饭，少佐橘饼、橙片，先用荆防败毒二小剂，母子同服。再能忌口，小儿得哺清乳，即可自愈。

按：咳嗽，治疗方法有多种，仅摘取合于小儿者录之。

其他：在急性期内，胸部用手巾蘸热水（热水内可加樟脑、芥末少许，绒布同浸或煮，绞去水用）温罨。

防风寒侵袭，颈部用绒布包围。

以含有樟脑、薄荷、桉叶油之油膏或白土所制之硬膏剂（即市售之安替弗罗基斯汀）敷于胸部，殊有相当价值。

鼻 塞

概述： 鼻塞一症，除感受风寒外，有多种病证，皆能引起鼻塞之症。中医有临床上，以气息窒塞不通，经久不愈者，名鼻塞，西医则名鼻炎。

症状： 鼻流清涕，气息窒塞不通，亦有无涕而鼻塞不通者。此症时好时坏，有时睡下重，起立轻。向一侧睡，则上面一侧气通，下面一侧闭塞，发音亦不爽朗。若鼻中时流清涕，久久不愈，时有背痛、头痛等症者，名鼻䶌，亦属西医鼻炎之病，主要由病毒感染，以受凉为常见的诱因。若鼻中时流浊涕（或作髓涕），或黄色臭涕，头痛及脑痛者，名鼻渊，又名脑漏，西医名鼻窦炎，或名慢性鼻加答儿，更有名青草热病者，以长草时，春至秋则发病故也。或有名臭鼻，脓漏者，以鼻涕如脓而有臭气也。其症状虽有浅深轻重之不同，要皆由病毒感染，转入转深所致。但小儿罹之者少，故治法亦从略。

治疗：

贴囟法：小儿鼻塞，不能吮乳，口张呼吸者，天南星一枚（大者）微泡为末，淡醋调涂绯帛上，贴于囟门，手烘热，频熨之。

因伤风鼻塞，用葱头七个，生姜一片，共捣烂摊纸上，置掌中。两手合令温，贴囟门上，其邪即解。揭去后，仍用绢缎寸余方，涂以面糊，仍贴囟上，永不伤风。

或用香附、川芎、荆芥、细辛叶、猪牙皂、僵蚕各等分，研末，葱白打成膏，以红绢摊贴囟上。

塞鼻法：细辛、通草各一分，辛夷仁一分半，杏仁二分（去皮）。上四味切，以羊髓、猪脂三合，缓火煎之，膏成（名细辛膏）去渣，取一米粒许大，以纳鼻孔中，频易瘥。

鼻塞、生息肉，用通草、细辛各一两，捣筛，以绵缠如枣核大，药如豆着绵头，著鼻中，日二。

涂头塞鼻法：醍醐三合，青木香、零陵香各四分。上三味，切，和上细辛膏，取少许，和捻为丸，以膏涂儿头上，及塞鼻中，以通为佳。

导鼻摩顶法：鼻塞不通，浊涕出，用杏仁二分，椒（出汗）、附子（去皮）、细辛各一分，上四味切，以醋五合，渍药一宿，明早以猪脂五合，煎令附子色黄，膏成去渣，待冷，涂絮，导鼻孔中，日再兼摩顶上。

涂囟法：槐叶为末，乳母唾，调厚，涂囟上。

摩背法：羊髓、薰陆香，和匀，摩背上。

鼻塞，头热，用佩兰一两，羊髓三两，铫内慢火熬成膏，去渣，日摩背上三四次。

贴百会法：因胎毒发热，以芜菁膏，贴百会穴，则愈。

吹鼻法：气塞，气息不通，瓜蒂、藜芦各一分，皂荚半分，麝香少许，为细末，吹鼻。

黄连、瓜蒂、赤小豆、冰片共为末，吹之，并治瘜痔。或单用瓜蒂，或皂荚少许为散，吹之。

鼻流脓涕或鼻干：用枯矾、血余炭各等分，为末，青鱼胆汁，拌为饼，阴干，研细，吹鼻中。

纳鼻孔法：不闻香臭，用通草、北细辛各等分（一作加附子），研末（一作加蜜润）绵裹药，如枣核大，塞鼻中，即通。一作瓜蒂、细辛各等分，以棉裹，如豆大，塞鼻中。

蓖麻子仁三十粒，大枣捣匀，棉裹塞之，三十日可闻香臭。

涂囟门法：大天南星一枚，微泡为末，淡醋调涂红绸上，涂囟门上，外熨之。

敷鼻法：鼻塞痛，杏仁、白芷、细辛各一钱，全蝎二个，焙末，麻油调敷。

嗅法：鼪鼻作臭，用鸡腰一付，同脖前肉等分，入豉七粒，新瓦焙研，以鸡蛋清和作饼，安鼻前，引虫出。

头风鼻塞，蚯蚓粪四钱，乳香二钱，麝香二分，研为末，以纸筒自下烧上，吸烟嗅鼻内。

熏刺法：鼻塞由时痧发生者，宜先用灯草燃着，熏鼻，取嚏，随刺水沟、迎香、厉兑、前谷四穴。

滴鼻中法：鼻塞出水，日久不闻香臭，藜芦一两，煎，先含满口，并以一合，滴入鼻中。

熏鼻孔法：由伤风者，用葱头、苏叶薄荷，泡汤，熏鼻孔。

鼻 鼽

概述：鼻鼽与鼻塞，其病因大致相似，只以鼻中多有清涕而别名之，同属西医鼻炎之证。

症状：鼻中时流清涕，久而不愈。甚则鼻内作肿，气息窒塞不通，时有头痛、背痛等症。

治疗：

涂囟法：流清涕，细辛，用油煎，下蜡，薄涂囟上。

塞鼻法：辛夷（去毛）、细辛、川椒、干姜、川芎、吴茱萸、附子各一钱五分，皂角屑五钱，桂心一两，猪油十两，熬膏，以苦酒浸前八味，和入猪油膏内，熬至附子黄色止，棉裹塞鼻，效。

吹鼻贴囟法：南星末，吹鼻，仍以大蒜、荜茇作末，捣作饼，用纱炙热，贴囟前（另有熨斗熨透句，非小儿所宜用，删去）一作莘荑末吹之，效。

炒花生法：取生花生四五斤，入锅内，令本人亲手炒之。不数次即愈。

贴足心法：附子，或大蒜，葱涎和，贴足心。

熨顶门法：用艾叶同细辛、苍术、川芎末，贴安，熨顶门。或破瓢灰，同白螺蛳壳灰、白鸡冠灰、血竭、麝香末、酒、醋、艾捣和作饼，安顶门熨之。

鼻　衄

概述：一名鼻红，即鼻出血，在小儿为最常见之症，大抵由于骤受冲击，或指搔破黏膜而起者为多。在现代五官科专家，谓该病有由局部疾患而起者，外伤、异物；鼻腔的鼻性和慢性炎症（如鼻炎、白喉、梅毒等），鼻腔黏膜糜烂和溃疡；鼻中隔穿孔；鼻腔的良性和恶性肿瘤。由全身疾患而来者：传染病，如伤寒、黑热病、斑疹伤寒、天花、猩红热、疟疾等；血液疾病，如紫斑病、血友病、白血病、贫血等；如砷、磷、铅等中毒；心脏及肾脏病；在患高血压者，与妇女行经期的代偿月经等，此则非小儿所有者。

在患者鼻涕中带血，与少量出血，尚无大妨碍，若大量出血，可能发生休克，严重的贫血而至于死亡。

症状：血由鼻中涌出，甚则盈碗盈盆，不能骤止，面色惨白，六脉虚大，或芤。

治疗：

熨囟法：蓖麻叶，油涂，炙热，熨囟上。

涂囟法：白及末，加蓖麻叶，涂囟上。或新白及，一薄片，贴眉心，即止，重者换贴一次。

置囟法：取青苔，置囟门上，向壁顶住，立止。

吹鼻法：浮萍为末，吹之。

或灶鸡（即蟑螂）不拘多少，炒研为末，加冰片少许，吹鼻即止。

或石灰散吹鼻。

或人指甲，煅为末，或龙骨或白矾，吹鼻，均得效。

或山栀子，烧灰，吹之，屡用有效。

鼻血不止，血余烧灰吹之，立止，永不发。男用母发，女用父发。一作本人发烧灰，吹入鼻中。

塞鼻洗足举手法：若出血过多，可用洁净棉花，作成一团，以丝线紧缚，蘸明矾及儿茶混合之，粉末塞入鼻中深处，再用热水洗足，引血下行，双手高举，其血自止。

塞鼻法：可用脱脂棉，蘸醋或明矾水，塞鼻中，即止。一说药棉花蘸百分之一明矾水塞鼻。下部出血，亦可以此法治之。

或用壁蟢窠，或用棉花蘸醋深纳鼻孔中。或烧桑耳令焦，捣散，以内鼻孔中，为丸以内，亦得。或以马屎，绵裹，或用壁蟢窠，各塞鼻中均可。

滴鼻法：人乳滴入鼻中立止。或用鲜鱼血，或鳖血滴之。功取葱汁，入酒少许滴之，即觉血从脑散下也。

熏血法：用多年尿壶，火上烘热，向鼻熏之，立止。

嗅鼻法：乱发霜一钱，人中白五分，麝香少许，为末嗅鼻。

贴前顶法：如水淋漓不止，诸药无效者，擂蓖麻子加百草霜，少许，贴前顶穴，即止。若不止者，针委中出血，无有不止者。

涂山根法：就以所出血，调白芷末，涂山根上，立止。

缚头上法：或以布片蘸醋缚头上，亦佳。

涂囟法：白芥末，水调，涂顶囟上。

熨顶心法：以大白纸一张，折叠十数层，冷水湿透，置顶，以热熨斗熨之，自一层至二层，纸干立止。

冷水浸发法：将病人头发浸冷水中，觉有凉意透脑，即自止。

塞耳法：玄胡索，绵裹，塞耳内，左衄塞右，右衄塞左。

点眼角法：取本人鼻血，以纸捻蘸血，点眼角。血从左鼻流出者，点右眼，从右流者，点左眼，双流者，双点，甚妙。

贴足心法：捣蒜，贴足心，引热下行，即止。或大蒜头一个，捣烂作钱大饼子，厚一豆许，左鼻衄，将蒜涂左足心，右鼻衄，将蒜涂右足心，两鼻俱出血，俱贴之，立止。李时珍称为奇方。一作左衄涂右，右衄涂左。一作将蒜与黄丹捣为泥，贴足心，右衄贴左，左衄贴右，贴后，约十至二十分钟即止，将药擦去。

涂足吹鼻法：吴茱萸为末，津调，涂足底心涌泉穴上。用山栀炒黑为末，吹鼻中，效。

浸足熨囟法：以温水浸足，或以冷水洗足，或噀面，或以冷水浸纸，贴囟门上，以熨斗熨之。

或以冷手巾，罨眉心，及鼻梁部，用冰优佳。再以热水洗足，引血下行，奏效甚速。

浸足吹鼻法：好陈醋烫热，自足浸至膝，以出汗为度，刀刮指甲细末，吹入鼻中，立止。一作黄酒一二斤浸足，或生莱菔汁灌鼻，或饮之。

贴脊椎法：京三棱煨熟，研细末，醋煮，面和调，贴背第五椎上，名"贴脊膏"。

背后挂锡法：麻线一条，两端得栓五两重锡一块，挂颈后，两头垂与脐平，少顷，血即止。

敷手心法：白满堂红花（此他方俗名）捣烂，敷手心，立止，男左女右。

涂阴囊法：醋和土，涂阴囊，干即易之。

灯火法：灯心一茎，蘸清油，烧着，在少商穴烧一下，立止。如烧处起疱，将疱刺破烧之，后服"柏叶饮"，可免复发。

简方：白茅根一扎（去心节），藕节炭三钱，和水煎服，可绝根。

大生地、炒栀子各五钱，小儿减半，水煎服即愈。或麦冬，生地黄各五钱，小儿减半，水煎服，立止。

墙上土马骏二钱半，石州黄药子五钱，小儿减半，为末，新汲水服二钱（小儿减半），再服，立止。

陈京墨，酒磨汁，外用五味子四分，麦冬一钱，煎汤和服，可止。

单方：鼻血不止，用硼砂一钱，水服立止。

王不留行，连茎叶，阴干，浓煎汁，温服，立效。或山栀一味煎服。

按：鼻出血一症，在中医外治、内服疗法而有奇效者颇多，如上所述，已足供病家采用，恕不尽列。

黄 疸

概述：初生儿生理黄疸，已见初生儿章内。兹所述者系病理黄疸，患者皮肤两目均现黄色，并发黄汗，沾染衬衣。其尿呈褐色，或暗褐色，间呈绿褐色，大便多秘，带黄白色，而特放恶臭，皮肤有时瘙痒，夜间尤甚，多属肝胆之病。兹仅述外感、内伤、阳黄、阴黄之症，其他从略。

症状：外感黄疸（大约即西医所称之卡他性黄疸），有口苦、食欲不振、口渴、嗳气、恶心呕吐、身汗、大便不调、腹满、头痛、眩晕、全身倦怠、脉浮数，肝部诉压重感，少数有疝痛型疼痛发作，大都经过三四周而全治。

内伤黄疸（大约即西医所称之郁滞性黄疸），口苦，舌被苔，食欲不振，尤憎恶脂肪及肉类，诉头痛、眩晕、不眠等。大便含有多量之脂酸、镁、钙等结晶。阳黄，黄而明亮，脉数，身热，口渴，便秘，汗与小便俱如栀子水，染物尽呈黄色。与外感黄疸相似。阴黄，黄而灰暗，脉沉迟，怯寒，腹痛，大便泻，精神委顿，食欲不振，懒于操作，与内伤黄疸略相近。今有以黄疸名肝原性黄疸者，且谓肝原性黄疸中，尤以传染性肝炎，为临床上所常见之证，编者在临床上曾见之，但本文只述其见黄色之症，亦包括肝炎在内，其他前人所称五疸二十八候、三十六黄等，均不俱论，以免烦琐。

鉴别黄疸预后：凡察黄疸症之轻重，以指重按病者之胸肋骨间，放指后，黄散迹白而后黄者，轻症也，易治。重按，黄不少散者，重症也，不易治。又面发赤斑者，亦为重症。烦渴，吐逆，腹胀者为恶症。腹中有癖块（系肝胆闭塞之所致）而一身发黄者，名曰癖黄疸，亦难治。若夜不得眠，烦躁热渴者，不出二三日死。一说，五十以上得黄疸病，腹中有块者，名癖疸，多难治。或皮肤薄绉，现茶褐色，或焦黄色者，皆难治。此外大便利，脉洪而渴，大便如黑漆，或灰白，或吐黑水，系胆汁腐败之所致，以及老年气虚而脉微者，均难瘥。寸口近掌处无脉，口鼻冷，腹胀喘满者死。如年壮气实而脉大，脉小溺利而不渴者，均易愈。有谓患者，白睛、胸肋、小便俱黄，心下懊恼，肋下急胀，烦热，身重，谵语妄言，恰如狂人，口舌干燥，有烦渴引饮之状，脉浮紧，为极险恶之剧急症状，此症不论老少，俱难治愈。

今有谓原发传染性胆道加答儿，肝脏及脾脏渐著增大，往往因胆血症而致于死亡。如为胃十二指肠加答儿性黄疸，则一二周内，即可治愈。倘与不治之肝脏疾患并发者，虽不致死，然亦不能消矣。

小儿病情，虽不尽如大人，但往往有近似处，唯小儿处境，比较单纯，易于感受合宜疗法，在大人认为难治者，小儿每多得治。不可以难治不可治为借口也。

治疗：

填脐法：初得者，用商陆根五分，葱白七茎，捣填脐中，小便利则愈。

滴鼻法：韭菜根捣汁，日滴鼻中，取黄水效，治小儿伤寒发黄。急黄用苦瓠一枚，开孔，以水煮之，搅取汁，滴入鼻中，去黄水。

出血法：隐白、脾俞、肾俞刺出血。

热敷法：腹之右上边，可用热敷袱，一日三四次，大约于数日内，黄疸即可退去，胃炎亦能痊愈。

发疱法：取渣根叶（俗名，某书名毛脚节，生水中或芹菜田中，与芹菜相似）捣烂，扎手脉上，不数时即发疱，挖去其疱，则流黄水，任其流尽即愈。大人用之亦效。

看鲤鱼法：取活鲫鱼或鲤鱼，置水中，常常看其游泳，日一易，有效。载《东医宝鉴》六卷朝鲜俗方。

擦身法：生姜、茵陈，同捣烂，遍身擦之。

涂脐周围法：甘遂末五分，水调，涂肚脐周围，奇效。

嗅鼻法：黄疸、黑疸，苦丁香（即甜瓜蒂）为末，嗅鼻内，一时鼻出黄水，水尽即止，后再嗅一次，痊愈。一作男左女右，每日嗅鼻数次。

遍身如金，瓜蒂四十九枚，丁香四十九粒，坩埚内烘存性，为末，每用一字，吹鼻，取出黄水，亦可揩牙追涎。

先用瓜蒂散嗅鼻，再用湿面为饼穿孔，放脐上，以黄蜡卷纸为筒，长六寸，插孔中，以煤头点烧，至根煎断，另换，取尽黄水为度，效。亦治水肿。

苦丁香二钱，母丁香一钱，黍米四十九粒，赤小豆五分，为细末，临卧时，先含凉水一口，却于两鼻孔嗅上末，便吐，颇验。一作取瓜蒂、丁香（今人用白丁香，即公麻雀粪，并云不用赤小豆亦效）、赤小豆各九枚，为末，吹豆许入鼻，少时黄水流出，隔日一用，瘥乃止。亦治身面浮肿。

铺鸡烧腊筒法：发黄欲死（属阳黄者）用白毛乌骨鸡一只，

干挦去毛，破开，去肠杂，铺心头上，少顷即活。再用薄草纸，以笔杆卷如爆竹样，将一头以纸封紧，用黄蜡（铜器熔化）将纸筒四围浇匀，不可使蜡入筒内，令病人仰卧，将蜡筒罩肚脐上（以封过一头向下），再用灰面作圈，护住筒根，勿令倒下，勿令泄气，筒头上点火，烧至筒根面圈处，取出，另换一筒，再烧，看脐中有黄水，如鸡蛋黄者取出。轻者烧七八筒，重者数十筒，日烧二次，总以取尽黄水为度，良效。后取满天星（即金钱草，此草叶小而光，多生花盆及阶砌下），连根洗净，约半茶盅，捣融，用猪肉数两煮食，一二次即愈。

按：《中医验方汇编》上载此蜡筒烧法改名灸法，用一铜制钱置肚脐上，面圈扣在铜钱和烧纸筒下头周围，并云每次不要回数过多，时间过长，只要不间断，即可见效。又云，从开始灸的第一日起，每日用茵陈一两（不可用满天星，小儿当减半）水煎温服，轻病可连服四五日，重病可服一周左右，以后不必再服。并云，用本法治疗黄疸，轻者十天左右可愈，重者两周至三周即可完全恢复健康。附此以供用此法之参考。

麝蟆覆脐法：先用麝香一分，放脐眼内，再取黄皮癞蛤蟆，破开，连肠杂，覆肚脐上，用布捆住，数日愈。孕妇不用麝香。

敷腹脐法：如热壅便秘者，用平胃散加醋，大黄二两，黄连、黄芩、甘草、茵陈各五钱（小儿减半），姜汁调末，敷腹。或用平胃散四两，醋调敷脐腹，须臾战汗，或泻黄水愈。

温罨法：肝部疼痛，用手巾蘸热水温罨，稍冷即换。

涂擦法：皮肤感瘙痒，用温水沐浴后，以薄荷精二分，溶化于烧酒五十分中，涂擦皮肤。一作皮肤发痒，可以醋水洗涤。

热鸡覆胸法：黄疸困笃，用半斤的雄鸡，背上破开，不去毛，带热血，合患人胸前，冷则换之，日换数鸡，拔去积毒即愈。此鸡有毒，人不可食，犬亦不可食也。

鲫鱼覆脐法：雄鲫鱼一尾（去头骨，用背上肉两块），胡椒（每岁一粒，至十粒止）研细，麝香三分（小儿一分即可）。二味同舂烂，麝香另加，不必同舂，恐粘染血上，入蛤蜊壳，填满，合于病人脐上，用绢缚紧，一日夜即愈。一作，大鲫鱼一尾（一说重约三四两，连肠杂鳞翅），连目鳞骨俱捣烂，加麝香三分，同鱼熟捣成饼，再加麝香二分，入居饼中间，贴在脐上，将荷叶二三层，贴饼上，用布缚，不周时，出黄水，即消，永不再发。一作，鲜鲫鱼一尾，阳春面一两，洋糖一撮，上三味，同捣烂如泥，去骨，入蚌壳内，合于脐眼上，用布一幅，捆好，一周时，脐中有黄水流出，其病松快，即愈。如未消，照前法再治，神妙异常。

姜渣擦法：寒证发黄，用生姜渣，周身擦之，即愈。

纳鼻法：黄疸肿满，苦葫芦瓢，如大枣许，以童子小便二合浸一时，取两酸枣大（小儿半大即可）纳两鼻孔中，深吸气，待黄水出，良。

单方：黄疸，用人发洗净，煅成灰，患者每服五分，一日三服。阳黄，以车前子煎汤送下；阴黄，用淡姜汤送下。轻者一周，重者两周，无不愈者。或茵陈煎汤当茶服。

西瓜去外皮质，取髓质尽食之，有特效。并治脚气水肿。

病后发黄，吐血成盆，用田螺十个，水漂去泥，捣烂，露一宿，五更时，取清汁服。

黑疸危候，用瓜蒌根一斤，捣汁六合，顿服，随有黄水从小便出，如不出，再服。一作青瓜蒌烧研，每服一钱，水半盏煎七分，卧时服，五更泻下黄物，立愈。

取黄鳝鱼血，用陈酒冲服，愈。

车前草根、叶子合捣，取自然汁，酒服，至数碗即愈。一作，不用酒煎服效。百日咳亦有殊效。或合金柑同用。

小儿畏药，以芹菜汁，热酒冲服，或饮生豆腐浆亦可。《幼科金针》云：儿力弱气薄者，忌药。

薏苡根，煎汤，顿服其效。

黄疸鼓胀，服西药芦荟铁丸，一日服三次，铁酒，亦有效。

食养疗法：阳黄，宜黑豆、薏苡仁、赤豆、田螺、豆浆、蟮，以及新鲜蔬菜等。如有高热，衄血症状，可食西瓜、藕、橘、梨等汁。阴黄，宜鸡肝、鲤鱼、生姜、鸡蛋、猪肝、赤豆、牛奶等。此外如鲫鱼、鲤鱼，作脍食，微火烧，取蚬子汁，均佳。浓厚脂肪质品，糯米、南瓜、蒜、韭、辣椒等品，皆不适宜。

又单方：小儿传染性肝炎，腹痛、黄疸、呕吐、发热，死亡率以婴儿为最高，茵陈蒿，煎汤服，一至三岁一钱，四至八岁二钱，九至十四岁二钱五分，二至三次分服。

哮　喘（西医名支气管喘息）

概述：腺病质小儿，多数易发喘息、喘鸣之症，其诱因为风寒外感，或过食盐类、糖类之食物。在乳儿或因饮乳母而发生喘息喘鸣者，但换饮无梅毒性之母乳，或牛乳则必不发此症。

症状： 本病多系突然发作，呼吸不利，息数减少，发留声状之音响，皮肤每发苍白色，颜面呈青紫色，眼球突出，喘鸣颇苦，不能言语，有经一二点钟而轻快，更有反复至数周之久者。

治疗：

推拿法：用手紧贴肺俞穴，向上推熨至二三十次，背椎作热即止。

擦胸口法：哮喘痰稠，便硬属实热者，荞面、鸡蛋清二味为团，擦胸口。

着背心法：用生姜汁浆布背心，贴肉着之，数易即愈。

滴鼻法：喘息，息迫欲死，用茶实一味，浓煎汁少许滴鼻中，妙。

拍膏肓穴法：哮喘，用白凤仙花，全棵，冷开水洗净泥污，连根带叶，捣烂绞汁，须称准分量，加上好高粱，如汁有一两，加高粱一两，向日晒之，候温，以手蘸汁，轻拍膏肓穴，随蘸随拍。初觉微冷，旋热旋辣，继而微痛，乃止。用巾揩干，勿使受风，连行数日，轻者即愈，重者能治三月，必能断根。

贴膏肓穴法：老姜三钱，麻黄一钱五分，摊在狗皮上，贴背部膏肓穴（在第三椎旁）奇效。无狗皮亦可，皮纸摊贴。

灸法：灸璇玑、气海、膻中、期门。背中骨节第七椎下穴，灸三壮，喘气立已，神效。

导引法：用手于十一椎下脊中穴，掐六十四度，擦亦如之，再以两手插乳下数遍，后擦背及两肩，空心咽津降气，又用手紧贴肺俞穴，向上椎熨至三十五次，背椎作热即愈。

单方：苎麻根，加砂糖煮烂，时时嚼咽下，云可绝病根。

咳逆上冲，不得卧，喘急塞迫，用鸡卵一枚，沸汤搅匀，和白砂糖，顿服。

诸火证，热毒烦渴，喘咳诸症，用绿豆不拘多少，宽汤煮糜烂，入盐少许，或蜜亦可，任意饮食之，日三四次。

喘急欲绝，饮韭菜汁一匙，云有效。

痰齁，用多年海螵蛸末，米饮服一钱。

痰喘有声，巴豆一粒，捣烂，绵裹塞鼻，男左女右，痰即自下，立愈。

简方：痰哮咳嗽，苎麻根，煅存性，为末，生豆腐蘸三五钱，食即效。未痊，可以肥猪肉二三片，蘸食，甚妙。

冷哮，用江西豆豉三两，白砒一钱，和饭为丸，如莱菔子大，每服二三丸至三四丸，童子可除根。

哮喘痰壅，用雪梨一杯，生姜汁四分之一，蜂蜜半杯，薄荷细末一两，和匀，器盛，重汤煮一时之久，任意与食，降痰甚速（《易简方便医书》）。

腹部痞块（西医名大脾症、黑热病者）

概述： 中医书籍有小儿癖块症，在乳则认为乳滞，幼儿则认为食滞。其候头温腹热，大便酸臭，乳儿则频吐乳片，幼儿则嗳气恶食等，治法宜化乳消积。

症状：奚缵黄云：小儿癖块，其始午后潮热，口渴喜饮凉水，腹内或左胁下有硬块，形如鸡蛋，坚硬能动，时痛，渐渐胀大，如碗如盆，自此面色憔悴，身瘦肚大，青筋暴露，后多变成水肿而死，余三十余年，经治者，比比皆然。

据西医所称黑热病，以发热开始，热型是长期而不规则，脾明显胀大，肝亦有轻度或中度胀大，患者有贫血和明显的白细胞减少，鼻黏膜及齿龈常有出血，久病者皮肤变为淡灰色，患者死亡率在90%以上，病程自数星期至二三年。

又有谓，初起时，常有怕冷，呕吐，肝亦肿大，但不如脾之甚，如肝脏损坏殊甚，则每有腹水，腿部亦肿。腹部独大，按之有硬块触手，面色黄而兼茶，大便或泄泻或秘结，小便多混浊如米汤汁，皮肿、色素沉着，每现灰黑色，故有黑热病之称。往往继发支气管炎、支气管肺炎、溃疡性大肠炎、蛋白尿、走马牙疳而致丧生。

综合奚氏所说，虽有详略不同，而可以互证，则小儿之癖块病与西医所称黑热病亦殊近似。据我个人亦曾经治疗几个小儿黑热病，均与上述证候相同，外用治法亦不异，而均收到良验，故并列之。

现代认为此病由蚊族白蛉子所介染，其原虫存病者血中或泄泻便中，最多存于骨髓及肝脾，属传染病。

治疗：

贴法：大肚痞，用白信五分，掺膏药（不拘何种膏药），小儿只用三分，再用一张，相对合粘，将背面贴患处，以布束紧，数日，痞化为水。

红花膏：没药五钱，血竭、阿魏、当归各三钱，赤芍一钱，麝香五分，水红花料一捆，煎汁，去渣，熬膏一碗，入前药末搅和，摊青布上，贴块上，渐渐消化。或阿魏膏贴之。

臭椿树皮（在上中者佳），去外面粗皮，用净白皮二斤切碎，入锅内，水煎，滤去渣，用文武火煎成膏，薄摊布上。先以生姜搓去皮上垢腻，后以膏药在锡茶壶上烘热，加麝香少许，贴在痞上，其初称痛，后半日即不痛。候其自落，敷药周围，皮破水出即愈。此方已验多人，即胀满腹硬过脐者，贴一二张即愈。孕妇忌用。

雄黄一两，或加白矾一两，研细，面糊调膏贴之，即见功效，未效再贴，无有不愈。

皮硝一两，独蒜头一个（小者一二个），大黄细末八分，捣作饼，贴于患处，以消为度，或单用独蒜捣贴。

熨贴法：大黄、黄柏、当归、秦艽、三棱、醋炒莪术各三钱，全蝎梢、炮山甲各十四个，木鳖子七个，蜈蚣五条。用麻油二斤四两，浸熬，炒黄丹收，入乳香、没药各五钱，风化硝三钱，摊贴。先用生姜擦过贴，贴后，炒盐布包，熨于膏上，或烘儿鞋，或热手熨均可。一方无黄柏，有黄连、巴豆、芦荟、阿魏各三钱，冰片一钱，治痞积，气块，身热，口疳。三日热止，七日腹痛愈，十日便脓血愈。加琥珀、麝香，治马刀瘰疬。

熏贴法：用雄黄末一钱，斑蝥末五分，蕲艾三钱，绵纸包，如笔管大，宽紧适中，先用草箍住患处。以药燃熏腹上，起疱多者为佳。或先以麝香搽患处，后再用膏药贴之。

挂袋法：鳖甲二钱，阿魏二钱，麝香四分，砒霜四分，白胡椒二钱，瓦楞子二钱，巴豆六分（去壳），好大曲酒四两。先将上药料碾成细粉，用箩筛过粗渣，再碾复箩，以箩尽为止。再准备鲜羊尿脬一个，如无羊的，猪尿脬亦可，去尿，洗净之后，用竹管将药二分之一装入猪尿脬内，然后再将大曲酒装入脬内，和药粉和匀，用细绳将尿脬管扎紧，以便应用。再将腹块部分充分消毒，将制就之袋，悬挂患者的头颈下，药袋悬挂块部正中，再用二寸宽绷带横束药袋上两三转，药袋固定不易移动。贴用时间，健体者约八小时，体虚者，可斟酌情形，缩短时间。用毕，洗净腹部，相隔八小时后，从新腹部消毒，用袋，唯须袋内添增大曲酒后，一两多至二两，夏季两天一换尿脬。此近代医家母永祥谈黑热病治法，载在《现代医药杂志》新十七八期，余从略。

单方：小儿面黄，肚大痞积，用黄蜡和鸡肝煮良久，取服，只吃肝，三服有效。

简方：脾积痞块，猪脬七个，每个用新针一个刺烂，以皮硝一钱，擦之，七个并同。以瓷器盛七日，铁器焙干，又用水红花子七钱，同捣为末，以无灰酒空心送下（小儿不能饮酒者，开水送下，每一钱五分至二钱，强者三钱，日二服）。

水　肿

概述：水肿，由脾、肺、肾三经失职，水气不能运化通行所致。有谓水肿之症，无论虚实，未有不起于脾胃之虚者。小儿水肿，大原因有伤于风，或伤于湿，或风湿两伤；亦有因久病、泻痢、脾弱肾虚者；亦有因病后，余邪未清及疮毒内攻而导致本病者。总之，水肿一症，原因不一，其致病症结所在，仍以脾、肺、肾为主，此中医辨证治疗之要旨也。

症状： 凡目胞上下微突，如新卧起之状者，为水肿病之先兆（一说腹满阴肿，为水肿之朕兆）。肿之来势急而成于数日之间者，多属实肿。轻者四肢面目肿，重者全身肿大，甚至阴囊、阴茎亦肿大呈晶亮之状（西医名肾脏炎）。若一身尽肿，颜面肿大，有热，汗出恶风，脉浮，时咳，身体酸重或骨节痛，按其手足直陷而不上起，属风水肿。腰以下肿甚，压之凹陷成窠，腹胀满，小便极少，属湿水肿。四肢肿甚，面色黄萎，腹胀满，大便稀薄，脉濡细，多属脾虚。面色㿠白，腰酸，恶寒，大便色淡而稀，脉沉细无力，舌苔薄白，口淡，多属肾虚。饮食易消，小便赤涩，大便秘结，为阳证；饮食少，不易消化，小溲清，大便溏，为阴证。四肢先肿而后及腹者，多属阴水；自下而上，皮薄色明者，都属阳水。一作脉浮大而数，尿赤，口渴，按其肿处有窠，松则随手而起者，阳水也；脉沉小而迟，便溏水清，口不渴，按其肿处有洼，手离犹不起者，阴水也。其他舌候，亦须注意及之。一说，阳水即风，其证先肿上体、肩、臂、手臂，热渴，二便秘。阴水即石水，其证先肿下体，腹、胫跗，身冷，大便利。阳水在上，阴水在下，多满。日医重视脉舌之候。

治疗： 阳水宜散宜攻，阴水宜温宜补。然阳中有阴，阴中有阳，宜细辨之。

踏葱蹲坐法： 水气浮肿，用葱白七斤，和须，分作两塌子，先以炭火烧一处净地令赤，即以葱塌子在地上，令病人脱袜，以人挟着，踏葱上蹲坐，即以被围裹，勿令透风，汗通，小便出黄水，葱冷即止，小便多即瘥，适用于风水。

敷脐法：凤尾草根，洗去泥，打烂，同鸡子清，研和如膏，入麝香少许，敷脐上，一日一换，小便即长，退水肿甚速。

大田螺四个，大蒜五枚，车前子三钱，作饼，敷脐取利，名"消河饼"，适用于湿水。

贴脐法：鲫鱼一尾三两，皮硝五分，杏仁、木鳖子、甘遂、甘草各一钱，加葱、蜜同捣，临用加麝香贴，名"鲫鱼膏"。

肿满，小便不利，商陆赤根，捣烂，麝香三分，贴脐，以帛束之。小便利即肿消。一作，赤商陆根，捣碎，蒸热，熨，并加葱白捣贴，并治水肿喘促者。

水肿及黄肿九鼓等，巴豆霜四钱，轻粉二钱，生硫黄一钱，研调作饼，铺棉花于脐上，贴之，俟行三五度，去饼，以温粥补之。久病隔日一取，名"铺脐药饼"，实用于阴水。

水肿尿少，醋炒针砂，入猪脂、生地龙各三钱，甘遂末一钱，葱汁和，贴脐中，约一寸厚，以尿多为度。

涂脐法：地龙、猪苓、针砂各一两，为细末，擂葱涎（或加醋）调成膏，敷脐，约一寸高阔，适用于阳水。

灸法：水分，灸如年壮，中脘二七壮，神阙，以盐填满，灸之，适用于阴水。

坐葱法：水肿，捣葱一斤，坐身下，水从小便出，亦治小便不通。

涂蒲灰法：干菖蒲一捆，炽炭焚之，得灰半斤许，随用滑石和研，麻油调涂遍体，另以开水调服一钱，日三服。即《金匮》蒲灰散方也，余无言《金匮要略新义》引曹颖甫说：系王一仁治一头面皆肿，腹如鼓，腰如五斗瓮，用此法治之而愈。无言治一谢姓小儿，茎及睾丸，明若水晶，及宋姓小儿水肿之症，亦皆用此法消肿云。

涂腹法：水肿，服药全未消者，以甘遂末，涂腹绕脐令满，内服甘草水，其肿便去。

嗅鼻法：面浮甚者，用土狗一个（焙存性），轻粉二分半，为末，每嗅少许，黄水出尽为妙。

渍足膝法：水肿自足起，入腹杀人。赤小豆一斗，煮极烂，取汁五升，温渍足膝，若已入腹，但食小豆，勿杂食。

削桐木、楠木，煮汁，渍足，并饮少许。

揩熨法：麻黄、紫苏、羌活、浮萍、生姜、防风各五钱，闭户煎汤，遍体揩熨，不可冒风。

单方：黑豆水煮，再加酒煮服。

水肿初起，用大麦芽二两，煎汤饮之，消后宜常饮之，妙。

取田螺涎（田螺不拘多少，水漂，和香油一盏于水内，其涎自然吐出），晒干为末，每服三分，酒调下，水自小便下，气从大便出，肿即消。再服养脾胃药，痊愈。或服黄牛溺，有效。

郁李，不拘多少，煎汤服下，不数时，水从小便出。唯须慎忌盐味一百天，以防反复。

湿热壅滞，水肿，取鲜白茅根与净皮，及节间小根，细切一斤，水四大碗，煮一沸，移其锅置炉旁，候十数分钟，视茅根尚未沉水底，再煮一沸，移其锅置炉旁，视其根皆沉水，其汤即成。去渣，温服。多则半杯，日服五六次，夜服两三次，使药力相继，周十二时，小便自利。

腹大喘急者，马兜铃煎汤，日服。

椒目，炒，捣如膏，每酒服一小匙。

简方：水肿，脚满气急，鲤鱼一斤上一尾，煮汁，和冬瓜，葱白作羹食，用乌鱼亦可。

或鲤鱼一尾，和赤小豆一升，水一斗同煮食，并饮其汁。

用枣一斗，入锅内，以水浸过，用大戟根苗盖之，瓦盆合定，煮熟，取枣，无时食之，枣尽快愈。

水肿痰喘，苦葶苈，炒，四两，为末，枣肉和丸梧子大，每服十五丸，小儿减半，桑白皮汤下，日三服。

肿胀，用鳢鱼（即乌鱼）一尾，重约八两，不去鳞，以竹刀去肠杂，纳砂仁末一两，线扎紧，外涂田中沟壑之泥，约寸许厚，置炭火中，煨至泥变黄色，燥裂开坼为度，去泥及鳞皮、砂仁，只食鱼肉，须淡食，切忌盐酱，尽四尾，其病渐瘥，百药不治者，亦得治之。

阴干萝菔二两，大麦芽二两，共研细末，每服一钱，白水送下，大人每服二钱。据安履平云：不拘肝硬化的腹水，或肾炎的腹水，皆效。

禁沐浴，更绝对禁食盐味。在麦饭中，和以水煮海带之汁，食之最佳，汁内如加萝菔，紫菜亦不恶。或入海带之盐于冬瓜、赤豆中，煮而食之，亦佳。鸟类、鱼、鳖不可食，膏粱之饭更不可食。总之，以食淡泊之品为佳。

《千金要方》云：水病，忌从腹上出水，水出则一月之内外死矣，故大忌之。且不只限于腹上也，即一身中皆忌之。又云：水肿病者，身有疮痈，其疮处流水者凶，即其疮处并不自流，而医者或用针刺之使之流水，迨其水出肿消，而其人亦随之毙矣。放水者其注意及之。

按：食盐，固为患水肿者之大忌，而含有碱质食物，亦须严厉禁止。鱼类如鲤鱼、乌鱼、鲫鱼等能利水者可食，否则不宜。

遗 尿

概述：遗尿一症，新说小儿以膀胱括约肌无力收缩，故利尿肌一遇刺激，则无力制止，不知其所以然而将尿排出于外，大人以为小儿自不小心而痛加惩创，误矣。旧称小儿夜中小便失禁谓之遗尿，睡里自出，谓之洗床，其实一也。此皆肾与膀胱俱虚，夹冷所致，可以互通。

大多数病例，夜间遗尿，乃是自主神经官能症的特殊表现，及正常反射的建立迟滞，通常至性成熟期消失。

症状：睡中小便自遗，不知不觉，无从禁锢，其属于肾气不足者，则小便清长，颜面比一般常儿苍白，肢冷，脉迟；其属于肝郁伏热者，手足心有灼热，睡中多龀齿梦语，舌唇色红，苔黄，脉弦，小便短而黄。

治疗：

灸法（最佳）：灸脐下一寸半，随年壮；或灸大敦三壮；或灸肾俞、大肠俞、关元、足三里。

贴法：于会阴或耻骨部贴感传电二极，亦有效。

滴脐法：取龟尿（取法，将荷叶放盆内，置龟于叶上，取镜照龟，即尿矣）滴脐中，即愈。

内尿孔法：以酱和灶突墨，如豆大许，内尿孔中，佳。

敷脐法：龙骨煅为末，醋调，敷脐中。

单方：生莲肉半斤，日食二十粒，继续食之，不日可愈，并不再患，可保绝根。

核桃肉，研粉，每日一钱许，空腹吞下，久久自愈。

补骨脂一味，酒蒸七次，为散，令病者含一蚬壳许，胡麻、盐和匀服。

乌骨鸡屎，水飞细末，一钱，温酒临卧用，五七次验。

赤小豆叶，自然汁捻之用，速效。

鸡肠，煅灰存性，开水服之，效。

用小猪脬（读 wa）（即尿脬）一个（一作加入糯米入内缝），放瓷罐中煮熟，不加食盐，淡食，一服即效。营养不良之小儿则一度制止后，仍有再发可能，可再服之。

简方：蝮蛇（焙）一钱，鸡舌香二分，为细末，临卧白汤送下，后温酒任服。凡七岁至十岁每服五分；自十岁至十五岁，随年，每增至一钱。十五岁以上，每服一钱，温酒送下，恶酒者，白汤送下，不过二十日瘥。

按：有国外小儿学家建议在晚上给小儿以咸面包片，夹上鱼子、咸鱼等，在晚上不给小儿喝水……不可恐吓他，更应避免任何处罚。

以经常暗示的方法，虽在年长儿和少年亦可用，建立在一定的条件反射基础上的自我暗示方法，是能使小儿在夜间觉醒和排尿的，此种方法，比其他用药外治，尤佳。

第九章

时行疾病

百日咳（鸡咳）

概述：百日咳一名疫咳、顿咳、连声咳、天哮咳（一作天哮），俗名鸬鹚咳，亦有作顿咳或鸡咳者。此病发生多由于感受天时疫毒之气与风寒侵袭，呼吸道为其所束，以致肺失清肃而上逆咳呛，久则传入阳明而成。初起与伤风感冒相似，西医谓由百日咳嗜血杆菌所引起的一种传染性疾病。流行期限，以冬末春初为多见，幼小婴儿以 2~4 岁为多见，六个月以下小儿亦易感染此病，男孩较女孩轻，强壮儿较虚弱儿重。普通经过病程，少则数周，多则二三个月，才能逐渐恢复。该病能并发支气管肺炎及脑症状，且可续发肺膨胀不全、支气管扩张等症。

症状：本病现分初、中、末三期。初发时一二星期间，与寻常伤风感冒相似，顿发搐搦性咳嗽，有鸡鸣状深长吸气（以上初期经过）。继乃频发短呼吸之咳嗽，头颈静脉悉张，涕泪交并，最后可发带笛声深长呼息而止。其咳出之痰，为透明玻璃状黏液，一日间发作自三四次至八九十次不等，且在发作之前，喉头及气管部常觉有一种奇痒（以上中期经过）。如是，须经过四星期至六星期，自后发作之次数逐渐减少，咳嗽时亦不复再现搐搦性，仍与寻常咳嗽无异，凡经三星期而痊愈（以上终期经过）。如并发结膜下出血、衄血、痰血混出等则甚危笃。

补充：患儿在剧烈阵发性咳嗽时，面部发绀，腰背弯曲，咳嗽连声不断，最后乃以一深吸气而终。声止后，又发作如前及至呕吐饮食，咯出黏痰，始渐缓解。在咳嗽时，舌经常伸出口外，由于牙齿的摩擦，每致舌下系带发生溃疡，由于咳嗽连发，每致眼睑浮肿，甚至结膜下出血、衄血、痰血混出，且有同时尿屎并遗者。

再者，本症多不发热，遇有发热者，须特别注意。

治疗：

吸气法：安息香酒一杯，和水一磅，蒸汽吸之。

大蒜头一二枚，煎汤一大碗，乘热嗅其气味。

紧缚法：自腋至耻骨，若用阔带紧缚之，能使阵咳时，胸腹部之肌肉不致劳损过甚，颇为有益。

枕旁挂布法：碳酸一分，和水九分，取夏布一块，饱濡此水，常挂小儿枕旁，颇效。以杨曹水吸入亦妙。

针灸法：在胸部后、头部及四肢，行皮肤针，连续二周。在身柱穴，灸三壮，连续用之，必治。

风门、肺俞、乳根、列缺、三里，浅刺，不留针。

单方：大蒜头三四十厘米，冲沸水 250 毫升，经浸渍十小时后，再滤过，每两小时服一汤匙，约 15 毫升；五岁以下之小儿，20~30 毫升；每二小时服一次，每次服一茶匙，须继续服三四星期。此药，不但对治疗有效，且对于预防亦有效。一作，汤内加糖浆，用量，一岁左右之婴儿用大蒜头六瓣（小瓣者加倍，下同）；五岁儿十瓣；十岁儿十六瓣。沸水约一饭碗，糖浆为沸水量八分之一，或十分之一。一作，预防百日咳，用大蒜一瓣，切细如泥，用开水冲服，每日早晨服一次，可连续服三天。

白南天烛实（南天烛所含生物碱有麻痹作用，用量宜谨慎）加水饴，煎汁服，并治喘息。或谓亦可治眼翳腺内障。一作，白南天烛实，烧焦，服之。

用成熟的木瓜果实，切成圆片，放在日光内晒干，再把它挫碎，研成粉末，白汤送下。或是混合干姜末少许，再加砂糖服用也好。其味颇甜，小儿很喜欢甜食，大人一日用 10~30 克，小儿 5~10 克。如用干姜，每木瓜十分，用干姜一分。

白果肉，菜油内浸三年者，每服一粒，嚼吞，效。

咸芥菜卤，陈五年以上者，每服一盅，神效。

按：某报登载，鸡胆治百日咳，云有极效。有用之者连吃三个鸡胆，依然如故，则其非特效药，明矣。

鸬鹚瘟（即百日咳），取蚱蜢十个，煎汤服，三剂愈。

用鹅不食草五两洗净，盛入罐中，加入水 700 毫升，文火煎至 500 毫升（100 毫升煎浓，约等于鹅不食草一两）。过滤后，以本煎汁 500 毫升，配糖浆 500 毫升，加入一克苯甲酸（为 0.1% 比例）以备贮用（本品 20 毫升，约等于鹅不食草生药一钱），一周岁儿，每日服 20 毫升，分四次服。如夜间咳较剧之病孩，可留一次午夜服下。三周龄者，服 30 毫升；五岁以上者，可酌加 40 毫升（约等于生药二钱，一周岁以下者，照周龄儿酌减）。据云疗效较诸氯霉素、金霉素、链霉素等各项抗生素并无逊色，且甜美可口，小儿喜服。

百日咳，不论新久，皆可服之：猪胆一二个，取胆汁，通过低温焙干，成松香状的固体，取 24 克，白糖 52 克，淀粉 24 克，混合，研成细末，待用。六个月以下幼儿每次 0.2 克；六个月至一岁每次 0.3 克；一至四岁，每次 0.4 克；四至七岁每次 0.5~0.6 克。每日二次，连服三至五天，温开水送下。亦可将猪胆汁固体，装入胶囊内吞服。张家口市防疫站用此方，一般在三日内即可告痊。

简方：金柑一钱，苄苣（车前草）三钱，煎服，试用有效。

经霜南天烛子、蜡梅花各三钱，水蜒蝣一条，俱预收，临用水煎服，一剂即愈。

生扁柏、红枣二味，水煎，约二小时，五六次分服，病势渐减而愈。但初服一二次，病势未必顿挫，必须继续煎服，服至三四次，咳嗽略轻减，仍须续服，至痊愈为止。

鲜鸡蛋汁，加入白糖，调成糊状内服。一周岁以内，服鲜鸡蛋四分之一，二岁至三岁服半个，五岁服一个。一天服两次，亦有好效。

木瓜，挫碎，研成粉末，一日服 5~10 克，白汤和砂糖服用。

鼹鼠霜（烧黑之意）一味服，名"胜圣散"，蝙蝠霜亦效。

若小儿久咳，兼下痢，面黄体羸者，用瓦楞子细末服之，有效。或蚬壳烧成细末服之亦有效，或用向南墙下年久螺蛳壳，为末，日晡，兑以水调成，日落时吞之。

牛黄、蜜，炼服。亦用于气管支塞的濒危时，得奏奇效。

此外，要呼吸新鲜空气，保暖脐腹，在睡眠前洗澡，咳完后，即予饮稍甜温开水。大人不能在小儿旁吸烟，以免引起呛咳。未病前，勿令小儿积食，勿让小儿受凉，并禁止与其他病儿接触。在流行时，注射百日咳预防针。

痉 病（流行性脑脊髓膜炎）

概述：痉病，或作温痉、疫痉。章巨膺云：即今流行性脑脊髓膜炎。有谓，此病发生，大率由人工食物营养之小儿，因消化不良，或罹下痢，每易发生痉挛症。人乳营养之小儿亦往往有之。此外，神经系之薄弱人，亦每罹之。更有谓小儿每由误汗、误下，伤其真阴，筋脉失养，而来此病。宋以前医书中有指为风邪所伤者，有目为痫证者；宋以后，有名本病为急惊风者，又有谓身软时醒者为痫，身强直，反张如弓，不时醒者为痉，痉候十无一生。今知为系感染脑膜炎双球菌，而发为中枢神经系统病变之急性传染病。以晚冬初春时为流行季节，小儿最易感染。

症状：病发于猝然，现筋肉牵引，头向后仰，不能前俯。俯之则感剧痛，两膝屈曲，腹部陷没，形如角弓反张（与角弓反张不同处，是仅头项弯曲而非全身反张作弓形状），头痛如裂，呕吐，惊厥，斜视，瞳孔左右大小不等。婴儿起病较缓，发热无定，若见囟门搏动鼓隆，尤为本病重要体征。

治疗：

罨头洗足法：当抽搐之际，宜急令安卧于床，用冷水渍手巾罨头部，时时更换之。更以温水三十两，芥子粉八钱，洗足部，不可剧动其身体。

热浴法：如经时过久，四肢寒冷，脉搏细弱，颜面苍白，口唇青紫者，可以热水洗浴。

摩擦全身法：过于剧烈者，可以手巾浸芥子粉水，绞干，摩擦全身。

贴囟法：百日内婴儿发搐，用麝香一分，蝎尾、蜈蚣（炙去足）各五分，牛黄三分，青黛三分，薄荷叶三分，上除牛黄，先捣蝎尾等五味，各取净末，再入牛黄，细研煮红枣肉和成膏，涂绵，贴囟上，四边略出一指，以手烘暖，频频熨之。

按摩法：如遗麻痹症状，患侧下肢发育不良，筋萎缩者，法于麻痹筋，行手掌按抚法、把握揉捻法、拇指揉捻法、细切叩打法，更行上肢及下肢运动法。

吹鼻法：皂矾一味，在木炭上煅过，放地上一夜，去火毒，研极细，吹入病人有病一边鼻内，当有血出，随即清醒，一二次便愈。此系叶君所传。

泻血法：可在局部泻血。

刺法：脑膜炎轻症，刺商阳、内关；重者刺合谷、大陵、百会。或刺哑门，或刺十指井穴出血，或刺人中、关冲、天柱，随证用之。或云，针百会、人中、承浆、手三里、少商、中脘、气海，与抱龙丸一粒，姜汤化服。

灸法：或灸百会五壮，夹脊七壮。

贴脐法：活剥蟾皮一张，麝香五厘至一分，以蟾皮包麝香，贴病者脐上。

蟾蜍吸法：高热惊厥者，用蟾蜍四只，以鲜荷叶，铺在阴凉地上，嘱患者仰卧其上，将蟾蜍一只的肚皮，对准病者肚脐上，由一人将蟾蜍的四脚按住，约半小时轮换一只。

贴法：局部贴水蛭，或沿头项及脊柱贴冰袋，或芥子泥硬膏或水银软膏。

芥子敷法：白芥子一两，炒至淡黄色，研末，热开水调如厚糊，分涂二小腿肚，用不吸水新布，扎半小时，即除去。如有疱发生，不必擦破，涂油炎（麻油、凡士林）后暴露，自愈。同时，以紫金锭在坛底或盆底上滴开水，磨汁灌之（如研末服，则其效较差），且此病须急治，可由三四人各持一片同磨，随磨随灌，十片一次服完。严重者，每日可用三服，连续服二天，同时还可根据病情进退，酌用煎剂。

针灸法：脑静穴（在眼内角直上约二三分，眼眶边缘之外，在睛明穴之上，在额骨与颧骨额突联合缝之旁，用指甲面压到骨缝之凹陷）配合谷、外关、列缺、印堂、太阳等穴。

涂鼻法：预防脑膜炎，用雷击散涂鼻（见感冒）。

搜风散：牙皂五分，辛夷花一钱五分，贯众三钱，藿香叶二钱，防风一钱，苍耳子二钱，雄黄二钱，共为细末，以0.1克（三厘）为一包，给小儿嗅三四次。

紫金锭，水磨涂鼻腔，在流行时连涂三次，每日一次。

绛矾散：绿矾，煅，研细末，嗅鼻，已见前。《中医中药防治六病手册》云：普陀区祖国医学组，用绛矾一两，夏枯草五钱，淡子芩五钱，共研细粉，贮瓶待用。嗅鼻疗效，较单用绛矾为优。

单方：刺猫尾血，和开水灌之，传云奇效。

预防：平时须食生萝卜，以其能清热豁痰，善解疫毒。

简方：预防流行性脑脊髓膜炎，升麻一钱，龙胆草一钱，二味煎汤代茶，每天一剂，连服三天。

效药：藁本，对于流行性脑脊髓膜炎，能缓解剧甚之头痛。

金钱白花蛇，对急性脑脊髓膜炎，亦有良效。

龙胆草，为本病适应效药。

其他：衣服要宽大，要多喝汤水，晚间睡前要洗澡，不要吃硬的变质食物，不要让病儿累着。一岁以内，可吃鲜鸡蛋四分之一，二至三岁吃半个，五岁吃一个，一天吃两次。

麻　疹（附：急疹）

概述：麻疹，古称天行病，或称小儿疮疹。壮人曰疹子，秦晋曰糠疮，越人曰瘄子，江右湖广曰麻，河南称麸疮，河北称温疹，苏松等处曰痧子，山陕等地曰肤疮，亦曰赤疮，北直等处曰疹子，四川通称曰麻子。患儿年龄，多为二至五岁，一岁以下至五岁以上均较少。

今知本病病原体为滤过性病毒，多流行于冬春季节，系属小儿时期的急性传染病。

症状：初起，有发热和感冒现象，鼻塞，喷嚏，流涕，咳嗽，但眼睑红赤，目泪汪汪，畏见日光，间发呕吐，腹泻，腹痛，胃肠障碍等症状。三数日后，耳、背、发际、颈项等处出现疹点，继而额、面、肩背、胸腹、四肢及手心、足心都见疹点，是为出透。疹子先是淡红色，稍高出皮肤，不久变为深红色，疹与疹之间有正常的皮肤分界。此时热度较高，咳嗽转剧，烦躁不安，呼吸和脉搏加速，在早、中、晚三个时期内，热度加高，呼吸迫促，疹点体形红润。经过三天，热度与疹子渐渐隐退，各症状亦均减轻。如无其他并发症，则经过三天左右，发热全退，胃纳渐佳，咳嗽、烦渴等症，亦逐渐消失，疹点亦渐次收净，四五天后皮肤有糠状落屑，留有棕色斑痕，一二星期左右可以完全消失，身体恢复健康。

中西医家经验：张景岳说：凡是疹症，必面赤，甲指冷而多咳，又必大热五六日，而后见红点遍身。王好古说：小儿耳冷尻冷，手足乍冷乍暖，此疮疹欲发也。尤以麻疹，《活人全书》所云，论麻须细看两耳根下，颈项连耳之间，以及脊背以下至腰间，必有三五红点，此即麻之报标……与西洋医家科浦里克所发现患儿颊内黏膜近臼齿处，现针头大之小白点，三五粒至十余粒不等，四周绕以红晕，为本病之特征说，可以互证。

张景岳云：……或热或退，五六日而后出者轻，透发三日而渐没者轻，淡红滋润、头面匀净而多者轻；头面不出者重，紫红暗燥者重，咽喉肿痛不食者重，冒风早没者重，移热大肠变痢者重。黑暗干枯，一出即没者不治，鼻扇口张，目无神者不治，鼻青唇黑者不治，气喘心前吸者不治。吴尚先云：麻重者偏身蹦胀，眼赤封闭，其色赤白微黄不同，仍要红活，最怕黑陷，麻不出而喘者死。《生育顾问》云：此病往往转成肺炎，一经合并肺炎，即有生命危险。而患有泄泻者，亦甚难治，即不致于此，而所发之疹，如为出血性，或黑色者，亦生命不保。人发病不过24小时而即发痉挛或昏睡，以至于死亡者。又麻疹发出后突然消失者亦多危险，即所谓内陷也。

一说，本病末期，热应退而尚不退者，当可断为合并症发生，如全眼球炎（麻毒入眼）、牙癌（牙疳）、中耳炎（麻毒入耳）、喉头炎（声嘶或失音）、假性格鲁布肺炎（有窒息症状）、百日咳、白喉、粟粒结核、痘疮、毛细管枝炎、肺炎等。在临床上麻疹小儿之归于死亡者，十九为并发肺炎。

与风疹鉴别：风疹颜色较麻疹为淡；疹子形状比麻疹小，且不集合；风疹之黏膜炎症候，比麻疹轻微；风疹每伴见头项肿胀，现代称头项淋巴结肿。

与猩红热鉴别：

1. 麻疹，当发疹旺盛时与猩红热同，但有些疹点分离，现锯牙状之边缘。猩红热则各个疹点融合，变为范围极广之潮红。

2. 猩红热发疹时，嘴唇周围皮肤，不但无疹点，反现苍白之色。

3. 麻疹虽亦有咽喉肿痛，然不甚剧，猩红热则咽头黏膜及扁

桃腺红肿颇甚（现代称为猩红热性口峡炎），最重者竟至坏死（称
为坏死性口峡炎），故我国旧称烂喉痧。

4. 麻疹，当发疹极盛时，仅舌苔厚，甚则底红。猩红热之舌，
或生灰白色，逐日剥脱现红色，舌之乳头体，耸露如刺，而色紫红，
如杨梅状，旧称杨梅舌，今多称覆盆子舌。

与急疹鉴别：急疹是两岁以下小儿常见、预后较好的疾病，
它的皮疹与麻疹、风疹等非常相像，常被一般人误认为麻疹。此
症发病突然，高热在 39~40℃，而精神多半如常，间有食欲不振，
或呕吐、腹泻、痉挛或蜷卧现象。发热稽留三天后，多半是下降，
热退后，即出类似风疹或麻疹的玫瑰红色斑丘疹，同时出现于全身，
一二天内即隐退，并无色素沉着及脱皮现象，此为与麻疹及风疹
之区别处，预后良好，不需治疗。

与药疹鉴别：根据服药历史，无发热及黏膜发炎，亦无淋巴
结肿大等症状可以区别。

预防法：麻疹流行时，有谓用紫草根二三钱，以木香、白术为佐，
照常煎服之，必可免，亦少害及生命，真绝世妙方云。

一说，用南瓜藤三尺，煎汤服，松花皮蛋佐餐。或焚侧柏叶
熏嗅其气。

麻疹种类：近人有分六种型者

1. 无疹性麻疹；

2. 出疹密集之红痧（现代名为凑合麻疹）；

3. 夹斑疹子（现代名为丘疹性麻疹）；

4. 水疱麻疹；

5.出血麻疹（现代名为出血性麻疹，又名恶性麻疹或黑麻疹）；

6.风痧（现代名为轻疏性麻疹）。

麻疹分期：今人分为五期。潜伏期（一名内疹期）；前驱期；发疹期；衰退期；恢复期。有谓自潜伏期至恢复期约经四星期而毕。亦有谓约需时二十三四日而毕者。若自前驱期发热咳嗽开始起算，为时仅十三四日，如以发疹期起算，至痊愈不过在八九日之间。吴尚先所谓八九日取齐，即以此时计算也（吴氏云：发热三日始出，一日出三遍，三日出九遍，至六日则出尽，及出至足，头面将收，热亦渐退，至八九日收齐，热方退尽）。

麻疹护理：吴尚先说：大热未退，未可与食，始终避风为要。汪洋说：在平常发疹时，第一应安卧；第二应禁止食物，即在病体将愈时，热度已平，嗷嗷待哺，亦只可与流动食物，如牛乳、粥汤及藕粉等，在病发时，更应停食；第三勿受风；第四勿受强光。咳嗽过甚者，于胸部行温罨法，以防肺炎发生；起痉挛者，则头部行冰罨法，以防卒中，且时时以硼酸水清洁其口内及眼，必至全身落屑，回复旧状，而后始为痊愈。若为出血性或黑色麻疹，以及发疹中发生特殊现象，或咳嗽剧烈，或泄泻不止，或麻疹内陷，则应速延医诊治。

并发症：当皮退去后，而发热不退，则应考虑到并发症，常见的有支气管肺炎、喉头炎、脑炎、活动性结核病等。

后遗症：小儿罹麻疹时，每因体质不同，病候轻重不一，或因失治、误治，在病后往往有后遗症出现。

1.痧毒：两目赤肿，失治，可致瞽。两颊或耳前后肿胀，失治可成外疡，更有周身发痧癞者。

2. 痧劳：痧退后，热久不解，或骨蒸潮热如疟，干咳，烦渴，便溏，消瘦日甚，日久则变成痨瘵。

3. 口疳：痧后齿龈溃烂，或出血，或口舌生疮。

治疗：以透发为要，麻疹借咳嗽而出，故身有热不可清，咳亦不可止。不热者宜使之热，不咳者宜使之咳，热甚或咳甚者，亦非所宜，当以法缓之。今将外治诸法，详列于后。

熏擦法：麻疹不易透发，用芫荽、干浮萍擦其四肢，另用白茄蒂（或茄梗）加烂红枣、降香末，同熏房内。如仍不透发，至必要时，可速觅屋上陈年猫粪择其发白花者（黑色及秽臭者不可用）盛以布囊，用水三碗，煎汤，待久沸后，澄清去渣，分次服之，即可透发。其分量视孩童之大小，酌量增减，约以五分至一钱为度。迨已发出，四肢要透，并尾闾骨上见点则吉。设瘄子若隐若现，或一发即回，最宜注意。可仍用上列之白茄蒂等味，在炉中熏之，使小儿闻入鼻内，定能透发。

麻疹不透，目张，鼻扇，或气喘抽掣，危在顷刻，可采用以下各法：

芝麻汤熏法：芝麻（即胡麻或芝麻）五合，滚水泡之，乘热熏头面，熏时用水盆置帐中，坐儿其上，以免风邪侵入，可起死回生。

芫荽汤熏法：芫荽菜斤余，泡煎汤，盛以木盆，扳儿身体熏之，用细布蘸汤，绞干，乘热揩其头面、胸背、手足，冷则再换，仍须避风，此方简便而极效。

一说：始终用芫荽煎汤，熏洗未出之处，或颜色不佳之处。

一说，白面麻疹（即面上不见麻疹之谓）一面服药，一面宜用芫荽泡汤，趁热熏熨病孩面部，以面色发红为度。

芫荽酒揩嗅法：以好酒一斤，煎一二沸，入芫荽四两，盖定，再泡勿令泄气，或绢或布，浸入芫荽酒内绞干，于头面、身肢揩刷，不可受一线风。其疹立即透发，并使病儿嗅芫荽酒气，更妙。

芫荽酒喷法：芫荽二两，切，以酒二大盏煎沸，沃之以物，盖定，勿泄气，候冷，去渣，微微含喷，从项背至足令遍，勿喷头面。

一作，疹痘迟出，用酒沃沸芫荽喷一身未出，预用麻油摩背。

一作，病室内用芫荽酒喷，以辟恶气，床帐上下左右皆宜挂之，以御汗气、胡臭，及天癸淫佚之气。若小儿虚弱及天时阴雨，用此最妙。

葱白汤熏法：疹发未透，冒风忽隐，肿胀气促，命在顷刻。用生姜头一二斤，连须捣烂，放在盆内，盆置床上帐中，盆面横一板，将儿扶坐板上，然后将滚水冲入盆内，以葱气熏儿周身，即抱起坐帐内，勿受一线风吹，疹乃透出而安。吴尚先云：麻疹宜常以葱白汤抹之，使毛窍中，常微汗润泽，则易透。

药烟熏法：沉香、木香、檀香，不拘多少，于火盆内焚之，抱小儿于烟上熏之，即起，并辟恶气。

一作荆芥、檀香、芫荽等，烧烟熏之。

柽柳汤洗擦法：柽柳（俗名观音柳）煎汤，去渣，洗擦之，但勿洗头面，亦勿于夜间洗澡。

敷脐法：麻疹不出，用柑叶（橘叶）、葱白、生姜、麻油捣烂，敷脐中，即时皮下红点见出。

轮擦法：麻疹发出不快，用西河柳（即柽柳）一束煎汤，另以芫荽子六两，分扎两绢包，浸于西河柳汤内，俟热将两包轮擦前胸、后背、手腕、足腕等处，稍冷复换，擦至红点透出即愈。擦时须在上午。是方百试百验，应效如神。

药芹汤熏法：麻疹点一度发现，旋因风寒外郁，或热邪内陷，或误食酸水之物而隐没，殊属危险。用药芹菜一把，煎汤，盛以浴盆，置帐中，将小儿坐卧其上，熏之。不必去衣，引其出汗，麻疹自可透出，此起死回生术也，勿以简而忽之。或先煎浓饮一杯，其他上述葱白汤等熏法，皆可通用。

药汤熏法：麻疹颗粒，忽现黑色，名黑疹，用仰天皮二斤，嫩柳皮八两，星星草四两，蝉蜕二百个，清水十大杯，煎三沸，乘热熏洗，色即转鲜，有回生之望。

敷脐上法：浮萍一两（生长在流水处者），开水泡过，敷脐上二小时，如热未退，另换新的再敷，但非暑天不可用。或用浮萍四两，先洗净，多加水煎汤，去渣，乘热洗浴。

挑筋瘰法：时疬壅遏，痧发不出，名闷疹，一名闷瘄。或谓此症有风闭、食闭、火闭三种，唯风闭最险。当分开顶门头发，内有红筋红瘰，以消毒针挑破，闷者即易出。或采用伏月茄梗风干，房中焚之。

拭脊椎法：疹回后，身热日久不退，肉消骨立，内热声哑，毛发焦枯，已成痧劳，十死八九，用背阴草（一名凤尾草，生于背阴之处或井中）同烧酒，及雄黄末，煎数沸，以软绢蘸药，在背脊骨上揩拭，由上至下，久久行之得愈。

涂贴法：痧粒如瘄，搔破，腐水难除，名痧拐，用青甘蔗皮，炙灰为末，菜油调涂，可能除根。或用绿鸭蛋壳内衣贴之，或焙为末，掺之，能生肌。

敷胸法：外感时邪，身烧，痰鸣，咳嗽不起，或发痧子，未能透宣，内服疏肺之方，尤宜加以外治敷胸之法。敷胸药用丁香、苦杏仁、胡椒、栀子各七粒，捣碎研末，另用飞罗面一撮，生母头发团一个（如无不用亦可），葱白三茎，灯心草七根，鸡蛋清半个，米酒半杯，同上药四味，一齐捶烂如泥，作饼，敷胸部，外以青布盖之，敷一昼夜，除去。

涂鼻法：预防麻疹，用加减雷击散。牙皂三钱五分，辛夷二钱，白芷一钱五分，藿香二钱，贯众二钱，朱砂二钱五分，薄荷二钱，苍耳子二钱，陈皮二钱，雄黄二钱五分，防风二钱，苍术二钱，半夏二钱，上药共研细末，每二钱五分细末，加甘油（或麻油）一两调匀，放置24小时，用消毒纱布滤过，将滤出油液，装入消毒玻璃瓶内，塞之，勿令泄气。用时先将鼻孔中分泌物擦掉，在牙签上卷以棉球如绿豆大（或用小玻璃棒），蘸雷击散油液1~2滴，涂于左右两鼻中隔上，每隔一天涂一次，连续四次，以后每隔一星期，如前法涂一次。

熏法：红枣20~30枚，洗净盛小锅内，于清水半锅置炉上，煎滚，令蒸气散布病室中，可辟秽气，刺激食欲，温润室内空气，又可代茶饮，能增加营养。或用新猪矢冲汤，隔苇熏之，并取猪矢烧灰，葱白汤下，二三钱。

熏洗法：麻疹隐隐，透发不快，或面部不显，身热无汗者，鲜芫荽四两，生麻黄五钱，浮萍草五钱，西河柳五钱，陈酒四两，先用清水大半面盆，将上药浸入，放在火炉上，置于患儿床前。待盆中水渐沸时，加入陈酒，使蒸气散布房中，并不时以新毛巾浸入药汤中，绞去水，为患儿揩面部及背部、四肢等处。

按：《中医中药防治六病手册》内载上海市大公医院用针刺疗法治愈麻疹20余例。可参。

单方：樱桃汁一杯，炖过灌服（预将樱桃十余斤，入瓷瓶内，密封，埋入土中，二三个月，俱化为水），凡遇麻疹不出者，炖，温服下，有起死回生之功。又，麻发不出，小米（即粟米红壳者）煎水，不拘时服，看似平淡，为效异常。

猪粪，炙灰，加砂糖少许，滚水调服。

疹后痢，用西河柳为末，砂糖调服。

预防痧麻痘疹，以鳖鱼鳃（此药在香港海味店有售）煮粥喂小儿，其毒即由大小便而去，永不发出。无痛之时亦可食，大人男妇亦可食，此法世人少有知者，此经验药方为蔡飞公布。

普洱茶二钱，煎服，少顷尽出。

丝瓜藤根（丝瓜藤近根三寸许）烧灰存性，研末，加砂糖少许，和匀，服之。

简方：三豆汤（马料豆三两、绿豆三两、赤豆三两、生甘草三两，将三豆淘净，同甘草，用雪水或长流水1500毫升，煮豆熟为度），去甘草，将豆捞出晒干，入豆汁中，再浸、再晒，汁尽为度。用时，取豆给小儿常服，每日十粒，不必多吃。

麻黄三分，芦根二钱，煎汤服。编者曾用此方治麻疹出发不透，及疹出复没，效果极佳。

附：急疹

急疹，一名突发性发疹，此疹四季都可发生，以冬季为较多，大者发生在 6~18 个月婴儿，得本病一次，可有永久免疫性。

此为急性而善性的疾病，发热下退，而后出疹，为该病特点。其皮疹与麻疹、风疹等极相似。但患儿多半精神如常，仅有食欲不振，少数有呕吐、腹泻、痉挛或嗜睡等现象。不需治疗可自愈。

丹　痧（猩红热）

概述：丹痧，又名红痧、紫红痧，或作丹疹、赤疹、疹子热。今称猩红热，则以皮肤发热，现红色而名，亦有称疫喉，俗呼为烂喉痧者，则以咽喉红肿腐烂而名之也。

该病发生，系由感受时邪疫毒，与肺胃蕴伏之热，混合盘踞，或遇少阳相火沸腾，或因风邪外搏，以致蕴蓄之疫毒邪热，上干于咽喉，见红肿、疼痛、腐烂。外现于皮肤，见潮红与特异之疹，为急性传染病之一。

今知此病病原，为乙型溶血性链球菌，其流行时期，每在春冬，尤以 2~5 月为盛，小儿接触感染者，多在 2~6 岁。

症状：先发寒热，或发呕吐，俄而体温上升，脉搏加速，扁桃腺发炎，咽食疼痛，全身倦怠，头颈疼痛。一二日后，乃于颈肩之处，先发芝麻大之深红疹，丛簇而生，全部皮肤通红，次及颜面，次及腹背四肢。三四日后，体温渐降，红色亦渐隐，皮肤上成一层薄膜，渐次落下大形之片。其特征，红疹虽遍布全身，颜面虽潮红肿胀，煊然夺目，而口唇及颐部独不见发，致形成苍白色之口围。舌状初发灰白色，或黄白色之苔，经四五日，则为桑椹舌，呈鲜红色，今多称为覆盆子舌，或杨梅舌。重症，咽喉、扁桃腺等部，肿痛增剧，且有出血斑点，甚至腐溃，咽下更觉困难。更进，则被有带黄灰色或褐色之膜，易于剥脱，西名"坏死性口峡炎"，又名"猩红热白喉"。

有一种症状，发热而不发疹子，至沉重时则神志昏迷，皮肤转紫，已臻危险之域，如并发其他病状者，往往不良。

猩红热与白喉鉴别：

张子英云：猩红热由于外感风寒、时毒或湿热、秽浊之毒；白喉由于内伤风燥、煤毒，或煎炒辛热之毒。初起时，猩红热即憎寒壮热，或乍寒乍热；白喉则浑身发热，或身反不热。猩红热初起即痧点隐约，甚或密布，多发于邪盛火旺之时，其色鲜红而紫艳；白喉初起，并不发痧点，即或见痧点，亦多发于邪退毒轻之际，其色淡红而枯燥。猩红热初起，喉部红肿黏腻，继则色现深紫或紫黑、黄腐、灰白不等；白喉初起，喉微痛或不痛，有随发而白随现，有至二三日而白始现者，有白腐伪膜成片者，有白点、白条、白块不等者，甚至有满喉皆白者。猩红热初起者，皆毒盛火亢，初陷则耳前后肿，颊车不开，再陷，则神昏谵语，痉厥立至，鼻扇音哑，肺阴告竭而毙；白喉初起即毒燥阴虚，初溃，则白块自落，鼻孔流血，再溃，则两目直视，肢厥神倦，黏汗自出，肺气上脱而毙。胡景岐云：本病最易并发肾脏炎，是为最重要而最危险之症，故当发病后第四星期之终，宜日日检查蛋白质之有无，若既已发现，可行保温及牛乳疗法。

此外，有"猩红热样风疹"，亦名第四病，似猩红热病症而比较轻微，预后多佳良，与猩红热治法大致相同。

治疗：

发疱法：喉痛及牙痛，用"异功散"（药店可购）以黄豆大许，掺于普通膏药上，贴痛处皮外，左贴左，右贴右，约二三小时，即起疱，用消毒针或银针挑破，出水即愈。编者试用过，极效。

熏鼻法：牙关不开，用巴豆，纸压取油，作捻子点着，吹灭，以烟熏鼻中，一时口边流涎，牙关自开。用蓖麻子油亦可。

塞鼻法：巴豆肉，研烂，棉裹，随左右塞鼻中，左右俱患俱塞。

吹鼻法：喉中有痰，用猪牙皂角七钱，雄黄一钱，生矾、藜芦各一钱，蝎尾七枚，共为末，以少许，吹入鼻中，即吐痰。或单用皂荚一味，醋调入喉，四五匙，亦吐。

熏洗法：痧出不畅，用芫荽、观音柳二味，煎浓汤，时于头面熏洗。

搓擦法：干热气闷，身有红点，咽喉肿痛，或痧疹已出而收回等现象，先用芫荽搓成团，遍搓手足心及胸前后、头面等处，继用去节麻黄三分，活水鲜芦根一段，约三四寸（色白而粗者为佳），将芦根中间打通，纳麻黄于管中，两头用芦根卷成棒，塞紧，另用银针刺芦管多孔，河水煎服，愈后勿受风寒。按：此法只用于小儿痧疹不发，有显效。

吹贴法：喉痛甚，用"锡类散"，加蜘蛛一个（瓦上焙末），吹之。此法极佳，如喉外再贴"异功散"尤妙。

戛法：痧疹逡巡不出者，乃风寒外来，皮肤闭密也。内服"荆防葛根汤"，外用芫荽酒，苎麻蘸酒戛之。

擦头刺血法：将患者头顶发拔去数根，视有无红筋红点，先用生姜一大片，蘸香桐油擦之，以皮白为度，红筋等自然显露，用银针挑破，挤去恶血，喉间结毒自消，然后进药，可保万全。

刺法：初起，先用针刺少商穴出血，以泄疫热，再看咽喉红紫，腐肿已溃，或溃而未深，项外漫肿，痰壅气闭，汤水难下，宜急用喉针，在喉之两旁高肿处，刺入分许，或一二下，或二三下，口罦出紫血，亦能减热消肿。

烂肿，白斑，形如花瓣，速刺少商、商阳、少冲两手六穴，有血则生，无血则死。

刺少商，须出血，刺合谷、曲池，不须见血。

如喉间刺少商、委中出血，刺鼻出血须多。

凡喉症初起，一日内，头项有红点一粒，急将银针或消毒针，将点挑破，挤出毒血，用姜蘸桐油擦之，若过一周时，此点即隐。

单方：烂喉痧，喉间作痛，烂不收口，服樱桃数十粒即愈。如无鲜者，服蜜饯者亦可。

此外，头部可用冷罨法（即以冷湿布敷于额上亦可），若热太高，可用冷水抹身，此西医治法，有时可参用。

现代对于此症，主张空气宜清洁，湿度宜低，口中常以食盐水漱口，室内宜洒以臭水，衣服、器皿之类宜煮沸消毒，落下之皮肤，宜投入石灰水内，以绝传染。食物用牛乳、鸡卵、肉汤、稀粥之类，其他食品，均宜停止。

风　疹

　　概述：或称风痧，西医名荨麻疹（瘤瘟），俗名风疙瘩。此症有由于外感风热，郁于肌表所致者；有由于食物过敏、便秘、消化不良，或肠内寄生虫，或吸入灰尘花粉，或接触某一种物质，及服用某一种药，或由臭虫、蚊子等所咬而起者。是小儿常见的一种传染性疾患，一岁以内小儿为最多，大人亦有之。

　　症状：在发疹前一二天，一般有轻微的恶风、发热、喷嚏、流涕、目赤、咳嗽、倦怠、食欲不振，间有恶心呕吐，指纹色紫，脉象浮数。出疹较快，通常在发热的第一天后，即出现皮肤有瘙痒感。手足掌多无疹点，疹形细小稀疏，呈圆形或椭圆形，稍稍隆起，疹色淡红，患儿耳后枕部筋核多见肿大，一二天内即渐退热，三四天后疹点亦渐渐消退，无落屑及棕色斑痕，此可与麻疹、猩红热鉴别。一说，婴儿及儿童多发生丘疹状荨麻疹，开始多为椭圆形或圆形轻度高起的红斑，摸时稍硬，直径 0.5~1 厘米大小，其后红斑中心可发生较硬的 0.2~0.5 厘米大小的丘疱疹，顶端常有胀得很紧的小水疱，内容为黄色透明的液体，几天以后，可干燥而结痂。本病有厉害的瘙痒感，常反复发生。

　　治疗：

　　洗浴法：紫背浮萍四两，洗净，多用水煎汤，去渣，乘温洗浴。或盐蒲包煎汤洗之。或柳木空中屑二升，蒴藋根，切二升，盐二合，栌木切一升，以水二斗，煮取一斗，入盐，频洗浴。

汤熏法：吴桥治一儿子始孩，累日发热蒸蒸，惊抽昏愦，众医饮药已数，中气乃伤，桥云：药不足恃也。当置沸汤一瓶，撤其盖，令保母抱子坐汤侧，稍远拥被围之，汤气自远熏蒸，少饮药内托，疹出而解。其他丛睦汪氏子病如之，仍用同法，并效。

熏洗法：香樟木煎汤，熏洗二次即愈。

擦法：生芝麻研碎擦之。

涂法：白矾，烧，投热汤中，马尾揾酒，涂之。

摩涂法：慎火草苗叶五两，和盐三两，同研绞汁，以热手摩涂，日再上之。

隐　疹

概述：前人谓该病由脾经蓄热，更并风湿所致，当是属风疹症状，似较轻微。

症状：皮肤隐隐发红点，似肿非肿，多发痒，或不红；或起初如蚊蚤所咬，烦痒异常，搔之则随手而起。

治疗：

拭法：巴豆十粒（原作五十粒）去皮，以水二大碗（原作三斗），煮取半大碗（原作一升半）以棉蘸汤中，拭疹上，随手可减。或煮矾石汁，拭之。或用苦参、茵陈各五两，水一斗，煮取五升，乘热，以绵蘸汤拭之。

洗法：晚蚕砂，煎汤洗之。

涂法：慎火草、盐、生姜（连皮）研涂甚处，余处自消。无慎火草亦可。

掺法：搔破成疮者，卷柏为末掺之。

刮痧血法：狗尾草茎刮出瘀血，避风数次，自效。

白　喉

概述：白喉患者，多为二岁至七岁之小儿，其感受性与年龄之增加为反比例。旧说由素体阴虚，或遇燥气流行，或食辛热之物，或伏热熏蒸，致火动于肺而发。今查明有由白喉杆菌所致之一种黏膜疾患，为急性传染病之一。常流行于秋末冬初和气候干燥地区。我国医家在宋、元、明时期，只有缠喉风、锁喉风、马脾风、马喉痹等病名（病证治法见肺风痰喘证），其中亦多有白喉病而未能特立白喉病名，至清代始有白缠喉、白喉等独立病名，今西医亦沿用之。

症状：初起面色苍白，喉咙觉痛，喉咙内有点发红等征象，并发现头骨到锁骨两根大筋腺肿胀，且发恶心或呕吐。扁桃体及软腭红肿，上表面附着白色薄膜，以后变成灰白色，难以剥离。更进，则变为污秽而略带蓝色、白绿色、暗褐色等义膜，其边缘高出扁桃体之平面，周围充血，咽下困难，甚至波及颈部，颔淋巴结肿大，咽部白喉之义膜，延及鼻部，可引起鼻白喉（亦有偶发于结合膜、阴道、皮肤、创伤等处）。除有全身症状外，有鼻塞，鼻腔红肿，时流脓汁或血液等现象，甚或鼻孔及上唇糜烂，声音嘶嘎，有犬吠状咳嗽。

在轻症白喉，其局部变化，仅限于扁桃体及咽部，不再继续扩展，大约经数日后，即逐渐消退，露出本来之黏膜面。在沉重而不良之重症白喉，或因伪膜向四周邻部扩展，或因白喉菌毒性特大引起异常沉重之局部变化，同时有极危重之全身中毒现象（恶性白喉或坏疽性白喉）……处此严重情势之下，仅少数病人偶能因咳嗽或呕吐之结果，排出伪膜而获痊愈。在大多数病人苟不速行气管切开术，均不免于碳酸中毒，陷入昏睡而死亡。

鉴别：

喉痹：病起突然而猛烈，声音亦哑如犬吠，但咽红不见白膜。

鹅口疮：口唇、舌体和上腭等处，虽有白点、白膜，但无疼痛音哑，且此症多见于初生儿及罹泄泻、疳症的虚弱儿。

猩红热：咽喉燃热红肿疼痛，虽有白点、白膜，但容易拭去，且不易出血，患儿有全身鲜红皮疹和覆盆子舌，苍白色口围。

乳蛾：有白点、白膜而带着黄色，附于乳蛾体上，拭之易去，不易出血，且无高热神倦，苍白口围等现象。

治疗：

蕉汁点口法：用有子香蕉，在大灶内烧黑，以软为度，取出剥皮，用小匙，取蕉心内少汁，滴在小儿口内，登时小菌全去。实有起死回生之效，但不可过多，如白菌已去或有时再生者，只用白布，蘸些汁洗之为要。

发疱法：以老蒜一瓣（独子者佳），捣泥如豌豆大，敷经渠穴，男左女右，用瓦楞子或相类之物盖上，扎住，约五小时起一水疱，用银针或消毒针挑破，揩去毒水即愈。

刺法：针合谷、颊车二穴各七分，应手奏效。此山东刘鸣九实验报告于无锡针灸社者。

刺合谷、少商、天突、天柱、足三里、内庭，用重刺泻法，每日一次。

吹药法：锡类散，每用少许吹于患处。

冰硼散吹喉中，如见喉间肿痛者，可将此粉与锡类散合用，剂量多少，可按病情酌定。

青果炭、黄柏、川贝、冰片、儿茶、薄荷叶、凤凰衣，研细末，每吹少许。

锡类散、瓜霜散（药店有成药）可用其一吹之，其他珠黄散，可用于口疮流涎而臭秽者。

含药法：蜒蚰数十条，青梅数十片，食盐适量，浸数月，用时，取梅含口中，有涎沫吐。

民间验方：预防白喉，鲜橄榄一两，鲜莱菔一两，共打碎煎汤，代茶饮之，亦可生吃。

预防及治疗白喉，干土牛膝根一市斤，捣碎，加水 2000 毫升，慢火煎至 1000 毫升，滤过，将药渣如上法再煎一次，混合，每日 30 毫升，分三次服完，连服 4~5 天。

鲜土牛膝根捣汁，频频漱口，亦可煎服。喉症，汤水不入者，将此药捣汁，自鼻孔滴入，亦有效。

雷允上六神丸，白喉初起，每服 10 丸，温开水化服，徐徐咽下，或研末吹喉亦可。

苍耳子，煎水服之，神效无比。

预防喉症，常嚼青果，可免。

或用经霜之莱菔菜（常置瓦上，任霜雪风雨飘打，日久取下置风中吹干）煎汁饮之，极佳。

附录：张子英云：上海名中医恽铁樵自己患白喉，服中药多剂无效，恽本人采用"麻杏石甘汤"，再加他药，服后见效而愈。上海中医界遂以麻杏石甘汤为治白喉之专药。但处张子英经验，大便闭塞者，非硝黄下药不可；咽喉白腐者，非蒲公英、连翘、陈皮、天花粉、元参、贝母，养阴消肿化腐不能奏效。又据云，本人亦曾罹此症，用上方加减而愈。录此以备使用方剂者之参考。

水　痘

概述： 水痘俗名水花，由感受天时不振之气，触动内伏湿热，相搏于肌表而起。本病为一种急性疱疹性的传染病，常流行于冬春季节，患儿以一至四岁为最多，今知该病病原菌为过滤性病毒。

症状： 轻症微热，或不发热，或有轻微咳嗽，皮肤出现疱疹，椭圆，色明亮如水，四周粉红色，不明显，点粒较稀，痒甚，约二三日后，即次第收靥，饮食、精神如常。重症有壮热，烦渴，面赤唇红，口舌生疮，痘形大而密，根盘周围胭脂色红晕，或紫暗，疱浆混浊，舌质红绛，苔干而黄，饮食，精神均减，但极少危险；大约经过二三日后，水疱渐形干燥，结黑褐色痂盖，痂盖需数日或十数日，始形脱落而告痊愈。

鉴别：

天花：天花之皮疹，大多分期出齐，不似水痘同时有各个阶段的皮疹。天花皮疹分布在暴露着的皮肤上，尤其手掌及足踝处皮疹密集。天花皮疹，在比较深处，触之甚硬，好似有颗粒小豆子，在皮疹下面，且比水豆四周所绕红晕，范围狭小。天花皮疹，均按照丘疹—疱疹—脓疱次序发展，疱疹受压之处易融合在一起。天花有前驱症状三四天，一般症状均比较严重。

脓疱疹：脓疱疮疱疹，比水痘大，四周不见红晕。脓疱疮分布多在面部、四肢等暴露在外面的地方。脓疱疮，疱疹结痂成堆，比水痘痂厚。脓疱疮结痂，从中央先开始。

合并症：小孩身体虚弱，或有罹慢性病的，往往容易发生丹毒，或淋巴结炎，或并发肺炎之症。

水痘原为良性疾患，其酿成生命之危险者极少。然亦间有异常症，如出血性水痘与含气性水痘，仅水痘中，一含血液，一含空气而已，皆无害也。唯有坏疽性水痘一症，能致虚脱而亡，但多由于营养不良之结核性与腺病质之小儿，往往罹之。其他，如并发丹毒、急性肾脏炎、多发性关节炎、腹膜炎等症，均属少见。

治疗：

温浴法：每日早晚须以 35℃之微温浴汤洗浴一次。

调护法：如发热，则进液状食物，无热时，亦令安卧勿动，勤剪小儿指甲，常换衣服、被褥。

撒布法：若水痘破烂，及皮肤赤痒温烂，中医用"绵茧散"，蛾绵茧若干，以生白矾捣碎，入茧内令满，将茧放在炭火上，煅烧，待矾汁尽后，取出，研细末，同时拭净脓水，掺于疮口上。

止痒法：西医用炉甘石洗剂止痒，亦有在水痘上涂紫药水者，破痘的水痘搽消炎膏或青霉素软膏。

单方：水痘后余热不退，咳嗽者，可用一味蒲公英煎服，以祛余邪。壮热烦渴，可用红萝卜、荸荠、绿豆、竹叶心等各一味，煎水代茶饮，或小麦煎汤，亦可。

痢 疾

概述：痢疾，古称肠澼，又名滞下。旧名，下白色者为白痢，下赤色者为赤痢，赤白兼下者赤白痢。痢疾不能饮食者为噤口痢，时止时作者为休息痢，此皆为常见之症，其他不属于常见者，尚有多种名目，不赘。痢疾有传染性者，则为疫毒痢，即今时之菌痢，另有虫痢一种，如中医所谓休息痢者，即今时之阿米巴痢疾，小儿尚少患之。

本病不拘年龄均可发生，儿童时期，更为严重。多数医家，均谓有生命危险，预后不良者居多。其主要原因系小儿食入具有细菌丛集的不洁食物，蕴伏肠胃中，继为时邪所乘，恣贪口腹；或多食瓜果及一切不洁食物，肠部传化机能失职，湿热内伏，复感受时邪之气，引诱而起。

症状：一般痢疾初起，无热或微热，大便次数略增，间有脓血，或仅有黄白黏液便，腹痛，里急后重不甚，小便微黄，舌苔白腻，脉象滑数，经过数日，即可告痊。

如壮热、烦渴、恶心、呕吐、里急后重，泻下脓血黏液，或纯红血液，大便次数不多或绿色，小便短赤或不通，舌质焦红，噤口不食，甚至高热惊迷，谵妄惊厥，脉数或弦滑数疾，舌苔黄厚且干，生刺，此属疫痢，实热内闭之重症。但有体质较弱之小儿，突然出现面色苍白或青灰色，脉细数而促，舌质转淡，四肢厥冷，呼吸浅短，则属于疫痢内闭外脱之象，尤为危险。

在一般痢疾中，仍须辨寒热。其为寒湿证者，少热状，舌质淡，苔多白腻，大便如鱼脑冻汁。湿热证者，间有热状，舌质红，苔多黄多垢，大便夹黄白黏冻，小便短赤。亦有反复发作，迁延时久者，则多为中气不足、脾肾虚亏之证，至于下痢时发时止之休息痢（此证多为今日阿米巴痢），小儿罹之者尚鲜。

前贤经验，痢疾见呕逆，或呕吐、舌赤、口渴发热，或热度始终不退，腹痛始终不止，下痢纯血，或如屋漏水样者，均为恶候。小儿老人与虚弱者，罹此患皆凶。

治疗：

灌下部法：久痢成疳，用豆豉三升，葱白一握，桃叶一握，盐二十颗（约一小茶匙），苦参五寸（约一钱五分），青菜一抄（约一钱五分），以水三升（约一大碗），煮取一升五合（约半大碗）去渣，仰卧灌下部中，极妙。

疳痢，用樗根浓煎一蚬壳，和粟米泔，等分，灌下部，再度即瘥，其验如神，大人亦宜。

洗足法：桐叶三四斤，煎汤洗足，每日三五次。

罨脐法：红白痢，胡椒，一岁一粒，研，活鲫鱼三两重一个，去头尾，连骨肠入胡椒捣烂，罨肚脐上，立效。

内下部法：莨菪子、羊肉，薄切布上，以绵裹，内下部中。瘥。

吹下部法：黄连二分，麝香少许，相和，以竹筒吹下部中三两度，瘥止。

疳痢，三岁以上，口里有疮，身壮热及手足心烦，大便极臭，蚺蛇胆末，黄连、麝香，捣敷，兼以竹筒吹少许内下部中，瘥止，亦主小儿疥疮。

涂五心法：羸瘦多睡，坐则闭目，食不下，用蚺蛇胆，豆许，二枚，煮通草汁，研化随意饮之，并涂五心、下部。

罨腹法：赤痢后，腹绞痛，时用面半斤，加芥末二钱，再冲以开水，包以手巾，置腹上，稍冷即换。

灸法：久痢，灸龟尾穴。预防痢疾，足三里，左右灸之。

敷肛法：泻痢脱肛，蜗牛烧灰，猪脂和敷，立缩。蝉蜕为末，茶油调敷，加内服"补中汤"。

脐中熨贴法：小儿冷痢，香白芷一钱，干姜一钱，共研细末，以蜜调膏，先用酒洗脐，温，后贴此膏，以布束住，再将毡布烘热，在膏上熨之，气通即愈。

温揉腰部法：疫痢，用温水加西洋芥子粉一握，蘸以手巾，频频在腰间揉之，并用梅酢（浸梅之盐水卤，加紫苏更佳）一匙，一二岁者，加热汤三四匙，三四岁者加热汤一二匙，稍加白糖，频频速服之。

熨腹法：用酱一握，杂以纯质之米糠等分，置于铁锅中，炒熟取出，用布包裹，温于腹部，渐次下痢可止，食欲亦生。

针灸法：休息痢灸脾俞、肾俞、关元、百会、三里、阴陵泉。或灸神阙、天枢、关元、小肠俞、脾俞、百会。

初起即噤口者，针中膂俞、小肠俞、合谷、足三里、腹哀、外关、复溜。久痢噤口者，灸如上休息痢法。

针章门、天枢、关元、肾俞，灸命门、腰眼。

敷脐法：暴发性痢疾，高热，抽搐惊厥，僵蚕七条，全蝎两条，朱砂五分，雄黄五分，冰片一分至二分，麝香五厘，共为细末。先将鸡蛋一个煮熟，切开去黄，乘热将药末放入蛋内，敷盖脐上，2~4小时后取去，可使患者肠内秽物排出。

灌肠法：急慢性痢疾，有高热、烦躁、腹痛等症，马齿苋一两，熊胆五分，先将马齿苋煎成100至200毫升，冲入熊胆，灌肠。或将马齿苋二两煎成100毫升，每次用30毫升灌肠。

发热、下痢、里急后重，黄连二钱，煎成200毫升，灌肠。

鼻饲法：急性痢疾，有高热、神昏、口噤等症，用红灵丹三分，玉枢丹三分，至宝丹一粒（三种丸药，中药店均有成口出售）合用开水烊化，分两次用鼻饲法滴入。

此外，西医用黑士林，十瓦至十五瓦，加一倍之热水，由肛门注入体中，若发热用水囊覆在头部和心部，若发冷，置温炉于左下腹部，而增加温度。

单方：鸦胆子，取全仁，三五岁儿二十余粒，十岁儿三十多粒，取大圆肉包之，每包三粒，空腹吞下，以饭压之，使其下行。如看有白冻如鱼脑者，即冷积止。如白冻未见，过一二日，再进一服，或微加数粒，此后不须再服。

油麻子一撮许，炒令香，捣末，以蜜作浆调与服，大人亦疗之。

益母草煮食之，取瘥止。

无辜疳痢，马齿苋，捣绞汁，服三合，以瘥止。

热毒血痢，用金银花藤四钱，白水浓煎温服。

赤白久痢，用糯稻一升，炒出白花去壳，再加姜汁拌湿，再炒为末，每服一钱五分，白汤调下。

刮肠痢，噤口，闭口至重者，用猪精肉一两，薄切炙香，以腻粉末五分，铺上令食，或置鼻头闻香，自然要食也。又，噤口痢，取腊猪肉骨（去肉），锅内煎浓汤，徐徐服之，百发百中。

热痢、血痢，以金银花若干，在锅中炒干，研为细末，和白糖拌匀服，止血痢，极妙。药肆银花炭亦可购用。

痢下赤白，体弱大困者，麻子仁三合，炒香，研细末，每服一钱，浆水服，立效。

痢下不拘赤白，用麻油一合，捣和蜜汤服之。

痢下类似鱼冻者，白鸭杀取血，滚酒冲服即止。

久痢不愈，臭椿树根地内向南者，七八寸一段，洗净，去粗皮，切为细丝，每用一两，加红白糖各三钱，水三碗，煎至一碗，徐徐饮之，日三服立效。

小儿红白痢，陈海蜇（泡淡）与荸荠同煮，候海蜇烊化，去渣，令吃荸荠，自愈。

具发热、腹痛、便泻脓血、里急后重等症，用绿茶 30 克，加水 500 毫升，煎成 300 毫升（煎 10~15 分钟）过滤。每日三次，每次服 100 毫升，5~7 天为一疗程。

民间验方：发热，腹痛，泻黏液便，里急后重，鲜马齿苋一斤，加水适量，约煎 2~3 小时（以一斤马齿苋制成 1000 毫升为原则）用消毒纱布过滤，并将马齿苋渣，稍加压榨，以汁尽为宜。每日服四次，每次 20~50 毫升，连续服用，直至症状消失，大便恢复正常后 2~5 日为止。

下痢脓血，身热口渴，里急后重，苦参子（即鸦胆子）五粒，去壳取仁，碾碎，装入胶囊中，每日服三次。或用三十粒去壳，用桂圆肉包，分三次吞服。如有呕吐反应，改用二十五粒，打碎，煎浓汁 200 毫升，作保留灌肠用之。

民间验方：下痢赤白相杂，下坠窘迫，口渴，小便赤，用金星凤尾草（中药店有售，传说是贯众之叶）五钱，煎成头二汁，分两次服。

预防痢疾：用大蒜头，或盐大蒜佐餐。

山楂五钱，炒黄，煎成浓汁约 8 毫升，加水入红糖或白糖适量，一日内分四次服之。

有食积腹满，消化不良而引起泄泻者，用六神曲（中药店有成药出售），每用 3~5 钱，加水 200 毫升。食后一次服完，每日二次，可连服二日最佳。

天中茶（药店有售）每次三钱，加水 200 毫升，煎取 100 毫升，食后一次服完，每日服二次，可连服二日。

霍 乱

概述：小儿在夏秋之际，受暑贪凉，饮食与瓜果等物杂食，以致肠胃受病，酿成呕吐、腹泻之证，前人即名霍乱，西医则名小儿虎列拉。其症状虽与寻常之霍乱相似，但呕吐异常，下痢剧甚，倏即虚脱，此则大异。二岁以下小儿，多有罹之者。亦有由受寒、受热、乳食积滞而起，西医所谓肠胃炎者近之。

查本病名称，有多种不同，其名虎列拉、虎疫、子午症、虎狼病者，谓其病之猛恶而甚快也。名番痧者，以其发源于印度也。有名为急性胃肠炎者，则属于假性霍乱也。中医有名为绞肠痧者，系指干性霍乱。螺痧者，系指真性霍乱也。

症状：突然上吐下泻，少有腹痛，亦有先发腹痛肠鸣者。数次后，吐泻物均呈水样，多至十次至十二次，呈灰白色，似米泔水样，尿量减少，或闭止，口渴极甚，唯饮入则吐。渐见皮肤干燥而失弹力，腓肠肌感痉挛性疼痛，眼窝、囟门先后陷没，嗓音嘶哑，脉搏频数而细小，甚断绝，四肢厥冷，口唇亦寒冷如冰，外有黏液，其状如糊，未几，而两足、臀部、躯干，由渐发硬，终则头项强直，儿乃昏睡而死。

如呕吐、泻痢而有发热、头痛、身痛之表证，呕吐不见黄水，粪便不见米泔水，腹痛，舌苔红腻，脉象不弱小者，均属假性霍乱，亦即急性胃肠炎之症。其有生后二月至六月之小儿，因乳母患有脚气传染而成吐泻者，是类霍乱证，非真霍乱也。如为中毒性或重症者，有脑症状及心脏衰弱者，颇危。

预后：霍乱虽遍身转筋，肢冷，腹痛欲绝，其脉洪者易治。假性霍乱，虽呕吐、腹痛较烈，但预后颇佳。若阳气已脱，或遗尿不知，或气少不语，或膏汗如珠，或大躁欲入水，或四肢不收，皆不可治。霍乱无尿证者，过半数死亡。如见手足厥冷，四肢末端及口唇发绀，体表温度下降，而直肠内呈高温度等，内外体温之著差，为预后不良之兆。此外如电击性者及脉微，舌卷，囊缩者，多不良。

治疗：灸法，寒霍乱即真性霍乱，以用灸治为最宜，兹采录简便者数则如下：

1. **转筋灸法** 转筋不已，灸承山、涌泉，又是灸足大指聚筋上，又灸足大指下约中或灸足踵上白肉际。

转筋十指拘挛不能屈伸，灸足外踝骨尖上。

转筋欲死者，令人手持足，灸脐上一寸，更可灸足跟后黑白肉交际当中央。一说灸昆仑穴七次神效。

转筋入腹，令人提足，灸脐左右，又灸股中大筋上去阴一寸。

2. **吐泻灸法** 先吐者，灸心下一寸。吐且利者，灸两乳边连里外赤白肉际。吐泻不已，灸天枢、气海、中脘三穴。先洞下者，灸脐边二寸，男左女右（一名谷门穴）。下痢不止，灸大足指本节内侧一寸，白肉际左右（名大都）。

3. **呕闷烦满灸法** 苦脘，灸手腕第一约里中；干呕灸间使左右；烦闷欲死，灸慈宫（在横骨两边各二寸半）；烦闷急满，灸心厌下三寸，又以盐内脐中灸之。

心腹痛胀，吐痢烦闷不止，令病人俯卧，伸两臂膊着身，则以小绳当两肘骨尖，从骨上量度，当脊骨中央，绳下点之，去度，又取绳量病人口至两吻，截断，便中折之，则以度向所点背下两边，各依度长短点之，计三处，下时下火，灸绳便定。

4. 霍乱吊脚灸法 吊脚（一作真霍乱）用桂心八分，母丁香二两，硫黄五分，吴茱萸一钱（一方用生香附一两），加当门子少许（名雷公救疫散）共为细末，纳脐中，用老姜一大片，盖于脐上，再用蕲艾于姜片上烧灸，以暖气透入腹中为度，灸二三次，外贴暖脐膏。一方不灸，用生姜，在脐边擦透，将药灌在脐中，外用食盐喷酒，炒烧，再盖在脐上之暖脐膏膏药上摩运，或用原麝香、倭硫黄、上猛桂等分，研末，每用一分，用葱白捣烂，放于脐之内外，并用暖脐膏药盖之。云称此真霍乱之效方，盖姜片灸，其效尤大。

5. 寒霍乱灸法 吐痢厥冷，烦躁，冷汗出者，灸神阙屡得效。

欲死气绝而腹有暖气者，以盐填脐中，灸盐上，不计数，以醒为度。一作腹痛，炒盐填脐内，用艾放盐上烧之，以烧至痛止病醒为度。一作炒盐二包，一包熨其心腹，一包熨其背，气通即愈。

神阙、天枢、丹田、水分几穴，一齐灸起，不得迟早。如有呕吐，加灸天突穴之骨旁，亦一齐灸起，唯神阙一穴，须灸至泻止不呕为度（每穴上，先贴生姜一片，如铜钱大，上用银针，刺眼七个，约灸十火换一片），或生姜一片，贴脐中间，上加艾绒，炷香燃灼，艾绒团如樱桃大者，灸七八火，忍痛灸之，无不立愈。并治吐泻中风、中痰、小儿慢惊风等症。

霍乱，诸法无效，灸大椎即效。又但有暖气者，灸承筋立苏。

又灸法：夏令有一种类似瘪罗痧症，腹痛、四肢抽搐，用麝香四厘，按脐眼内，外用生姜一片盖上，用艾绒一撮，燃灸，数以愈为度，起疱无碍，挑破用清凉膏盖之。若兼用矾蒜内服（明矾一大块，如酒杯大，蒜瓣六七个同捣烂），用开水一大碗，澄清渣滓，取水服一大平碗，即无妨矣。如已冷至手臂，其势已速，随冲随灌，不必再俟澄清，此方虽觉平淡，功效甚速。此用于真热假寒证（若真寒证绝不可用），必能起死回生，神效立见。

针法：热性霍乱以用针治为适。阳证，刺尺泽、少商、委中，或刺少商、关冲、少泽、委中出血。腹痛不止刺章门、气海、足三里。转筋刺承山、绝骨、太冲。

霍乱痧胀，须视其腿弯上下，有细筋深青色，或紫色，或深红色（肌肤白嫩者，方有紫红色），即是痧筋，再细看病人背上，如有黑点，用针一一挑破出血，即愈。若迟一日，即不能救矣，毒深者，非刮背不可。

绞肠痧，以针刺其手指近甲处一分半许（少商）出血，即安，仍先至两臂捋下，令恶血聚于指头后刺之。

素髎穴，刺同身寸之三分出血，为治霍乱之要着，凡吐泻立着，心中撩乱者，刺之皆效。

熨脐旁法：干霍乱，或用香附末、广艾，炒温，熨脐之四旁，亦佳。

刮法：绞肠痧，在病剧之时，周身冰冷，回血管之血液凝滞不行，当用细口茶碗，将碗边一处，少涂香油，两手执其无油之处，先刮其背脊两旁（脊椎上亦可轻刮），以刮处见红为度。刮时又宜自上而下，按次刮之，可使毒气下行，次刮其胸与胁，次刮其四肢曲处（尺泽、委中）及腿内外腨，至头、额、项、肩，亦可用钱刮之，又当兼用放痧之法，将四肢回血管之血用手赶至背曲处，用带上下扎紧，于尺泽、委中，两旁血管，用扁针（消毒）刺出其血，以助其血脉之流通，且又放出炭血，俾此霍乱之毒菌，从此灭轻也。一作，择一光滑细石瓷碗，或用瓷匙，另用热水一盅，入香油一二匙，将背心上轻轻向下顺刮，以渐加重，碗干则再蘸再刮，至痧点起块为止。

温体法：转筋肢冷，用高粱酒四两，白胡椒五钱，葱头七个，捣汁，生姜汁半酒杯，和匀，用新棉蘸擦患处，得筋舒肢温即解。

或用手蘸火酒或烧酒，急速擦摩其周身及腿肚发硬之处。

或水煮粗厚之布，乘热叠数层，覆于转筋之处，即不转筋者，亦可覆于小腹及腿肚之上，凉则易之。

或以茶壶及热水袋，满贮热水，以熨各处。

或醋炒葱白（切丝），或醋炒艾叶（揉碎）熨之。

酒姜灸法：或用绒布浸火酒及樟脑精摩擦拘挛之处，用布包热汤壶，温其四肢，再用芥米暖膏，贴于腹上，饮以白兰地酒。

四肢厥冷，转筋：桂枝四两，红花一两，附子二两，吴茱萸三两，生姜半斤（打烂），陈酒煎汤，乘沸热时，用布渍汤，频熨四肢厥冷处，若转筋甚者，加木瓜三两。

熨胸腹法：无论何种霍乱，以炒盐布包熨胸腹部上下。

擦转筋法：每于转筋时，即以盐揩擦痛处，三五十匝，虽皮伤不妨，且可断根。

敷涌泉法：转筋以蒜泥敷涌泉穴，可治转筋，且能预防。

纳脐嗅鼻法：霍乱，吐泻，吊脚，转筋，牙关紧闭，手足厥冷，及一切危险急痧等病，用灵宝万应丹一分或半分，纳入脐中，以清凉膏盖之，立能起死回生。轻者，以药少许，入鼻孔内，无不神效，唯孕妇忌用。

点眼角法：用生姜一大块，捣出自然汁，去渣，停止片刻，澄清，去上面清水，取下面白色姜粉，以少许点入眼角内，即愈。虽干霍乱内服忌姜，而外用不妨，且传者谓可统治阴阳干湿霍乱。

熏鼻脐法：转筋已死，心下尚温者，用朱砂二钱（一作二两）和黄蜡三两，烧烟熏口、鼻并脐，更贴手足取汗。

食盐熨法：干霍乱，炒盐一碗，纸包，纱护，顿其胸前并腹肚上，载以熨斗，火熨，气透则苏，续又以盐熨其背，则十分无事。

拔发出血法：干霍乱初起时，头顶心必有红发，急寻出拔去，再以三棱针，刺委中，或刺少商穴，出血。或将两臂，令恶血聚指头，刺之，挤出热血可立苏。更用新汲水，或热童便，入盐一两许，恣饮。

涂脐法：将独头蒜一个，捣碎，将草纸隔七层敷脐，若起疱，用鸡蛋清，涂之即愈。

另有受暑吐泻者，用绿豆粉，以鸡蛋清调成膏。吐多，涂两足心；泻多，涂囟门，止则去之。

热巾罨法：手足冷，宜时以热巾罨之，使血液不致停留。

放血法：干霍乱必须外用针刺少商、委中、舌尖等处，再用手揉其穴，令血多出，则毛窍方开而气始得渐达。

用三棱针（消毒）放尺泽穴出血，有效。

王清任云：初得吐泻，用针刺其胳膊肘里弯处血管（即尺泽）

流紫黑血，毒随血出而愈。又云：尺泽左右四五根血管刺之，皆出血，皆可愈。尺泽上下刺之亦可愈。总之用针所刺而愈，皆风、火、气有余之证，不足之证，愈针愈坏。

单方：须吐者，以樟木屑煎浓汁，入口取吐甚良。一说霍乱上下泻，用香樟树皮一把，水煎温服，立止。（一作樟木煎浓汁饮之，亦能止吐泻而愈）

霍乱初起，不论阴阳，用盐制橄榄炭三钱至八钱，研末，开水送下，可已吐痢。其有发热烦渴，可用橄榄树枝煎汤恣饮（蘸露同效），百发百中。

干霍乱（名绞肠痧）吃菜油，可以缓解肠痉挛。

干霍乱用盐一撮，放刀上，炭火炙透，以热童便和服，少顷，即得吐泻。或以新沸水，井水和服亦可。一说，入盐少许炖服，神效。如不敢服井水，即以开水放极冷代之。或用白马粪不拘多少，阴干，瓦中炕出青烟，时时拨动，不使烧成黑炭，俟烟尽即取下，研成细末，过密筛，瓷瓶收贮，服时用极好陈酒炖温，化服三五钱，片时大便即通，腹痛立止，名"独圣散"（马粪愈陈愈妙，无白马粪，诸马驴粪亦可。无陈者，新制亦可，无陈酒，开水亦可）。传者云，此方神验，宜预备救人，功莫大焉。

绞肠痧，生白矾，研末，开水、冷水各半杯冲服，兼治各种痧气。

其他：霍乱病中，宜绝对断食，虽饭汤、稀饭亦不许入腹，盖胃肠消化、吸收两种机能，此时完全停止，所食之物，不但无补身体，反为病菌良好之培养料也。唯恢复时期，轻软流动之物，不妨稍稍与之，而薏苡仁粥最佳。以苡禾为米，本科中最滋养而易消化之散炎植物，并有得尿之效，可免霍乱后肾脏炎之发生。

简方：东丹、朱砂、枯白矾等分，为细末，枣肉为丸，如黄豆大，每服三四丸，戳针尖上，灯火上烧过，研细，凉水调服，名"烧针丸"，甚效。

成方：暑盛时，用益元散或紫金锭。传者云，有特效。

按：以上诸法，虽未尽备，但可足敷用，不但用于小儿，即大人亦得适宜用之。其他关于本病外治法，另详写内科外治手稿中，兹从略。

痄 腮

概述： 痄腮，俗称为蛤蟆瘟，又名发颐、鱼鳃风、时毒，今名腮腺炎，一作耳下腺炎。有传染性，现代查明流行性腮腺炎的病原体，为滤过性病毒。小儿在5~15岁时期，常患此病。并发病中，男孩则出现睾丸炎，女孩则出现卵巢炎。睾丸炎是在体温下降时开始发生，卵巢炎可在接近性成熟时期见到，经过均良好。流行季节，以冬春二季为较多。

症状： 一般轻症，仅觉耳下腮部酸痛，继则肿胀，如无其他症状出现，三四天后，便可痊愈。较重的起初有恶寒发热，头痛，倦怠，呕吐及鼻衄等症，与感冒相似。两三天后，腮部焮热肿大，酸痛难受，咀嚼困难，吞咽不便，肿胀时间常达五六天之久。整个病程8~12天始已。最严重的，有壮热、神昏、呕吐、痉挛，舌赤，苔黄或白而干燥，脉象多浮数有力，并发睾丸炎等症。罹患部位，始终是一侧性的，且常在左侧，少数有侵犯两侧腮腺的。

治疗：

涂敷法：青黛或陈石灰，适量，以醋调，敷局部。

天花粉、黄柏、大黄、姜黄、白芷、厚朴、陈皮、甘草、苍术、天南星各等分，为末，以大蓝根叶捣汁调敷，加蜜亦可。如意金黄散，研搽肾囊。

雄黄、明矾各等分，为细末，水调涂，日二次（此系北乡颜医师经验方）。

生大黄、白及、五倍子，研末，姜汁调敷。

皂角二两，生南星二钱，糯米一合为末，鸡蛋清调敷。

猪胆汁三个，生姜、米醋各半杯，和匀，磨京墨敷之。

冷热罨法：用湿温罨。剧痛，用冷罨。

针灸法：初起，灸大迎、风池、听会；或灸完骨、身柱、手三里各十壮。

针少商（出血）、合谷、解溪、行间、涌泉、印堂；或合谷、列缺、颊车、风池等，每日一次。其他可选手、背、肩的要穴。

单方：板蓝根片（每片含生药 1.5~2 克）每次二三片，每四小时吃一次，三四天就好。

疟　疾

概述：小儿疟疾大多由于外受风、寒、暑、湿，痰食内停，营卫失调而起。西医谓，该病病原，系由疟疾原虫疟蚊（安诺弗雷斯）所传染者。又谓孕妇患此，能使胎儿感染，其次由乳母之乳汁感染者亦有之。中西医家在本病上，又有种种不同之名称，如痎疟、瘅疟、温疟、风疟、寒疟、牝疟、劳疟、瘴疟、食疟、痰疟等为中医所称，如泥沼热、间歇热、霉毒气、瘅热证、寒热病，麻拉里亚等，则为西医所称。而民间亦有各种不同称谓，如云南贵州称瘴气，广西称羊毛痧，四川及北方等地通称打摆子。此病预后多良。唯有高热、神昏及严重贫血，或浮肿者，往往不良。

症状：五岁以上小儿，所发病证，与成人无大异，先有头痛，恶寒，发热，出汗等为其主症，余如恶心，胸闷，寒战，昏迷与持续时间之长短等，往往不能一致。有一日发、二日发、三日发三种类型。重症发病时间，可能延长十多小时，则属于恶性疟之一种。五岁以下幼儿，大都不发寒战，仅见四肢寒冷，仅有微热，无淋漓大汗，每变间歇热为弛张热，以其即在不发热时，亦稍稍有热，与寻常正规之反复者大异。精神不安，呕吐或下痢等症状，甚至有惊厥昏迷现象，其脾脏肿大较早，且多变硬，皮肤与黏膜俱现苍白色，脚瘦削而兼浮肿，以是每易脱力而死。

中医所称疟疾之种类，以先寒后热为正疟；先热后寒为邪疟；寒多热少、无汗者为寒疟；热多寒少、有汗者为风疟；但热不寒者为瘅疟；时呕者为温疟；但寒不热者为牝疟；染山瘴之气而发者为瘴疟；休作不定者，为发作无时疟；夏伤于暑者为痎疟；积久不瘥、小劳辄发者为劳疟；经年不愈者为痎疟，病久、脾脏肿大者为疟母。

西医所称疟疾之种类，有每日疟、间日疟、重复间日疟、三复四日疟、重复四日疟、热带疟（即恶性间日疟），其有异常经过者，则有昏迷疟、谵妄疟、霍乱样疟、冷厥疟、胆汁性疟，更有慢性疟、假面疟、黑水疟、疟疾恶液汁等。

又谓，疟疾有三种虫类。第一种原虫，自侵入红细胞后，四十八时内，发育成熟，将该细胞分裂破坏而显猝发之寒战、高热出汗等病状，是为隔日疟。第二种原虫，须七十二个小时，方能发育成熟，故待第四日（或三日整）始发作，是为隔二日疟。第三种原虫，较上述二种，尤为恶劣，成熟于二十四小时至四十八小时之间，即我人所称之恶性疟是也。原虫在细胞内分裂一次，即发疟疾一次，每发一次疟疾，即毁无数之细胞，疟疾患者，每患贫血症状，即由于此。

治疗：

枕蝉蜕法：小儿初发疟疾，名曰胎疟，以蝉蜕二两，包好作枕，与儿睡之，其疟自止。

敷手心法：胎疟不能服药，用黄丹五钱，生明矾三钱，胡椒二钱五分，麝香少许，共研末，以好醋调敷手心，男左女右，以绢包手掌，发汗而愈。

敷眉鼻手足法：赭石三钱（浇红醋淬），朱砂五分，砒霜如一豆大，各药用纸包七层，水浸湿，火中煨干，研末，加麝香五厘，香油调敷鼻尖、眉心、手足心，云神应。

贴颈椎法：疟疾腹痛，用巴豆一粒，捶扁，不去油，先疟前二时，置脊椎第一节，外以小膏药盖之，过发疟之期则揭去。此法用于小儿并无所苦，且有奇效。

涂背法：脾寒虚疟，以附子米温酒涂背上，或塞鼻，勿食汤水，过时即愈。

握蛋法：常山二两，为末，鸭蛋七枚，用药末入砂锅内煮极熟。病发时取蛋握手中，冷则更换，仍将握过之蛋，再煮再握，俟疟止方住。下次发时照前者，握二三次后即可止矣。

敷足心法：疟愈复发，大蒜一味，少许，擦敷足心，着袜而寝，即不复发。

裹膝盖法：或将老姜捣烂，裹于两膝上，周夜始行取去，可保永久不发。

敷经渠法、内关法：或用独头大蒜，研烂，敷于经渠穴处（点穴法用草从左手中指顶尖处，量至中指根处为止。将草摘断，即用此草从根量至掌，再从掌量至腕，为度，以黑点记），用核桃壳（如无，改用蚬壳亦可）盖上，以布扎上，一个时辰，即去之，如发疱，以消毒针刺破出水，效。一作，大蒜捣敷臂上内关穴。

贴脊椎法：如发三次后，用膏药一张（胶布亦可）加胡椒末，贴在第三脊椎上，即可断根。传者云：不论每日发，或间日发，无不立奏功效，屡试屡验。

鼻嗅法：截疟，用常山、草果、丁香少许，用上好酒半茶杯，煮数滚，盛盅内，热熏鼻孔，嗅其气即愈。编者屡经试用有验。或作老年患疟，畏服药者，常山、草果、陈皮（即常山饮也）炒嗅。

缚脐法：用常山饮炒热，缚脐上，其发必轻，再发再缚，数次必愈。

敷虎口法：痎疟寒热，阿魏、胭脂各一豆大，研匀，以蒜膏和敷虎口上，男左女右。

擦胸背法：劳疟多痰，以姜汁、贝母、半夏为丸，擦胸背。

嗅药或塞鼻法：久疟人虚，寒热不已，嗅甜肉桂，或塞鼻，则寒自退，热自轻，神清气爽，思食而愈。一说久疟不已，用上甜肉桂，去尽粗皮，一钱余，于疟将发时，预噙口中。

疟前取汗法：在疟发前吃热稀粥取汗，或于疟发前先坐于烈日下，吃一二碗辣汤，或热稀粥得汗即愈。此属秦正生医师经验，写在《现代医药杂志》第六一期。

贴肚脐法：三阴疟，用附子二钱，白胡椒、肉桂各一钱五分，公丁香一钱，麝香一分五厘，冰片一钱，研为极细末，用膏药一张，上药末一分，于发日五更，空腹、未发之前，烘热，贴于脐上，手揉百转，睡去片时，方可食物，忌生冷油腻、蛋、面、菱、芋、鱼腥等物。名"三阴疟疾膏"。

贴肺俞胸口法：三阴疟，用麝香一分，冰片一分，朱砂一钱二分，花椒二钱五分（以上分两，小儿减半），共研细末，分掺两膏药，在发作前二时，一贴背脊第三椎肺俞穴，一贴当胸，效。

塞鼻法：不拘寒热，捣桃叶尖为丸，雄黄为衣晒干，贮瓶中封固，临用取一丸，裹绵塞鼻中，男左女右。

小儿胎疟，数次寒热分清后，用草果仁少许，研末，薄绢（或净棉）包裹塞鼻孔内，男左女右，可不再发。如系重症，则须延医治之。

苍术、白芷、川芎、桂枝各等分，研成细末，固封，用时，将该药粉约一厘，包于绸布内，使用椭圆形尾端，用丝线扎紧，在发疟前二三小时，或半小时不等，塞入一个鼻孔中，令小儿卧床休息。闻药时间不等（五小时或一天，主要看小儿是否与医生合作）。若闻药时，症状仍发作者，勿将药取出，待症状发作后再取出，这样同样会生疗效。

搽鼻眉手足法：久疟及恶性疟，用赭石末（烧红醋淬）三钱，朱砂五分，砒霜一豆大，各药用纸包七层，水浸湿，火中焙干，研末，加麝香五厘，香油调搽鼻尖、眉心及手足心，效。

消疟母法：久疟成痞，胸胁高起者是，又名疟母，系属脾肿，用毛脚芹、大蒜、银朱同捣烂涂患处，以油纸盖上，扎住半日，皮上疼痛，口中有蒜气出，其块即消。

或贴消痞狗皮膏（药店有售），内服鳖甲煎丸。

或大蒜一个，晒干研末，朴硝三钱，研末，加独蒜头小者一个共捣烂，贴上自消。

或独头蒜一个，黄丹一钱，番木鳖（焙为末）五分，共捣成饼，放患处，扎好，口中有蒜气，即去之自消。

灸法：疟疾，灸章门穴，屡试屡效。或灸百劳（大椎）同效。一说截疟，灸大椎尖头七壮，或灸章门，不截，则灸承山，尚无效者，灸涌泉。

疟母，灸脊柱，自七、九至十三四椎。

诸疟，灸两乳下一指，各三壮，或灸颈后大椎有效。

单方：小儿久疟，每日冰糖五钱，煎浓汤服之可愈。一作胎疟，冰糖泡茶，时时饮之。

温疟，但热不寒而痰甚者，当归五钱，水煮，日一服颇佳。

三阴疟（又名四日两头疟）诸方莫疗者，每日食炒熟花生一两许，不半月可愈。

老疟、劳疟，用鳖甲，醋炙研末，酒服方寸匙，隔夜一服，清早一服，临卧一服，无不断者。入雄黄少许更佳。

慢性疟疾，鳖甲为粉末，每次用一克许，黄酒调和服下，早晚各一次。

间歇疟，用胡荽子和砂糖服，奇效。并治痞气、疝痛、郁滞诸证。

小儿瘟疟，鸡内金煅存性，研细末，每次一至二分，乳汁冲服，一日二三次，数次即愈。

预防之法：避低湿而移居高燥之所，并严禁小儿漫卧地上，防护蚊子蜇刺，禁止恣食生冷瓜果。

流行性感冒

概述：流行性感冒，是传染性极大的一种疾病，初起症状，与普通伤风相似。此种病因，为依夫发明之病原菌所传染，死亡率往往超出各种传染病几倍，其续发症多为急性肺炎，儿童与老人死亡数最占多数，称为可怕之流行感冒。

症状：初与伤风相似，病邪内进，热势亦渐壮，体温升高，头痛、额痛，眼结膜亦发炎，咳嗽，咽痛，全身酸痛，心胸痛，有时鼻部流血，嘴唇和鼻部附近或出现小疱样疹，精神恍惚，大人则间发谵语，呼吸困难，饮乳维艰，则应考虑有无法并发肺炎等症。

治疗：与伤风法参合用之。

温脚法：用较高之木桶，入以热水令满，中加芥辣末一两，调和（不用芥辣亦可）置桶于床前，令患儿伸腿其中，横卧于床上，以油纸覆桶及腿，再以棉被上覆身体，四边卷紧，不可透风。如是安卧约一刻钟之久，则头面及腋窝，均发汗液，少时去桶，拭干两腿，再严密裹被而寝，隔日即愈。倘病势较重，可先沐浴使其出汗，再服大黄末五六分，用姜汤冲服，此法，大人亦得用之。

覆额法：风寒头痛，醋炒荞麦面，为两饼，交换覆额上，取汗，以收风毒。

嗅法：薄荷脑一钱（一作三克，淀粉三克），小粉五分混合嗅之。

敷足心法：白芥子三钱，鸡蛋清二枚。将白芥子研为细末，调鸡蛋清敷足心，可退热。

针法：寒热，头痛，眩晕，鼻流清涕，肢酸背痛，喷嚏咳嗽，或咽喉感痛等症。刺少商、老商（新穴，在大指端的外侧，距离爪甲角的部位上，与少商穴相对）、中商（新穴，在少商和老商穴的中间，距离拇指的爪甲根一韭叶处），左右两大拇指上各三针，共六针。中魁，左右各一针，共二针；在手腕上横纹前两筋间陷中，左右各一针，共二针；人中（近鼻孔陷中，在鼻孔柱下沟中央）一针，总共五针，以上各穴刺后都用手挤出血少许。

简方：感冒，恶寒，头痛，发热。带须葱白三根，香豉三钱，秋冬加生姜一二片，煎浓，一次温服，如不解，再服一帖。

预防简方：天中茶（药店有售）每日取二三钱，开水泡服。

贯众汤：贯众三钱，荆芥三钱，紫苏三钱，甘草一钱五分（儿童酌减），一次温服，每日一剂，连服三天，或隔日服一剂，服完三剂为一个疗程。如半月后，流感仍然流行，可再服一个疗程。

鲜藿香一两，鲜佩兰一两，鲜薄荷二钱（如无鲜的，可用干的，用量宜减半）。上药盛入布袋内，用清水 5000 毫升煮沸，煮沸后再煮三分钟，盛入洁净茶缸内代茶饮之（五人一日量）。

小儿瘫痪症

概述： 小儿瘫痪症，或作小儿麻痹，西医书籍多写作急性脊髓前角灰白质炎，为神经中枢传染病。四季多可发生，但常流行于夏秋之间，好侵犯 2~5 岁之小儿，此外学龄儿童及成年人，亦间有罹之者。该病在中医书籍中，未备此病名，诚如《中医小儿科学讲义》所称，在古代文献中有小儿中风、半身不遂、痿症、软脚瘟等等记载，仅符合后期的某些症状。

症状： 患儿有不同程度的发热，有闭厥症，有高热持续，神志昏迷，或烦躁不宁，甚或出现四肢抽搐等热窜厥阴症状。喉中痰闭，声音嘶哑，呼吸困难，吞咽维艰，渐至窒息而死亡。在风热证，则伴有头痛、咳嗽、咽头红肿、食欲减退，或呕吐腹痛，精神不安，身体运动不利，接触肌肉即啼哭痛叫，神志清楚，舌白苔或微黄而质红，脉多弦象，一般尚无明显瘫痪症状。在湿热证，当发热时，身体转侧不便，或伴有疼痛感；热退后，瘫痪症状即明显出现，而以腰腹以下及两腿为多见。有发于一侧或双侧的，或伴有腹肌麻痹的，舌苔多黄而浊腻，脉多濡数。在本病后期的后遗症，患儿的瘫痪肢体，痿软无力，如将其举起、放下，几如死物一样，毫无自主能力。再经一二周后，渐次萎缩，并显著羸瘦，麻痹皮肤稍厥冷，常有斑纹样或发绀，并有时稍浮肿，常出现变形、畸形、拘挛等。

治疗：《中医儿科学讲义》云：各地对本病治疗，采取单独应用针灸或推拿疗法，均取得较好疗效。不论使用何种方法治疗，若能及早使用疏通经络，调和气血的方法，很可能促进已经麻痹的肢体获得早期恢复，如瘫痪在一二年以后才开始治疗，则效果比较缓慢，但一般病儿亦尚能获得改善和进步。

《中医儿科手册》云：风热证，采用银翘散合桑菊饮复方加减；或采用羚角钩藤汤，加服安宫牛黄丸或至宝丹。湿热证，采用白虎加苍术汤，合二陈汤加味。后遗症采用人参养荣汤，或加味金刚丸，或健步虎潜丸。

又，黄芪，为补气活络，治手足麻痹要药，临床上对虚弱人患热病后，致手足痿软者，配合当归、生地等养血活血药，效果颇佳。他如肌肉疼痛时，可采用热敷，瘫痪部位常加以按摩，使筋络流通。针灸疗法，亦适用于各种瘫痪症，疗效甚佳。一般热退出现瘫痪者，可以针灸治疗为主，在恢复期内，可选用加味金刚丸等。

《中医儿科临床手册》，分四个症状采用针灸治疗，摘之如下：

闭厥证：中冲、少商、神门、涌泉、行间、解溪、昆仑、人中、哑门、百会。

风热证：风池、大椎、合谷、间使、大陵、下髎。

湿热证：行湿化温。通里、内关、阴陵泉、足三里、承山、三阴交、太溪、下髎。如发热虽不高，但绵延不解时，可从风热证中选配解热穴同治之。如已伴有肌肉疼痛者，则按所痛部位，循经采取别络穴，如腿后肌肉痛，取飞扬；若小腿前外侧肌痛，取丰隆、光明之类合治，余类推。

后遗症：一般据瘫痪部位分别取穴。

脸面瘫痪：丝竹空、攒竹、阳白、太阳、颊车、地仓、迎香、翳风、合谷、太冲、厉兑、至阴。

项腰软弱：风池、天柱、大杼、肾俞、委中、悬钟。

上肢瘫痪：肩中、曲垣、肩髎、曲池、外关、中渚、合谷、腕骨。

下肢瘫痪：秩边、中髎、环跳、风市、中渎、髀关、伏兔、阴市、阴陵泉、足三里、光明、绝骨、解溪、三阴交、行间、内庭、太白。

腹肌麻痹：章门、带脉、气冲、天枢、大横、足临泣、志室。

按：《中医儿科手册》所采用的针灸治疗法各穴，与临床手册稍有异同，可以互参。

《医学举隅》云：小儿忽然瘫痪或成痿废者，用薏苡仁、空沙参、榧子肉、牛猪脊髓、野鸭、鳗鲡鱼等，多与常服，久而自瘳。

《中医儿科手册》云：发热未退者，针合谷、大陵、间使、大椎。并发吞咽不利者，针少商、合谷、照海、扶突。二便不调者，针合谷、天枢、气海、关元、膀胱俞、足三里、三阴交。上肢瘫痪者，主穴百会、肩髎、曲池、合谷、大杼，配穴肩贞、外关、地仓。躯干瘫痪者，主穴气冲、幽门、肾俞、关元、大杼，配穴上髎、足三里、环跳。下肢瘫痪者，主穴气冲、阳陵泉、足三里、光明、解溪，配穴风市、三阴交、复溜、昆仑、环跳、悬钟。

以上各穴，一般轻刺不留针，在一般情况下，主穴不予更换，配穴可根据病情轮流使用，隔日治疗一次，三十六次为一疗程，久病者，亦可针灸并施。

又按：杨医亚编译的《针灸治疗医典》云：小儿脊髓麻痹，有采用大小肠俞、上髎、次髎、腰俞等，施灸及刺针（浅刺）的，有采用肩井、身柱、中脘的，又有采用大杼、肺俞、肾俞、三焦俞的，皆供针灸者之参考。

推拿疗法：可按部选用针灸经穴手法，以按定穴位，用掐揉两法并行，如面积较大，可采用拿运两法，在上下周围相互兼施之。

擦局部法：瘫痪部位，可用桑枝、秦艽、川芎、当归、桑寄生煎剂，用消毒棉球蘸湿擦之，鄙意可加红花。

热敷法：在麻痹部位，每天热敷两次，每次十至十五分钟。

其他：点脊疗法在临床上亦可试用，尤须注意护理，经常更换卧位，以防褥疮，多增加富于营养的菜肴，以增强患儿体质。发病初期，须绝对静卧，避免疲劳。在发热时，宜食清淡饮料，如藕粉、绿豆汤、赤豆汤、稀粥汤等；至热退时，可增加牛奶量，并须常食鸡蛋、猪肝、猪腰子，及其他富于营养而易消化之食品。

在发生本病以后，应严密隔离，一般以40天为本病隔离期间，病儿所用过的玩具、食具、衣服、被褥等，均必须烫洗，或放在日光下曝晒，或用石灰水洗涤，以防传染。

第十章

一般外科疾病

胎　毒（附：胎垢、胎风、胎剥）

概述：小儿初生，心下至脐下有如梅核累累三四枚者，胎毒也，胸肋膨胀者，亦胎毒也。此所谓胎毒，一名胎疮，或称胎脓疮，有生下后，遍体有斑烂脓疮，或生后月内头面腹背手足等处，满布脓疮，此胎毒发泄于外者，至其潜伏于内之胎毒，如痘疹、癫痫、鸡胸龟背、胎惊等，则另分别述之。

症状：婴儿生下，皮肤湿烂，或浑身脱皮，或有鳞甲蛇皮之状，或如水疱，或如水晶，破则流水，或头上生疮，或如干癣，或脓水淋漓，或结屚成片，或皮肤赤肿，发为丹毒等等。

治疗：

涂敷法：初生游风毒，似赤油丹，初由足部，渐达腿腹皮肤，始现紫红色，重则渐如姜黄色，比赤油丹危险更甚，如肿至小腹则难救。可将胞中之水，涂敷肿处，肿势可随消，倘胞水已干，则以胞膜代之贴于患处。

调涂法：头面生疮，作痒出水者，属心经热，用陈石灰、黄柏、滑石各五钱，研细末，桐油调搽。

发于眉际，延及遍身四肢，脓水淋漓者，属肝脾实热。用淀粉（即粉锡）、松香、黄柏、黄连、枯矾各一两，研为细末，用清油调搽。

紫甘蔗皮一两，儿茶五钱，血竭二钱，梅片四分，共为末，猪胆汁调搽，内服西黄末二分，生大黄煎汤送下。

鸡蛋二三枚，蒸熟，去白留黄，加乱发一团，如蛋大，于铁器中，炭火干煎，初甚干枯，少时发焦，蛋有油出，俟冷取油和苦参末，搽之，数日即愈。如蛋油难取，俟煎枯后用滚开水少许冲入，油浮水面可取。

黄连、黄柏、黄芩等分为末，湿则干掺，干则油涂之。

小儿月内㾬（读 guai）疮，满头及浑身脱皮者，用多年尿缸内红色砖，焙干为末，或香油，或麻油，俱可调搽。

蔷薇花梗，连皮去叶，炙研细末，茶油调敷。

月内㾬疮，红赤无皮。黄连、蓝石、寒水石、黄柏、芙蓉叶各五钱，景天、郁金各一钱五分，大黄一两，各取净末，研细和匀，外敷、内服均可，内服每次五分，甘草节四分，煎汤和蜜调下。

轻粉调桐油涂之。或米汤油洗净，取燕子窠泥，用麻油调敷，数日即愈。

雄黄、黄丹、乳香、没药、白芷、王不留行各为末，猪胆汁涂。

生槐枝六两，麻油二两熬，铝粉、轻粉、熟石膏各三钱，和匀涂。

桑树，在日出时，刀斫二三下，少顷，其浆自出，和蜜涂，立愈。

全墨亦妙，治胎毒，重舌，马牙，牙根肿胀，并治脐风、鹅口及口舌生疮。

炉甘石（用黄连水、童便制过）一两，黄柏（用胆汁涂）、炙甘蔗皮（烧）、儿茶、赤石脂各五钱，绿豆粉炒七分，冰片五分，麻油煎鸡蛋取油调敷。

小儿生三日，身上红肿，谓之油风烂。草鞋烧灰和菜油敷。

胎毒、胎疮、头上红赤、痛痒，偏身无皮：白附子、蛇子、黄丹各五钱，羌活、独活、白蔹皮、滑石、雄黄、枯矾、胭脂灰各三钱五分，麻油调搽，并治一切痒疮。

初生胎毒，急用花椒三钱，黄柏三钱，铝粉二钱，枯矾二钱共研成末，麻油调搽，自愈。又鸡蛋和苦参末调搽。

老松香二两（炒），黄丹一两（微炒），铅粉五钱（炒净，勿留铅气），真青黛一两，白矾二两，入头发少许，同烧，以枯为度，共研细末，湿则干敷，干则用麻油调搽。极效。并治癞痢头疮及男女一切湿疮。

涂布法：炉甘石火煅，淬入黄连水内三次，童便内四次，用一两，赤石脂一两，紫甘蔗皮（烧灰存性）、甜儿茶各五钱，黄柏（用猪胆汁涂炙七次）七钱，绿豆粉（炒）三钱，梅片五分，共研细末，用麻油入鸡蛋黄一枚，煎令黑，去渣，待冷，调和药内，搽疮上。

活蜗牛、生甘草、儿茶、樟脑、东丹、绿豆粉、枯矾各等分，轻粉、冰片各一钱，地龙粪五钱，麝香三钱（可少用），共研细末，调敷，轻者单用煎方内服，重者用内外合治，无不可救者。

陈石灰、黄柏、滑石各五钱，研细末，桐油调搽。

吮刺法：胎毒、皮肤赤肿、发丹者，即令人随患处吮之，使毒血聚于一处，用砭法刺出毒血，然后以药治之。参看丹毒及疮疡条。

调敷法：头面胎毒，炉甘石，煅存性，研末，放碗内，童便调匀，用艾绒烧灰熏透，以裹面均黄色为止，候冷用麻油调敷，虽十年不愈者，三五日必愈，一切疮毒年久不愈者，皆可治。

敷眉上法：用轻粉、黄柏、蛤粉各一钱，青黛一分，共为细末，用熟鸭子黄油，调成硬膏，存贮。用时每日眉上敷二指宽一条，不洗，次日逐往下敷二指，以至面颊，前胸，敷毕，候其自落，决不再发。千万不可一日全敷，第一，恐其后发，第二，恐其毒入脏腑。方海川传儿科病中药疗法，称为胎毒特效药。

内服方（《奚氏家秘》）：治遗传性梅毒。珍珠粉、真西黄各五厘，研末，用连翘壳、西赤芍各一钱，土茯苓三钱，煎汤调珠黄粉服，每服十天，大便下恶物，妙。

银花二两，甘草二钱，天花粉、黄柏、绵地罗各三钱，人参二钱，煎服二剂。

小儿胎毒及赤游丹毒等症：用人中黄，每服三四分，外敷"真君妙贴散"。

真西黄三分，飞辰砂、飞雄黄各七钱，乳香、没药（去油）各五分，麝香一分，山慈菇一钱，为末，蜜丸，重三分，每服一丸，金银花汤调下，亦须连服取愈。

附：胎垢、胎风、胎剥

胎　垢

　　概述：此症由胎毒不清，流注于皮肤所致。前人有分写皮肤甲错、遍身腥臭、遍身鱼脬之症，今统称为胎垢。

　　症状：生后皮肤有如蛇皮鳞甲之状者（皮肤甲错属之），或有如鱼脬，水晶之状，破则流水者（遍身鱼脬者属之）或遍身似胶似血，腥臭异常，如痰如涕，污秽不堪者（遍体腥臭属之）。

　　治疗：

　　浴法：白僵蚕（去嘴为末）煎汤浴之，一方加蛇蜕。

　　遍身如胶如血，如痰如涕者，用益母草、川连各一两，蛇床子、苦参各二两，生大黄一两，藁本、黄芩、黄柏各五钱，朱砂、雄黄各一钱，忍冬藤二两，生甘草一两，煎浓，待温浴之，另以上煎清汤，用新棉絮，蘸药水，拭去小儿口中秽涎、蕴毒，要手法敏捷，不令咽下，此法用后，可免他日发生惊风、痧痘以及一切恶疮、胎毒等患，即使有之，亦甚轻淡。

　　摩药法：破后流水，流渗又生者，用密陀僧研细粉摩之，仍服苏合香丸。

胎　风

　　概述：此症多由孕妇脾胃积热，或婴儿父母本有宿疾，遗传于胎儿。

　　症状：生下后，婴儿身热，皮红，状如汤火泼伤，或身无皮肤而不焮赤，或身无皮肤而焮热发赤，或胸额生疮，脚上生疮，肢体奇软，虽无发疱湿烂流水等症，但亦有肌肉腐溃，筋骨穿烂，形体不全，为预后不良之征。

　　治疗：

　　敷法：身无皮肤而不焮赤者，宜粳米粉敷之。身无皮肤而发焮热发赤者，以石膏粉敷之。

胎 剥

概述： 此症亦根于胎毒而起，往往不能救治。

症状： 婴儿在两大腿近小腹处生疮，皮渐脱开，延及小腹，不可救治。

治疗： 调敷法：用黄柏，炙焦，研末，和猪胆汁调敷。伏龙肝为末，口水调敷。

按： 西医有新生儿剥脱性皮炎症，当与此同类。

产下无皮

概述： 此证旧说，有因先天性梅毒所致者，亦有因胎禀蕴热具症而微者。

症状： 初生儿皮肤剥脱，或竟无皮，或肌肉溃烂，或皮肤呈强度潮红而未致剥脱溃烂之状。

治疗：

敷扑法：由梅毒遗传者，用生川柏末、熟石膏二味等分，研末，加珍珠粉少许尤妙，湿则干扑，干则用猪胆汁调敷，名鹅黄散。一作，用人参、黄芪、珍珠粉三味各等分，研细末，时时扑之。

洗扑法：遍身无皮，皆红肉，以银花四两，硼砂一钱，煎水洗，外用松花粉、龙骨粉扑之。一作，初生无皮，色赤，但有红筋，乃受胎未足也。用早白米粉扑之，肌肤自生。或云掘土坑卧之，即长皮。一作用土狗，焙为灰，扑之。或用灶心土，研为细末，鸡子清调搽者。亦有采用车轮上泥，研细扑之者。有谓是证，因其母受胎以后，久处高楼不沾地气者，所用治法如下：用纯黄土研细，盛于软绢袋内，在儿周身轻轻扑之，一日三四次，俟皮生即止，或用白籼米粉亦可。如焮热发赤者，火盛也，用石膏末敷之。

按：姑存其说与方，留备参考。

胎　瘤

概述：由孕妇素有积热，更兼血瘀积滞，以致积瘀热毒，遗传于胎儿，生下之后，发生胎瘤，不易消散。

症状：多生于小儿头上及胸乳间，初生如李核，渐大如馒，色紫微硬，漫肿不痛。

治疗：

针刺法：小儿初生即有者，须候过满月熟透，方可针之，放出赤豆汁或脓汁，其肿即消；若满月后生者，必待脓熟，方可用针，内服宜"五福化毒丹"。

贴药：未溃用黄连膏（黄连、黄柏、姜黄各三钱，当归五钱，生地一两，香油十二两，炼枯，去渣，加黄蜡四两，熔化，夏布滤净，倾入瓷碗，柳枝搅，候凝为度），或川黄连二钱五分，细锉，以鸡子清瓦盏盛之，入黄连末和匀，酿一时许，见黄色，以绢滤过成膏。已溃，贴玉红膏（当归、紫草各二钱，白芷五钱，甘草一两二钱，用麻油浸，煎至药枯，沥净渣，将油再熬至滴水成珠，下血竭细末四钱，搅匀，再下白蜡二两，溶化微冷，再下轻粉四钱，候凝成膏贴之）。

涂敷：初起用樱桃核，醋磨涂，一日五六次，或可消散。

编者经验，我外孙曹琪玉，在乳儿时，头项上有小疙瘩，如芝麻大，数个，不以为意，至三四岁时，则渐长如豆大，如蚕豆大，如核桃大，后合并为一则如馒头大矣。请西医治，云系梅毒性，与以药膏涂之，无效。谓须往院，须用外科手术割除，或可治之，乃祖乃父，问治于我，为拟"化毒丹"，用人参三钱，甘草一钱，硼砂、冰片各一分，轻粉五厘，各为细末，以蜂蜜和涂，瘤即渐化水而消灭无形。

黄水疮

概述：黄水疮亦名脓窠疮，西医名脓疱疮，或薄皮疮。旧说由脾胃湿热，外受风邪，以致相搏而成此症。今谓是葡萄球菌或链球菌所引起的，其感染原因，则因身体抵抗力减弱，或皮肤有损伤时，细菌就容易侵入皮肤内而引起脓疱疮病。

症状：小儿头上生疮，初如粟米，继如黄豆，痛痒相兼，破流胶黏黄水，此退彼起，浸淫成片，随处可生。疮内黄水，含有大量病菌，沾在手指上，可以传染到身体的其他部位，亦可以传给别人。若如奶浆白疮，疼痛难忍者，则名天疱疮。凡嘴上、面上、手足等处亦有之，且有全身发生之可能。若发生在下颌处，俗名羊胡疮。

治疗：

先洗后掺法：酸枣、荆芥、羊须各一钱，均煅灰存性，铝粉五钱，研细，先以槐条煎水洗净，然后掺之。

调敷法：轻粉、樟脑各二钱，大风子（去壳）、川椒各四十九粒，杏仁一钱，共为细末，柏油调敷。

蚕豆壳，焙枯，研末，加黄丹少许，以真菜油调敷。

红枣（烧灰）八钱，飞黄丹、松香、枯矾各四钱，共为末，麻油调敷。

硼砂、川柏、黄连、吴茱萸、生石膏各等分，加冰片少许，共研末，湿，干敷，干，凡士林调敷。

松香（葱汁煮过）一两，川椒、轻粉各二钱，飞黄丹、枯矾各六钱，香油调涂，甚佳。并治肥疮、秃疮及一切恶疮。

小儿一切热疮：鸡子黄五个，发一团，同煎，少顷液出，取涂。或入苦参末，涂之。一方，单发，熬液亦佳。

羊胡疮（或作羊胡疳）：以旧棉絮烧灰，菜油或麻油调涂，三四次即愈。或用红升一钱，煅石膏一两，黄柏末五钱，共为细末，麻油调敷。

黄水疮："蛤粉散"：蛤粉、石膏（煅）各一两，轻粉、黄柏（生碾）各五钱，共为细末，凉水调搽，冬月麻油调搽。真君妙贴散亦佳。

黄连一两为末，水调摊碗内，艾煴，加穿山甲一分，烧焦，以纯黑为度，和轻粉五钱，冰片二分，用槐枝煎油调敷，或猪胆汁调敷。

风菱壳（越陈越佳）烧灰为末，涂二三日。（《丹方精华》）

先熏后洗法：雄黄、防风各五钱，水煎去渣，先熏后洗。

擦法：于煮饭时，将沸于锅盖上之米沫，擦之。嘴角生疮（俗呼剪口疮）用之亦效。西医以凡士林擦之，不若此法神效而洁净。

头上黄水疮及秃痂疮：用松香二两，为末，入葱管内，以线扎定，水煮溶化，去葱，候干，黄丹水飞一两，宫粉（炒）、无名异（炒）各一钱，轻粉（炒）三分，共为细末，香油调搽，极效。

涂敷法：松香、五倍子、枯矾、黄丹、梁上尘共等分，研细末，用麻油调成糊，涂患处，用棉或布缠好，轻者二日，重者三四日，即愈。

或用豆腐渣及做豆腐挤出之黄浆水，煮沸，先洗患处，用豆腐渣敷，一日三换，三四日即愈。

孵出小鸡蛋壳，用砂锅焙黄，研成极细末，撒在患处，如已结疤者，可用好芝麻油少许，使如糊状，抹上，数次即愈，百发百中。

黄连少许，在火上焙极干，研细末，用芝麻香油和之成稠糊状，先用开水洗去疮上之甲，再涂是药，二三次即愈。

熏洗法：蛇床子五钱，地骨皮五钱，地肤子五钱，川椒一钱，明矾二钱（分两次冲），煎汤熏洗。

扑法：用消毒净滑石粉，贮于石灰箱中，使绝对干燥，用为扑粉，可立刻炎退疮干，身凉哭止。并治一切湿疮，胜过其他一切诸药。

天疱疮

概述：旧说由暑、湿、热三者合并而成，暑热或湿热内郁，风束其外，则蒸发成毒，滞于肌表所致，其实此病系黄水疮之变态而加疼痛者。

症状： 暑天小儿皮肤起燎浆白疱，内积白色液体，或发于耳前耳下，皆发于胸、肋、腰、背，小如绿豆大，大如蚕豆，密集或散漫，作痒发胀发痛，甚者疼痛难忍，有发寒之象。

治疗：

涂敷法：用三黄、石膏研末，凡士林调敷，内服解毒，清热利湿之剂。

六一散二两，莲蓬壳（煅炭存性）一两，研和水调，加酸醋少许，涂上，立效。

井底泥或蓝靛汁，涂敷。或马齿苋、芭蕉根、菊花根，均可捣涂之，已破而湿水浸淫者，马桶中垢，煅研细，麻油调敷。

蚯蚓泥（韭菜田里为佳），天雨水，调敷，即愈。

贴法：丝瓜叶、荷花瓣，均可贴之。

掺法：已破有湿水者，宜枯矾，寒水石、青黛等分，研细，或鳖甲、水龙骨，煅存性，研细掺之。

湿　疹（附：红丝胎疮）

概述： 湿疹旧名风湿疡，浸淫疮等病属之，婴儿奶癣或胎瘢等即此病，亦不外由细菌所感染。

症状： 小儿多生于头面、四肢、臀部，有时更可延至躯干，继发脓疱病（黄水疮），又可引起耳后或颈部淋巴结肿大。患者先痒而灼热，继则红肿，发赤色之疹，旋变为水疱，或溃烂，或结软痂而生鳞屑。多数学者认为此症由消化不良、皮肤不洁、喂养不得法，或由母亲在婴儿啼哭时喂奶等最容易发生本病。

前代医家有胎疮、胎癣之名，胎癣亦名奶癣，即胎疮之轻者，胎疮即胎毒之轻者，胎疮成面成片，头面腹背四肢发无定处，胎癣，细粒如粟，或平或起，或生眉端、头项，延及遍身。

治疗：

涂布法：

胎癣：芸香、黄柏末、轻粉三味等分，羊骨髓，和匀擦上。

胎癣瘙痒：文蛤四两，轻粉五钱，川椒二两，先将文蛤打成细块，锅内炒黄色，再下川椒同炒黑色，烟起为止，入罐内，封口，存性，次日加轻粉，研匀，香油调搽，妙。

浴法：藁本煎汤浴之，并以浣衣。

洗法：春用柳条、荆芥，夏用枣叶、槐枝，秋冬用蛇床、苦参，煎汤洗胎疮、胎癣，皆效。

调搽法：胎疮用黄连、黄芩、白矾各三钱，生用雄黄、松香、铜绿各二钱，研和，香油调搽。

取水边乌桕根皮，晒研，入雄黄末少许，香油调搽。

沥青松香二两，蛤粉五钱，青黛二钱五分，为末，置烛店内柏油，化调敷，或加轻粉、枯矾各三钱，尤妙。

湿敷法：局部渗出液较多时，西医用4%硼酸水湿敷，另外用20%氧化锌油膏或氧化锌糊膏，或内加0.5%苯酚以止痒。

喂养法：应按时吃奶，不要喂得过饱，母亲应暂时少吃刺激性食物。

涂敷法：可用酸化亚铝与淀粉各等分，混合涂患处。

或用酸化亚铅 10 克，硼酸 5 克，麻油 85 克，共调涂患处。

莲蓬壳，烧存性，井泥调涂，神效。

米沫擦法：有用锅盖上米沫擦之者，云有效。嘴角生疮（俗名剪口疮），用之亦效。

润肤膏制法：香油四两，油奶酥二两，当归五钱，紫草一两，将当归、紫草入二油内，浸二日，文火炼焦，去渣，加黄蜡五钱，溶化尽，用布滤，倾碗内，不时用柳枝搅冷成膏，疮干者，每用少许，涂患处。

乌云膏制法：松香末二两，硫黄末一两，研为细末，和匀，香油拌为糊，摊青布上，约半指厚，卷成条子，用线扎紧，再用香油泡一日，取出，刮去余油，以火点着一头，下用粗碗接之，布灰陆续剪去，取所滴药油，浸冷水内一宿，出火毒，疮痒甚者，以此膏抹之。

此外疮不干而易湿者，用嫩黄柏头末与滑石等分撒之。脓痂过浮，再以润肤膏抹之。又有热极而皮肤火赤红晕成片游走，状如火丹者，只宜外发，不宜收敛，宜内服五福化毒丹，外以润肤膏涂之。

按：《幼幼集成》云：黄水头疮（即肥疮）疮脂最多，疮形肥厚，结痂累累，蔓延不断，其疮黄水流下，即沿生，渐至眉耳，不治则杀人，此指疮形肥厚而名，盖亦黄水疮之类也，又另有治法，采录如下。

调敷法：胡黄连、轻粉、雄黄各三分，胆矾二分，枯矾一分，猪蹄鞋（即猪爪壳）三个，煅存性，共研细末，先将疮洗净，敷之。

轻粉三钱，雄黄四钱，松香六钱，黄丹三钱，生军四钱，铜绿二钱，密陀僧一两，枯矾六钱，研极细，麻油调敷，每日二三次，隔数日用甘草、银花、豨莶草，煎汤洗之，再敷此膏。

轻粉、血丹、白矾、雄黄各等分，研细，装入葱管内，两头扎紧煨熟，加龟板灰少许，研菜油调涂，湿则干掺。

按：以上黄水疮、天疱疮、湿疮、肥疮等，大致相似，可按其治法，灵活应用。

其他：首先避免用肥皂水或碱水洗拭，宜时通大便，忌食香辣食物，用清淡富滋养易消化，如牛乳、肉汁等之食物。

附：红丝胎疮

此症多生于两手中指上，其状只一水疱，清澄光莹，大如鸡头，其底上累累然数十小孔，并不痛痒，亦无妨碍，旁边有一缕如脉，隐隐在皮里，其行甚速，循臂而上，过时则危，急而死，人都不知此病，芽儿患此害命，父母尚以为患急惊而死，岂不冤哉。

治疗：挑丝出血法：一见红丝，即用针迎头挑断出血，小儿知痛，啼哭者可救。若挑至骨，不见血者不可救矣。挑断出血后，挖大人耳垢封之，或嚼白梅封之，或葱白打烂敷上，加棉纸覆之。最妙用水面浮萍草，嚼烂敷之，红丝不行而止。

发癣　黄癣（秃疮）

概述： 发癣一称头癣，又名白癣，或称秃疮、白秃疮。一称癣菌，由未经消毒的理发用具，或患此病者之帽子、枕头，或与患者直接接触等而传染。此外如猫狗等动物的癣病，亦可传给小儿。

黄癣，俗名刺利头，同上发癣一类，唯比发癣尤重，此病，是由黄癣菌所传染，往往迁延多年，直到头发大部脱落，才渐渐的停止。

症状： 发癣：小儿开始在头皮上出现一片小的红斑，上面盖着一层灰白色的鳞屑，好像头皮屑，红斑渐向四周扩大，有的似银元大，有的更大一些，斑内的头发，变得没有光泽，发乌灰色，好像很脏，并且变脆，容易折断，因此斑内的毛发稀少，好像秃子一样。

黄癣：最初在头皮上发生一竹黄色小斑点，叫作黄癣痂，毛发从痂子中央穿过，癣痂渐渐扩大和隆起，中间向下凹陷，边缘高起，好像一个小碟，新鲜的癣痂有黏性，发出一种像老鼠屎那样的臭味，以后逐渐松脆，一捏就成粉末，痂脱落时，可露出一个稍微下陷的淡红色糜烂面，日久，皮肤萎缩，就行成秃疤。

上两种秃疮，治疗和护理等方法相同。

治疗：

涂敷法：常见皮肤病及性病内载，治发癣的土办法很多，如中药 40% 川楝子软膏及秃疮膏（铜绿一两，白矾三钱，乳香、没药各五钱，研成细末，油调），均有效。

河北省泊镇市医院用黑桑椹（去蒂，捣烂成粥状，装坛密封，埋在南墙阴下，坛口露在外面，过一百天，取出备用）治秃疮九十余人，无不痊愈。用法是剃头，每天涂药，治愈为止。

水蛭烧灰，麻油调敷，有奇效。

以石膏一味，研极末，浆水和调，涂患上，即瘥。

剃头后，以银匠店中渍银水，热洗一遍，用猪脚爪煅，为末，麻油调敷，三四次愈。

癞头用生绿豆衣一斤，硫黄四两，吴茱萸二两，硼砂半斤，共研极细末，同时以凡士林调敷，此曹伯衡家传方，并可治一切皮肤湿疮。

鼠粪为末，杵大蒜和成膏，涂之。

调搽法：大蜈蚣一条，盐一分，入油内，浸七日，取油搽之，极效。

石灰窑内烧过红土墼四两，百草霜一两，雄黄一两，胆矾六钱，榆皮三钱，轻粉一钱为末，猪胆汁调，剃头后搽之，百发百中。

热洗法：用红炭淬长流水，令热，洗之。

护理法：在治疗期间，病人要戴小布帽，以免鳞屑、头皮、病发落在枕头衣服上，传给别人，要预备两个小帽，以便换洗，换下来的小帽要用水煮沸，消毒30分钟。

胎癥疮（附：胎癫）

概述：胎癥疮，前人谓小儿于胎中感受母体血热，落地后，又骤为风袭，以致风湿搏于肌表，发生此疮。胎癫当属胎癥疮之类，而遍及于身体者，非麻风也。麻风为慢性病，其潜伏期限，最速须五年，此当以似癣之故而名之。

症状：胎癥疮，生于婴儿头顶或肩端，痒起白屑，形如疥癣，名为干癥，如误用汤洗，致皮肤起粟，瘙痒无度，黄水浸淫，延及遍身，即名湿敛。

胎癫，当系干癥疮，延及遍身者。今为合并为一类，是否待证。

治疗：

涂局部：干者，用抹"润肤膏"（制方见前）。每用少许，涂患处。湿者，用嫩黄柏头末与滑石等分撒之，脓痂过厚，再以"润肤膏"涂抹之。

痒甚者，用"乌云膏"（制方见前）抹之，乳母忌鱼肉、辛辣等动风等物，自可渐愈。

扑浴法：胎癫先用猪胆，煎汤浴净，再用宫粉，水调，涂于碗内，晒干，用艾熏至老黄色，取下为末，绢袋扑之，绝妙。

涂敷法：硼矾、松香各五钱，葱白头七枚，共在饭锅上蒸熟，待冷，研细再加东丹三钱，冰片三分，麻油调敷即愈。

猴疳 猴袋

概述：猴疳，俗名猢狲疳，以小儿两臀皮脱而露赤肉，如猴屁股状，故名。此病多半由于胎毒，亦有由于尿出在布，不予更换，浸渍皮肤而现此症者，比较易治。

症状：猴疳：状如圆癣，色光红，起于两臀，四围皮脱，中露赤肉，如猴屁股状，若不急治，渐及遍身而死。一说，猴子疳，从肛门或阴囊边红晕烂起，渐至皮肤不结靥，若眼梢、口旁亦红，不早治，必至烂死。一说，猴子疳特征，乃在两手四指中节纹内，呈有红色络纹瘀点，一二粒云。

猴袋：俗猢狲袋，生于颔下如核桃大，色红而光亮，不早治，必化脓而溃。

上二症，切忌沐浴，只用新棉蘸甘草汤，揩净患处，再敷后方之药。

治疗：

1. 猴疳

涂布法：用蟹壳（新瓦上炙黑）、橄榄核（烧灰存性）、人中黄三味等分，研末，加梅片少许，鸡子清调涂疳上，百试百验，此奚偾黄家传秘方。

青黛二钱，黄柏（微炒）、闭口连翘（炒黑）、人中白（火煅，醋淬）各一钱，大贝母（去心，炒微黄）五钱，共研末，临用加牛黄、梅片各五分，麻油调敷。

编者经验，上方试用于患猴子疳小儿，屁股无皮，红肉尽现，数次即愈。

刺法：缝衣针消毒，刺其指节中瘀点，约一分深，流出黄色稠黏之脓液，性甚坚韧，以指引之可成线状，伸长寸余，经棉拭净，至出清血为度，不须服药治，特效。

2. 猴袋

涂敷法：用菜豆粉一两，标朱一钱（一作一两），梅片三分（一作二分），轻粉五厘（一作一分或作一钱五分），或加西黄一分，共为细末，用金汁（即陈粪清）或腊雪水调和，鹅毛蘸涂上，外用软帛蘸甘草汤揩净，虽蔓延遍身，可保全愈，有谓涂后，可内服化毒丹。

附简方：猢狲疳，用川连、甘草各三钱，胡桃七个，连壳打烂，用水煮，滤清，熬成膏，每日服四五次，每次四五匙，至重者，二料痊愈。

月蚀疮（耳后生疮）

概述：旧谓此症由胎毒未净，肝胆不清，脾经湿热，或因产母血中有热而成，以其随月盈亏而有瘥剧故名。

症状：小儿耳后生疮，时发时痊，或耳后疮，时瘥时剧，有似随月盈亏者。

治疗：

涂敷法：黄连、枯矾、蛇床子各等分，研细干掺，干则香油调敷。蛇蜕皮末，猪脂调匀，涂之。或烧蚯蚓泥，猪脂调敷。或旋覆花烧研羊脂和涂之。或五倍子末，冷水调涂，湿则干掺。

洗敷法：先以盐汤洗净患处，用胡粉、枯矾、黄丹、轻粉、黄连各二钱，胭脂（烧存性）一钱，麝香一分，共为细末，湿则干掺，干则香油调敷。

干掺法：黄丹（煅赤）、枯矾、珍珠粉各一钱，冰片五厘，细研干掺。

塞耳外敷法：干马齿苋一两，黄柏五钱，共为细末，每用小豆大，棉裹塞耳中，外并敷之。

瘰 疬

概述：西医称腺病，或淋巴结结核、腺结核、淋巴结肿等，大凡小儿具有先天梅毒性腺病质者，在二三岁以上时，罹之者最多。其有结核于颈及颌下，似瘰症者颇多，如眼病，或咽喉病，或服轻粉。口中腐烂者，或中兔毒者，或痘疮、麻疹、头疮、久咳等，皆能成结核，亦有因饮食不洁，居处不宜，七情不和而生者。

症状：瘰疬最易发生处为腭下腺及颈腺，以指触之则肿大之淋巴结坚硬而为圆形，宛若肿瘤，甚或大如鸡卵，若压迫之，则感觉过敏，其肿腺上之皮肤，非但不变色，且多不能称动。有时或生胸肋之间，形如马刀，即西医所谓泛发性者。

另有类似瘰疬，名痰核者，旧称由湿疾流聚于经络或如核、如块，多发生于颈项及手背、脊背，无红肿硬痛之状，亦不作脓，推动软滑。如上现小块，高低如岩石者，则属腺癌之类。

关于瘰疬诊断，先辈亦具有经验，为摘录如下：

此证在患处之移动者为无根，属阳，易治。推之不动者，为有根，属阴，难治。男子患此而太阳筋暴露，咳嗽，自汗，盗汗，妇人而眼有红丝，经闭，骨蒸，五心烦热者，必成疮劳不治之症。其有急不得发，思不得遂，积虚在心，过伤精力之男女，往往有之，最为难治。小儿更发生腺病眼炎者，亦极难治愈。已溃成稠脓者，可愈。如不成脓，只出黄水者，难治。瘰疬聚成一片，坚硬如铁，名铁板疬（即系瘰疬，之有根者，或称为真瘰疬）难治，或不治。如病上出现红筋者，其内已通血海（即今时所谓动脉），不治。倘生斑点，好自溃之症，若溃即放血，三日内告毙。有谓病上出现青筋纹，虽按之如故，其根下已成脓矣。如偶作一抽之疼，乃有脓之症也。

治疗：

灸法：不论已溃未溃，灸曲池、肩髃（在左灸左，在右灸右），内服"益气养营汤"。

灸肩髃、曲池、命门、气海、足三里，可除根。

或在初出核上，以针贯核中，用雄黄末和熟艾作炷，灸核上针孔，三壮。

无论瘰疬溃与不溃均治，以绳量患者，自中指起沿手背、腕、臂，直至肘尖骨之中央止，断绳，再以此断绳，量患者所坐之椅面上，贴连脊骨而上，至绳尽处，以墨点记，再以绳量口角阔度，对折，横量背上点记处，约去节各开一寸，仍以墨点记，与前点记作十字纹（十），即以艾绒圆径约五分左右，置于十字横纹上灸之，左右各一丸，约五分钟即已。起疱刺破，流去其水，覆以抹菜油之纸。禁忌生冷等物。（此广西梧州老妪不传秘法，为中国针灸学研究社社员李钊奇所探得而发表于《针灸治疗实验集》者）

未成脓者，用大蒜切片，如二钱厚，置患处，用艾炷于蒜上灸之，至三五壮，换蒜，每日灸十余蒜片，以拔郁毒，名大蒜灸。

内有核或瘀肉者，用豆豉为末，唾津和为饼，如前法灸之，以助阳气，内服补药，外贴"金丝膏"，疮口自合，名豆豉灸。

商陆根，捣作饼，置瘰疬上，以艾炷灸之，干则易灸三四饼，即效，名商陆灸。

瘰疬，喉痹攻痛，用如上灸法，三四壮，良。

初起未破者用湿面搓成条，围患处，并用槐根白皮（在上间者）剪成圆片，复面上，用艾炷于中心灸之，肉内略觉痛，即易换艾炷，灸数壮，即换槐皮，换三次即止，连灸三日，名槐皮灸。

取大蛤蟆一个，去肠杂（净），覆于瘰上，以艾如大豆样，灸蛤蟆皮，至热气透疬，再灸，别取蛤蟆皮，再移易灸之。三五日灸一次，重者三次，可愈，并服"消疬汤"：瓜蒌一个（捣），甘草汁三升，皂角一片（去弦子），大黄二钱，五味子一岁一粒，水煎服，下秽物愈，未下再服。名蛤蟆灸。

贴瘰疬法：瘰疬初起，用胡桃研为细末，掺膏药上，贴之自消。

涂法：取守宫（即壁虎）连尾用，置瓦片上，炭火煨焦，存性，研成细末，再用紫衣胡桃三个，去壳如前法煨之，研成细末，后加冰片五分，小磨麻油一两拌和，涂于患处，神效。一作瘰疬已溃者，用鸡蛋一个，将壁虎一条，捺入蛋内，用瓦炙干研末，搽之立效。或以壁虎，炙枯研末，加冰片、乳细，掺膏药上贴之。

搽敷法：用天南星整块，以陈醋磨汁，时时搽敷，即可消散。

猫儿不食草（即泽漆）井水熬膏，搽数次即消。

鼠疬，疮口已合，旁边有眼，出脓不止，或颈项生之不已，后从脚底而生，俗称老鼠打洞，用"蛤蟆散"敷之，极效。

大鸡蛋一个，大蜈蚣一条，将鸡蛋端开一小孔，蜈蚣装入蛋内，用皮纸固封，放水中煮熟，放瓦上煅存性，为末，共研净末，麻油调搽，两次可愈。（1955 年《中医杂志》马冠发表治疗瘰疬已破或未破之宝贵经验方）

初起用鲜虎耳草，捣碎，鸡毛蘸汁敷患处，干则再敷，不令间断，两三天即愈。

砂壶拔法：瘰疬破烂，先将破处面糊作饼贴上，用小砂壶三个，烧酒煎滚，去酒，以热壶口，覆于面饼上，熏疮如拔火罐状，壶冷，又易一壶，如此数次，将毒拔尽，即愈。熏后，用猪胆熬成膏，贴疮口，神效。一作用砂烧酒壶二个，盛大半壶烧酒，先以一壶，火上令滚，无声，去酒，用之亦治兽虫咬伤，并风寒一切毒，被疯狗咬伤，亦用此法，吸去污黑血水后，再拔去顶上红发即愈。

刺洗调扫法：瘰疬破烂，或用荆芥梗煎浓汤（《语法机要》用荆芥根下一段）待温时洗，良久，看烂处紫黑以刺出血，再洗三四次，用樟脑、雄黄等分为末，麻油调扫，去毒水，次日再洗、再扫，以愈为度。即延至胸前、腋下，块如茄子大，及牵至两肩三四年不愈者，俱治。愈后，切不可食羊肉，以免再发。

塞鼻法：大黄五钱，黄连二钱，雄黄五钱，巴豆十粒（不去油），上为细末，黑枣半斤，煮去皮核，捣如泥晒略干，作丸如枣核形，择晴日制之，以便一日晒干。用法，以一丸塞鼻中。病在左塞左，在右塞右，如两边均有，则先治一边，或隔日轮塞，连用百日，重症亦愈，如觉味辣难忍，则塞数日停数日亦可，药在鼻内渐渐融化，听之可也，并治多年溃烂者。

擦背法：近人发明，以微温水少许，加黑石碱一二茶匙，涂擦全背部，约半小时后洗去，每日二三次，其效亦颇著云。

单方：瘰疬结核，常吃海蜊最佳。或野菊根，捣烂，酒煎服，以渣敷自消。结核在胸者亦治，能自消，不消亦自破也。

瘰疬结核，或破或不破，下至胸前皆治之，用何首乌根，洗净，日日生嚼，并取叶捣涂之，数服即止。

不疼不痛，或破微痛，皮赤溃烂，久不收口，用真香梗、芋芳各十斤，去皮不见火，切片，晒极干，磨为末，以开水泛丸（名芋芳丸，又名蹲鸥丸），早晚每服三钱，甜酒送下。如不吃酒者，米汤送下。或吃芋芳干片，酒过口亦可，此法不用膏丹别药，传换别人，功莫大焉。并治喉疥亦效。

疬串初起，无论男妇小儿，用上贝母研末，陈米醋调搽，数日即消。

简方：瘰疬疮，不论已溃未溃，用红枣半斤，新鲜奶奶草（泽漆）二三斤，冰片五分，穿山甲五分，以大砂锅储满清水，炭火煎成浓汁，约剩二三大碗，每日清晨，服二茶盅，匀作一星期服完。隔十天，再照上煎服，连服三次，即能消核。如已破烂，收效更速，倘遇天暖，药起霉花，可置锅内煎一滚，不妨。传者云治愈多人，且能断根，永久不发，奇验如神。某君曰，宜熬膏外敷为妥。

用煅牡蛎为末四两，玄参末三两，面糊丸，梧子大，每服三十丸（小儿减半）酒下，日三服，除根。一作牡蛎、玄参各五钱，土茯苓二两五钱，为丸，如绿豆大，每服五钱（小儿减半），一云不拘已破、未破，牡蛎四两，甘草二两（或作牡蛎八两，甘草二两为末，每服二钱）为末，每食后，用腊茶汤，调服一钱，其效如神。

按：《医学心悟》消瘰丸，系元参、牡蛎、贝母三味为丸，每服三钱，自谓此方奇效，治愈者不可胜计，陈修园亦亟称之。编者经用数人，效果均佳，（小儿应减半服用或加夏枯草）。

初起，用南竹叶、威灵仙、夏枯草、金银花各四两，陈酒四壶，隔水煮透，一日三服，另用僵蚕一斤，炒研，砂糖和丸，桐子大，每次吞下一钱，半月除根。

按：瘰疬治法有多种多样，今仅摘录外治法15则，内服方8则，余不复赘。

鼻 痔

概述： 鼻痔一名鼻息或作鼻瘜，即现代所称鼻茸、鼻息肉、肥厚性鼻炎。旧说由风湿热郁于肺经熏蒸于鼻，日久凝滞不散，以致结成鼻痔之症。今说息肉，往往是过敏反应的产物，但也可能由于慢性发炎的关系。或普通所称鼻茸，非出血性鼻茸，而为黏液鼻茸，因溃疡异物炎证，持续刺激而起，有时且来反射性喘息。

症状：鼻痔最常长出的地方是筛窦，其次上颌窦、蝶窦、额窦等，是一团水肿的鼻腔或鼻窦黏膜，借着小蒂由上挂下，具有特殊光滑的外形，内有水样或黏液分泌物，嗅觉都感消失。若从上颌窦长出息肉，往往挂在后鼻孔，常见于小儿。有鼻塞，鼻漏，嗅觉脱失，呼吸障碍，言语变调，鼻形变化等。一说，初生微小，渐大如石榴子，色紫微硬，撑塞鼻孔，阻碍呼吸，甚则息肉胀满，鼻梁两旁，为之胀大。

治疗：

点法：硇砂少许点之，即落，或加白矾，妙。

藜芦三分，雄黄一分，为末，蜜和点之，每日三上，自消，勿点两畔。或用硇砂一钱，轻粉三分，冰片五厘，雄黄三分为末，水调浓，用软尖物蘸药点之。

取水红菱蒂（炙）五钱，瓜蒂（炒）、甘遂（炒）各四钱，枯矾、松香各五分，研细末，用香油调点，一日一次，自消化为臭水。

鼻息垂下者，以片脑点之，自入。

蘸法：辛夷花苞（去赤肉毛子），以芭蕉煎水，泡一夜，焙干为末，加麝香二厘，葱白蘸入鼻孔数次。一作辛夷花为末，加麝香少许，葱汁调涂，并治鼻渊，鼻中肉块等，均效。

塞法：或用甜瓜蒂四钱，甘遂一钱，枯矾、螺壳灰、草乌灰各五分为末，麻油调作丸，如鼻孔大，每日以药塞入一次，痔即烂化水。内用薏苡仁、冬瓜煎汤服，妙。

或用明矾一两，蓖麻仁七个，盐梅肉五个，麝香一字（一作一分）杵丸，绵裹塞之，化水自下也。

明矾同生猪肉油调和，绵裹塞中。

吹法：荔枝壳，煅为末，吹入鼻孔。

黄鱼脑石二三十枚，火煅研为末，先用一分，吹鼻中，次服五分，陈酒送下，云有效。

用藕节（有毛处一节）煅存性，吹之，其肉即收敛而脱。

陈瓜蒂末，吹之，日三次，亦治湿家头痛。

明矾一两，甘遂一钱（灰火煨），白降丹二分，明雄黄五分，共研细，吹之。

轻粉二钱，杏仁七粒，白矾五钱，共为末，吹入鼻中，即化为水。用狗头烧灰，方寸匙，苦丁香半钱，研末，吹之，即化为水，或加囟砂少许，尤妙。

鼻痔，撑塞鼻孔，碍于呼吸，用轻粉二钱，杏仁七粒，白矾五钱，共为末，吹痔上，即化为水。

塞法：如塞室疼痛，用辛夷二两，木通、木香、杏仁、白芷、细辛各五钱，以羊髓、猪油二两和药熬膏入冰片少许，麝香少许为丸，棉裹，塞入鼻中，消。

涂法：取红菱柄，长约寸余，晒干，在瓦上煅成灰，存性，研细，加龙脑少许，麻油调涂三五次，便脱落，并治牙蕈、痔蕈等。

单方：丝瓜藤近根处，取三五尺长，煅焦存性研末，每服三钱，陈酒调服，即愈。一作先嗅后酒服。

或用老丝瓜，去皮子，煅存性，酒下亦效，并治鼻流臭涕不止。

按：该病治疗方法，虽有多种，有根治者甚少，上列诸法，均属前贤经验，或有效果，而有少数医家，则主张以手术刮除，谓涂擦外治，效验，难期云云，是由未取得验方之故，果其试用未验，然后再谋手术刮除可也。

小儿痔

概述： 小儿痔患，大都由便秘直肠炎、肛门炎、肛门周围炎等而导致直肠黏膜血液郁结而成。

症状： 分外痔、内痔两种，内痔生肛门之内，呈结节状，若脱出，则露出豌豆大，榛实大（即核），或轮状之赤紫隆起。若不能还纳者，则痔坏疽脱落而成溃疡，遂愈。外痔，即肛门皮下结节（即核）豌豆大或榛子大而呈青色，加腹压则膨，指压则缩小，发作约续一星期而消散。

按：《外台秘要》疗小儿野鸡下部痒闷。尚德按，野鸡即痔。

治疗：

熨法： 枳实一两，鬼箭、青木香、鬼血各二两，上四味，共捣为末，以酽醋和，青布裹，熨之，有头即破，熨讫，令根拔去之，瘥止，甚佳。（外台方）

先洗后灸法： 先以槐汤洗过，以艾灸上七壮取效。

贴法： 肛门痔痛，木鳖仁（带润者）雌雄各五分，乳细作七丸，碗覆湿处，勿令干，每以一丸，唾涎化开，贴痔上，其痛即止，一夜一丸，自消。

搽螺汁法： 大田螺数个，以冰片末，入其厣中，少顷，有涎流出，蘸搽痔上，立效。

葱涂法：痔肿痛，葱白头数个，捣烂，略加研细之大梅片，少许，混合涂于患处，立即肿消痛止。并可用于一切外症未化脓之红肿者，颇有效。

熏洗法：猪腿骨（去两头），同万年青，入砂锅内煮一炷香乘热熏，温洗，日三次，四五日可愈，永不发，此系近人试效方。

此外有无花果叶或佛甲草叶入乳汁煮贴者，虎耳草（干）烧烟熏者，蒲黄和猪脂敷者，方法甚多，另详我所编的《各病外治录存》。

疣　目（瘊子）

概述： 疣目一名赘疣，一作赘肬、赘瘤、疣赘，俗名瘊子，此症由刺激或微生物寄生，使组织增殖，而成为结节状，大小不定，若其大如鸡卵或如人头，则为肿瘤矣。

症状： 在颅顶颜面及手背、手掌、身体各处，发生小肿瘤，普通色灰白，或棕红，小者如针头，大者如豌豆，有丛生者，有散生者，大小不一。

治疗：

灸法：用艾火灸三壮，即除。

擦涂法：身面疣目，杏仁烧黑，擦破，日日涂之。

疣子蔓延，用活蛞蝓（俗称鼻涕虫）一个，轻擦疣母上，至粘着，乃弃之，则其疣自脱，其他疣子，亦寻愈。

姜汁和醋，时时擦之，三日可愈。

牛口涎时时涂之，即落。

身面疣子，醋调天南星末，涂之。

用无花果，摩擦疣赘、鱼目等，屡能消散，或用其汁和猪脂擦之，或用其树叶摩擦之，亦皆有效。

涂敷法：松香、柏树枝上油和匀敷之，过夜即落。

点疣法：苦菜，折之有白汁出，点之，自落。

疣及痣，用水调矿灰一盏，好糯米全者，半插灰中，半在灰外，经宿米色变为水精，先以针微拨动，点少许于上，经半日汁出，则去药，不得着水，二日而愈。

擦法：取鸡肫黄皮，不时擦之，自落。

盐水洗法：食盐泡水，日日洗之。自消。

菱蒂擦法：疣子（俗名饭馇），用鲜水菱蒂擦一二次，自落。

单方：茯苓三钱，水煎温服，数帖。

简方：薏苡仁二钱，甘草一钱，以水一盏半，煎取一盏，温服，四五日，如拂。一方无甘草，用大腹皮亦妙。

本书主要征引和参考书籍

《千金要方》　　　《外科全生集》　　　《医宗说约》

《千金翼方》　　　《石室秘录》　　　　《保幼大全》

《外台秘要》　　　《瑞竹堂方》　　　　《幼科要略》

《本草纲目》　　　《张氏医通》　　　　《景岳全书》

《小儿药证直诀》　《肘后备急方》　　　《本草从新》

《本草纲目拾遗》　《圣济总录》　　　　《医宗金鉴》

《新本草纲目》　　《陈氏证治大还》　　《全幼心鉴》

《金匮钩玄》　　　《龚氏医鉴》　　　　《卫生家宝方》

《寿世保元》　　　《青囊琐探》　　　　《时方妙用》

《临诊秘典》　　　《洪氏集验方》　　　《串雅内编》

《验方新编》　　　《幼幼集成》　　　　《医林改错》

《普济方》　　　　《幼科铁镜》　　　　《医学衷中参西录》

《赤水玄珠》

《奇效良方》

《小儿百病推拿法》

《病源辞典》

《易简方便医书》

《万病医典》

《小儿病自疗法》

《中国儿科病学》

《咽喉科病问答》

《育儿指南》

《现代医学》

《国医讲义教材》

《延年益寿》

《最新按摩术》

《幼科大全》

《和汉医学真髓》

《理瀹骈文》

《起居须知》

《针灸学纲要》

《汉药神效方》

《家庭药物学》

《日用新本草》

《针灸治疗医典》

《中国小儿传染病学》

《中国杂志验方》

《时方妙用》

《民间药与验方》

《天津国医学院讲义》

《中医新编汇编》

《汇集经验方》

《丹方精华》

《家庭常识》

《中国儿科病学》

《中国儿科学》

《医药评论》

《健康生活》

《证治准绳》

《选针之要集》

《经验良方》

《冯氏锦囊》

《丁译新撰虚劳讲义》

《传染病中医药疗法》

《人生必读书》

《证治摘要》

《缪仲淳广笔记》

《新中医药》（五卷）

《药治通义》

《眼科锦囊》

《家医》

《针灸治疗实验集》

《中国医学大辞典》

《中西医方会通》

《修真秘旨》

《万病治疗大全》

《伤寒类要》

《针灸治疗医典》

《针灸秘授全书》

《妇婴卫生问答》

《妇婴卫生》

《百病治疗法》

《增广大生要旨》

《幼科金针》

《小儿科学》

《中医儿科手册》

《儿科病中药疗法》

《中医儿科讲义》

《常见儿科病》

《婴童百问》

《生育顾问》（小儿病）

《幼科释谜》

《天津国医学院儿科讲义教材》

《实用儿科急诊手册》

《苏联中等医科儿科学》

《大众医药》

《中医验方集锦》

《民间百病秘方》

《民间录验便方》

《中医验方汇编》（第一集）

《经验药方》

《新医药理学》

《万病回春》

《动植物民间药》

《河北卫生》

《民间药物与验方》

《实用儿科急诊手册》

《实用传染病学》

《烂喉丹痧辑要》

《医方论》

《万病治疗大全》

《常见耳鼻喉病》

《汇集经验方》

《金匮要略浅注补正》

《中医内科学讲义》

《名医类案》

《针灸穴道记》

《儿科中医简易诊断法》

《中医中药防治六病手册》

《中医儿科学讲义》

《章氏内科学撮要》（一作章氏中医学修习题解）

《东医宝鉴》

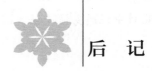

后 记

　　祖父武简侯（1892-1971）是江苏省名老中医，生前对经方和外治法多有研究，撰写医稿数十种。晚年他曾打算系统整理，但因"文革"而中断。这些书稿，藏于箧中几十年，未能被人们广泛利用，甚为可惜。前年张伏震编辑和我谈起祖父儿科外治书稿，希望能整理问世，我很感动，这不仅使我祖父的心血不致白费，更重要的是为病人提供某种治疗参考。

　　中医治疗疾病的方法多种多样，但后世用得最多的是汤药，其他治疗方法无形中被淡化了。祖父在叙述自己行医生涯时说，一些难病奇病，引发他深入研究古今医家经验方剂的兴趣，同时运用针灸、按摩、外治、食养及精神治疗等多种方法治疗疾病。有时针灸、方剂不能直接达到病灶的地方，采用外治的方法往往能收到显著效果。外治法是最稳妥、最经济的方法，没有任何副作用。20世纪50年代，祖父曾打算编纂《外治学》，但这一工程很大，因多种原因未能完成，他将已经写成的部分初稿改名为《各病外治录存》。他又将妇科、儿科单独列出，编成专著。妇科方面著有《妇科各病外治简要》，但未最后完成。晚年祖父花费较大精力将儿科外治一书全面修订，他认为"用外治易于治愈之理，则以小儿身体各部诸脏器，与脉管神经等之抵抗力极为薄弱，只需轻微之外治与器械之刺激，其感受性较诸成人特别旺盛，可使内脏神经血液，均获得调整正常。设使外用之法稍差，犹可随时变换无害也。至于内服之药，若有遗误，则为害滋多。"人们常说"是药三分毒"，可见凡是药物在治疗疾病的同时都可能产生副作用，因此外治法的优越性是不言而喻的。书稿完成后他请友人李亚夫帮助誊清，自己还提笔在书稿前写下"此书为余创作，系经过数十年苦心经营而写成的，不但医家宜用，即一般普通人民，亦可按法使用。比用内服药治病，无流弊而多速效，子孙其宝之。保存勿失、利人利己，勿作寻常书稿观可也。切嘱，切嘱。"这段话中的"无流弊而多速效"可以看作是他对外治法优点的简要概括。外治法不仅治疗儿科疾病，对成年人也往往起到出奇不意的效果。祖父曾用外治法治愈破伤风、脊椎闪折及头部寄生虫病，后者最为神奇。当地有一位道士，得了头痛病，疼得厉害的时候，则四肢痉挛，呼号不已，不痛时，便如常态，经多数医家诊治无效。祖父看了以后，用了一个涂头药方（荞麦粉和醋调敷），一个吸烟方（片脑五分，朱砂二分，纸卷作捻，点着一头，就鼻吸其烟），一个含漱方。病人用了这三种方法后，头疼反形激烈，如沸水翻泡一样，一捻烧完了，又接一捻，仍然嗅烟不已，忽觉额部有物窜下，连打数十个喷嚏，最后由口中喷出一寸长的虫子，虫落席上，病即痊愈。

在我印象中，晚年祖父开的药方都很简单，除外治法外，大都是一些单方、简方，他在另一部医稿《各科简易经效方》前言中写过一段话，"治病用药，单方为胜，以其用力专而见效快也。在一般人观之，味数既少，而药物又贱，几疑无甚疗效，而一经合宜用之，则立竿见影、转危为安，有为名医家所不及者。"他在书的封面还特地写上"此书可作医家临床的顾问，又可作家庭疾病治疗医师"，也就是说即使是非医务人员，也能通过一些易于找到的药物，来为自己解除病痛。此书的着眼点是为病家考虑，极为实用。这部书约60多万字，其中包括儿科的内容，将来整理完成后，读者可以参阅，如是对外治法和单简方治病就会有更全面的把握。

本书中痔疮、吐泄部分虽有目录，但无正文，二节是从一些残稿中录出的，备读者参考。有些字较难辨认，我又请李亚夫之子、泰州中医院李椿君先生作了全面的校阅，他是我祖父的学生，对祖父的行文和字迹比较熟悉，校阅中订正了一些易发生歧义的地方。李亚夫、李椿君乔梓都为我祖父医稿的出版贡献了力量，这是我所非常感激的。

新书即将付梓，我深深地怀念我的祖父和父亲，父亲武用宁曾将祖父的医稿油印，征求读者意见。"文革"刚结束他又和出版社联系正式出版，可是未能如愿，甚感遗憾。今年是我父亲逝世10周年，想到陈毅诗句"捷报飞来当纸钱"，我感到本书的出版是对祖父和父亲两代人的最好纪念。在此我还要对为本书付出大量辛劳的张伏震编辑、对关心我祖父医稿出版的安徽芜湖朱俊先生、对我祖父生前工作过的泰州中医院的领导致以衷心的感谢，并对给我帮助的上海中医药报张译方、《美好江苏》杂志吴超、泰州凤城河管委会李良、泰州图书馆古籍部颜萍，以及帮我打字、校对的亲友表示敬意，是大家的襄助才使本书能与读者见面。期盼书稿的出版能给病人带来福音，给更多的人带来健康。

武维春

2014 年 5 月于泰州